知識數據化 × 訓練精準化

超高效科學
健身聖經

Precision Workouts :
Mastering Exercise
Through Science

劍眉同學——著

內容提要

　　本書是健身教練劍眉同學寫給健身新手的健身百科全書。全書共分為20章：第1章介紹了健身運動前需要了解的知識；第2章～第7章介紹了身體各部位訓練動作的要領和步驟，以及如何訓練更高效；第8章～第15章介紹了營養學的相關知識，包括常見的營養元素；第16章介紹了女性健身相關的內容，讓女性健身新手針對性地解決健身訓練中遇到的問題；第17章介紹了訓練中常見的飲食問題；第18章～第19章介紹了運動增補劑和微量營養元素；第20章貼心地解答新手在健身訓練中最容易困惑的問題。本書從健身原理、動作細節、營養知識等方面入手，建構了全面的知識體系，幫助健身新手快速入門，並達到自己理想的健身效果。

　　本書適合健身新手、健身愛好者閱讀，對健身教練也有一定的參考價值。

目錄
CONTENTS

第4章　背部肌肉訓練　　　045

1

開始鍛鍊

不論你是否喜歡運動，運動這件事始終都是人的本能。有的人運動目標是塑形、減肥，而有的人運動目標是舉起更大的重量，或者只是想出出汗。不同的運動目標決定了運動的難度，但不論是何種形式的運動，本質上都是在對抗阻力，是對自身力量、爆發力、協調性、平衡性和反應等的訓練。從第1章開始，我們將會盡可能詳盡地講述健身中的一些問題。

1.1　運動只分適合自己的和不適合自己的

很多人會有這樣的疑問：我應該練什麼，怎麼練？

在網路相對來說不發達的年代，這個問題顯得沒那麼突出，很多人甚至不會糾結這個問題。而現如今網路發達以後，人們獲取資訊的方式更多樣了，反而不知道怎麼運動了。

例如，你會刷到「每天幾個動作，瘦××公斤」的文章；你還會發現有的教練會告訴學員這麼練會把腿練粗，有的教練則告訴學員這麼練沒事，甚至連你想做有氧運動時，也會聽到不同的聲音，有的人會告訴你跑步好，也會有人告訴你跑步傷膝蓋……似乎你掌握的資訊越多，越不知道怎麼練，甚至在還沒有開始練的時候，你就已經被各種觀點吵得不知道如何選擇，並且為此產生了焦慮情緒。

選擇適合自己的鍛鍊形式，就算你沒有多熱愛它，但起碼它是你嘗試以後不排斥的。運動對於絕大多數人來說，只是生活的一部分，所以開始運動之前，可以在安全的前提下大膽地嘗試，找到適合自己的運動方式，哪怕只是快走、散步。

整體來說，運動包含的關鍵字有力量、耐力（心肺耐力）、爆發力、速度、平衡性、柔韌性、協調性、穩定性、靈活性、反應能力等。不同的運動項目，乃至不同的動作都會涉及上述關鍵字。不同類型的運動都建立在運動力學和解剖學的基礎上，而運動目標不同，關於運動所需要掌握的知識有很大的差別，需要花費在運動上的時間也千差萬別。

以拳擊這類格鬥運動為例，拳擊練習者在與對手近身對抗中需要較強的力量，擊打、反擊、破壞對手平衡時還需要較強的爆發力。為了增加這些方面的優勢，對拳擊練習者來說，力量和爆發力訓練是必不可缺的。同時，拳擊練習者身體的躲閃、扭轉又與反應能力、協調性、柔韌性相關。拳擊練習者的抗擊打能力取決於平時的專項訓練，肌肉在其中發揮了積極的保護身體的作用。持續多回合的拳擊比賽需要運動員具有很好的耐力（心肺耐力）。由此可見，任何一項運動都是對上述關鍵字的演繹。

不同項目的練習者在運動表現上也有差異，例如馬拉松愛好者的心肺耐力強於健美愛好者，但力量可能遠不如後者；舉重運動員的力量比健美運動員強，但是形體外觀不如健美運動員。這就是術業有專攻的結果，雖然這些運動愛好者都會做阻力訓練，但在各自的專項訓練內容上有很大區別。

因此，運動前你需要做的事情很簡單，就是釐清自己現階段的目標。目標不同，所需要的運動時間也是不同的（表1.1）。

表1.1　達到不同運動目標每週預計花費的時間

運動目標	每週預計花費的時間
保持健康	每週2～3次，每次60分鐘以上
塑形、增肌、增強力量	每週3～4次，每次60～90分鐘（包含熱身）
健美運動員非賽季減脂	每週4～5次，每次60～90分鐘以上（包含偶爾的中低強度有氧運動）
健美運動員賽季減脂	每週7次，每次90分鐘以上（阻力訓練內容改變，有氧運動頻率增加） 賽前一個月，每週7次，每次（天）120分鐘以上

需要注意的是，表1.1僅為示例，不一定適合所有人（有的職業健美運動員平時體脂狀態維持得很好，只需花4～6週備賽就可以）。

1.2　運動前小知識

運動前建議養成以下良好的習慣。

每次運動前要做好熱身，包括適度的動態伸展，這些會在本書後面的內容進行介紹。

要穿運動服和運動鞋。運動服的延展性、吸汗性好,運動鞋防滑性、保護性好,運動時身著運動裝備可以更好地降低運動風險。

運動要循序漸進,並客觀評估自己的能力。在掌握正確的動作、發力順序之前,不要盲目地增加阻力(重量)。很多人運動沒多久就弄得一身傷病,絕大多數問題都出在不重視熱身、動作不規範,而盲目增加阻力上。

每次運動前要有一個計畫,不要開始運動後再去想先做什麼、後做什麼。對於絕大多數人來說運動的時間也就以在一個小時左右,要專注於運動。很多人運動品質不高的原因在於,運動當中做了太多和運動無關的事,例如聊天、玩手機、打電話。

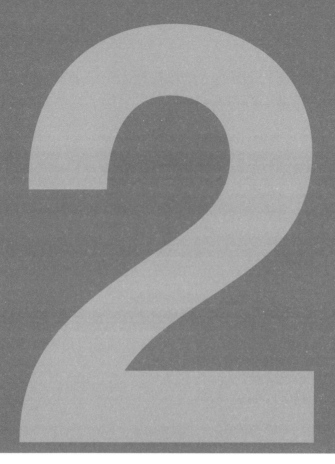

第2章

肩部肌肉訓練

　　在運動解剖學中，當我們提及肩關節運動時，指的並不是一個
關節的運動，而是由四個獨立的關節構成的肩關節複合體的運動。
上肢手臂參與的所有運動，大多都是肩關節複合體之間相互協同完
成的。本章將系統講解肩部肌肉的訓練方法。

表2.1和表2.2介紹了與肩關節相關的動作、肩部動作和完成這些動作會用到的肌肉。

表2.1　與肩關節相關的動作和肌肉

上提	下降（下壓）
斜方肌上部、提肩胛肌、大小菱形肌	斜方肌下部、前鋸肌（下半部肌纖維）、胸小肌
前突（肩胛骨遠離脊柱）	後縮（肩胛骨靠近脊柱）
胸大肌、胸小肌、前鋸肌	斜方肌中部、大小菱形肌
上迴旋（向上旋轉）	下迴旋（向下旋轉）
斜方肌上部和下部、前鋸肌	大小菱形肌、提肩胛肌

表2.2　肩部動作和肌肉

屈曲（手臂向前伸）	伸展（整個手臂向後）
三角肌前部（前束）、胸大肌（鎖骨部）、肱二頭肌（肱二頭肌本身也參與肘關節旋後和屈曲，對於肩關節來說，短頭協同旋內和水平內收，長頭協同外展）、喙肱肌（和肱二頭肌短頭一樣，起點都在喙突上）	三角肌後束、背闊肌、大圓肌、肱三頭肌長頭
水平外展（水平後伸）	水平內收（水平屈曲）
三角肌後束、肱三頭肌長頭、背闊肌、大圓肌	三角肌前束、胸大肌、肱二頭肌短頭、喙肱肌
外展	內收
三角肌中束和後束、岡上肌、肱二頭肌長頭	胸大肌、背闊肌、大圓肌、肱三頭肌長頭
旋外	旋內
三角肌後束、岡下肌、小圓肌、岡上肌	肩胛下肌、胸大肌、大圓肌、背闊肌

2.1　認識三角肌

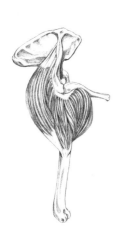

三角肌由3個部分組成，分別是三角肌前束、中束和後束。運動時肩關節所在的角度不同，三角肌的3個部分收縮程度也不同。

將手臂向前抬起時可以摸到三角肌前束，它連接著鎖骨；三角肌中束連接著肩峰；三角肌後束連接著肩胛骨。

肩關節的運動需要上臂肌肉群協同作用。在肩部肌肉訓練中，肩關節的穩定性至關重要，否則十分容易導致傷病。

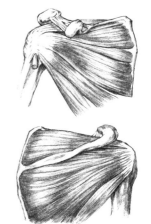

想要增強肩關節穩定性，需要認識到肩關節周圍肌肉群對肩部穩定起著重要的作用，尤其是肩袖肌群，它包括岡上肌、岡下肌、小圓肌和肩胛下肌，是一組圍繞著肩關節的肌肉（深層肌肉）。通常在進行與上半身相關的運動前需要啟動肩袖肌群。

想要了解肩關節複合體和運動之間的關係，就要簡單了解一下肩肱節律。

肩肱節律指肩關節向上抬起時，始終遵循著2：1的原則。例如，當我們將手臂向上抬起，一直到肩外展180度時，盂肱關

肩關節相關解剖學知識

絕大多數訓練動作都需要肩關節的參與。肩關節骨骼肌的功能不同，整體來說分為三大類。

第一類肩關節骨骼肌起到穩定關節的作用，例如肩袖肌群。

第二類肩關節骨骼肌「承上啟下」，是給肩關節提供動力的肌肉，例如肩袖肌群中的岡上肌可以使肩關節外展，同時三角肌中束也可以讓肩關節外展，但三角肌中束屬於淺層肌肉，它的發達程度和收縮產生的力量要明顯大於岡上肌。

第三類肩關節骨骼肌兼具上述兩種功能。肩關節的各種運動需要協同肌群共同完成。例如在奧林匹克運動中的抓舉，不論是雙手提握槓鈴下蹲，還是在舉起槓鈴的同時起身，都需要極強的肩關節穩定性，這需要三角肌及其他肩關節周圍的肌群發揮作用。我們在健身房做臥推時，如果肩關節穩定性不好，那麼在下放槓鈴階段就容易出現運動軌跡的變化，輕則練成大小胸，重則產生傷病。簡單理解，如果動作做得標準，那麼肩部肌肉就是供給關節動力的肌肉；如果動作做得不標準，那麼肩關節則不得不承擔額外的壓力。

與肩部相關的運動是較為複雜的，其關係到多個關節的運動，它們協同活動才得以讓肩部完成各種動作。胸鎖關節、肩胛胸廓關節、肩鎖關節、盂肱關節，被稱為肩關節複合體。

胸骨最上方的部分是胸骨柄和鎖骨形成了胸鎖關節。這部分用手就可以觸摸到，它對肩部在推、拉動作過程中的承重至關重要。

鎖骨基本上呈現一個「S」形：一端連接著胸骨；另一端則連接著肩峰端，形成肩鎖關節，它是由鎖骨外側和肩胛骨肩峰形成的關節。

通常我們說的肩關節，多指盂肱關節，也就是肱骨頭和肩胛骨的關節盂形成的關節。這些生僻內容可能讓你覺得晦澀難懂，其實不用想得那麼複雜。肱骨頭像一個球形，再想像下肩關節的運動範圍，配合球形的另一部分肯定是凹陷的，這部分就叫關節盂。但從解剖學上嚴謹地講，肩關節和盂肱關節之間是不能畫等號的，因為盂肱關節往往指的就是肱骨和關節盂形成的部位，而肩關節所指的範圍更大。

前面反復提到的肩袖肌群和盂肱關節相關。肩袖肌群也叫旋轉肌袖、旋轉袖、肌腱袖，指的是岡上肌、岡下肌、小圓肌和肩胛下肌4塊肌肉組成的肌肉群，它們的肌腱組成肩袖，這些肌肉包圍著肱骨頭，並且將肱骨頭拉向關節盂，有加強肩關節穩定性的作用，肩袖肌群是肩關節最容易受傷的部位。

肩胛骨在所有肩部相關活動中起著至關重要的作用。肩胛骨位於胸廓後側，是一塊活動度較大的扁骨，呈三角形，位置介於第二至第七根肋骨，從前面看有一部分凹陷，正好可以貼合在胸廓上，並且可以較為平順地滑動。從後面看右側肩胛骨，最下面是肩胛骨下角，左邊是內側緣，右邊是外側緣。進行體態評估和物理治療評估的時候，通常都需要找到肩胛骨下角。

外側角的關節盂和肱骨頭相連接，背側凸起的部分稱為肩胛岡。肩胛岡上部被稱為岡上窩，下部被稱為岡下窩。

肩胛岡的外側端稱為肩峰，它的關節面與鎖骨肩峰端相連，肩峰在肱骨頭上方，類似屋頂，起一定的功能性保護作用。很多人都聽說過「肩峰下撞擊」或「撞擊肩」，其指的就是肩峰下間隙內結構與喙肩穹之間反復摩擦、撞擊。可以將其理解為肩關節外展時這部分空間變得狹小，從而骨頭和骨頭之間產生了碰撞，最終導致了一系列疼痛、無菌性炎症。

Bigliani在1986年，透過觀察岡上肌周圍的X光片，總結出了3種肩峰的類型（圖2.1）。

類型1：肩峰平坦，肩峰下空間較大，肩峰下撞擊和肩袖損傷的風險較小。

類型2：肩峰底面呈弧形，肩峰下撞擊及肩袖損傷風險略高。

類型3：肩峰底面呈鉤狀，肩峰下撞擊及肩袖損傷風險最高。

換句話說，天生的骨骼形態導致有的人肩部更容易受傷，而有的人則相對來說不容易受傷。但想要知道自己的肩峰屬於哪種類型，目前只能借助影像學手段（例如X光片）。

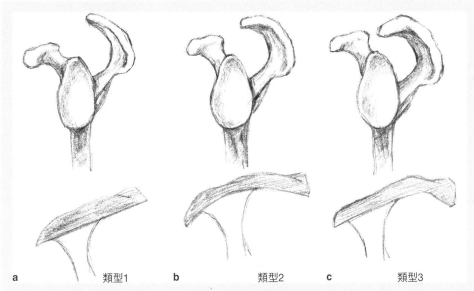

a　　　　　　類型1　　　　b　　　　　　類型2　　　　c　　　　　　類型3

圖2.1　肩峰的3種類型

　　　從鎖骨遠端最凹處下方2.5公分處可以觸摸到喙突，從正面看肩胛骨，喙突向前方突出。喙突是肩關節上很多肌肉和韌帶的附著處，喙突上有胸小肌止點、喙肱肌起點和肱二頭肌短頭的起點，所以它與多個肌肉組織有關。

節只外展了120度，肩胛骨則上旋60度，這是它們之間的運動規律，也就是剛好2：1的關係。實際上在近現代解剖學研究中，也有人認為這個比例平均為2.34：1，這種差異主要取決於測量的方式。目前關於肩肱節律的主流觀點依舊是2：1，也就是盂肱關節（可以理解為肩關節）每外展2度，肩胛骨隨之向上轉動1度。

　　　肩外展180度＝盂肱關節外展120度＋肩胛胸廓關節（肩胛骨）上旋60度。

　　　但是，肩部並不是只有一個關節，而是一個肩關節複合體（肩鎖關節、胸鎖關節、盂肱關節和肩胛胸廓關節），所以肩胛胸廓關節上旋60度＝胸鎖關節上抬（鎖骨）25度＋肩鎖關節轉動35度。也就是說，手臂外展的時候，鎖骨（肩鎖關節）向上抬起，並且肩外展到一定角度以後，還會向後轉動，即鎖骨上抬的同時發生轉動。

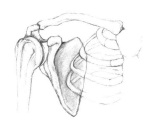

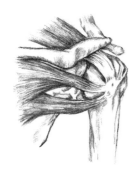

肩關節外展至30度或前屈至60度時，肩胛骨基本上沒有位移，鎖骨抬高0～5度，但當肩關節外展超過30度或者前屈超過60度時，肩胛骨開始向上轉動。

肩關節外展到60度時，肱骨抬高40度，肩胛骨向上旋轉20度，此時由於肩胛骨轉動，所以鎖骨抬高15度，但並未發生旋轉。

最後讓我們簡單了解一下肩關節的運動。

肩關節水平外展時：肱骨水平外展，肩胛骨後縮，鎖骨後縮。

肩關節水平內收時：肱骨水平內收，肩胛骨前伸，鎖骨前伸。

肩關節屈（屈曲）時，肱骨屈，肩胛骨向上轉動，鎖骨上抬到一定角度後向後轉動。

肩關節由屈曲90度到伸展10度時（前屈90度、後伸10度）：肱骨伸展，肩胛骨向下轉動隨後後縮，鎖骨下壓隨後後縮。

肩關節外展時：肱骨外展，肩胛骨向上轉動，鎖骨上抬以及向後旋轉。

2.2　槓鈴推肩

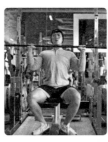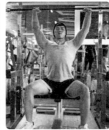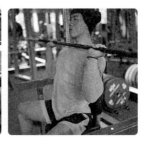

準備器械：槓鈴、可調節座椅

主要涉及肌肉群：三角肌（中束、前束參與更多）、岡上肌

主要輔助肌肉群：肱三頭肌、斜方肌、胸大肌上部（鎖骨部）、前鋸肌

動作要領和步驟 ●

❶坐在可調節座椅上，手握槓鈴，握距略比肩寬，前臂與地面基本垂直。

MEMO

不要刻意地後縮肩胛骨，握距不宜過寬。剛開始學習動作時應該用輕重量調節好握距，以及肩關節旋外、旋內的角度，肩外展不宜過多。

作者注：MEMO指「備忘錄」。

❷將槓鈴慢慢下放至鎖骨附近，此時前臂依舊儘量與地面保持垂直。

❸慢慢向上推起，肘關節在伸直的過程中會旋轉，前臂依舊儘量與地面保持垂直，向上推起槓鈴，直到手臂伸直。

❹慢慢下放，回到動作開始的位置，重複剛才的動作。

有靠背的座椅可以起到支撐軀幹的作用，相對來說安全性更高，適合初學者或者舉起較重槓鈴的訓練者；無靠背座椅（平板凳）增加了協同肌肉群的參與度，對核心力量要求更高；站姿推舉難度最大，對軀幹的穩定性要求更高。有腰椎傷病的人不建議選無靠背座椅以及站姿進行推舉練習。

訓練搭配建議：適合女生練習。

訓練者可以單獨做三角肌訓練，也可以將其和胸部訓練放在一起。槓鈴推肩是典型的力量訓練動作，所以儘量放在訓練的開始，輕重量可以放在訓練後期。

2.3　槓鈴推肩的動作變化

2.3.1　槓鈴頸後推舉

一般不建議新手做槓鈴頸後推舉，主要原因是很多新手的肩關節活動範圍有限，而做槓鈴頸後推舉的常見錯誤就是在槓鈴靠近身體的時候，肩外展過多。很多新手做槓鈴頸後推舉時感覺肌肉收縮明顯，實際上透過觀察動作不難發現，這是由於肩外展角度過大，在槓鈴靠近身體時，身體在槓鈴重力的作用下做了一個伸展肩膀的動作。

槓鈴頸前推舉和槓鈴頸後推舉相對於槓鈴推肩的變化僅在於頸部前伸或者頸部略微後伸，肩關節和肘關節動作變化不大。做槓鈴頸前推舉時，很多人也有肩外展過多的問題，一部分人將下放槓鈴時肩鎖關節和盂肱關節的拉扯感當作「充血感」，實際上這種拉扯很容易使某側關節囊或韌帶鬆弛。

MEMO
每個人的柔韌性有差異，如果你將槓鈴下放到嘴脣附近已經出現肌肉拉扯感，那就暫時不要下放過多，以免肌肉拉傷。

MEMO
肘關節超伸的人手臂不要伸得過直，從鏡子中確認自己的手臂基本伸直即可，以本體感覺三角肌發力為主。

MEMO
開始學習階段養成正確的呼吸習慣，不要憋氣。

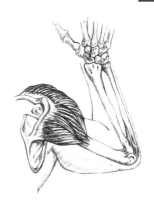

2.3.2 啞鈴推舉

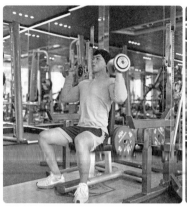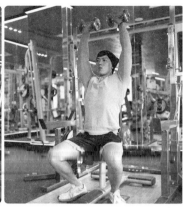

啞鈴推舉動作要領與槓鈴推舉的基本一致，但也有些區別。

首先，相對來說，啞鈴推舉對三角肌（肩關節）的穩定性要求更高。

其次，做啞鈴推舉時，肘關節、腕關節更靈活，這就意味著可以用傳統的正手握（掌心朝前）方式，也可以在動作起始位置錘握啞鈴（中立握法、掌心相對），或者以最舒服的方式抓握啞鈴。

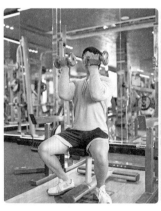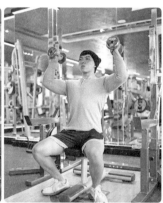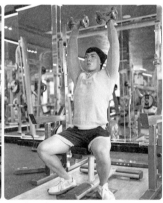

還有一種「旋轉」的推法，在初始推舉位置手背完全朝前，或者掌心相對，然後在上舉的過程中逐漸旋轉肘關節，在肘關節旋轉和上臂上舉的過程中，前臂依舊儘量和地面保持垂直。這種動作變化對肩膀穩定性要求最高，建議用輕重量練習，同時有肩袖損傷的人不適合做這個動作。

2.4　啞鈴側平舉

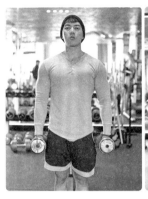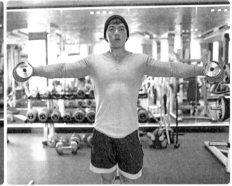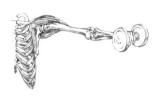

準備器械：啞鈴

主要涉及肌肉群：三角肌（中束為主）

主要輔助肌肉群：斜方肌、岡上肌

動作要領和步驟 ●

❶站姿（脊柱處於正常生理曲度），雙手握緊啞鈴，手臂自然下垂，肩膀不要過於緊張，頭不要過多前伸。

❷手臂自然向兩側抬起，直至肘關節接近肩膀的高度。

❸手臂慢慢下放至起始位置。

> **MEMO**
> 前臂並非必須伸直，可以略微彎曲，有些人習慣把動作做成「向兩側抬前臂」，這樣做不僅效率低，還會增加肩關節的負荷。前臂主要負責承重，做動作時想著肘關節「先動」。

2.5　做側平舉時如何減少斜方肌（上部）代償

三角肌的前束、中束、後束止點一致，都是三角肌粗隆，起點分別在不同的地方。

三角肌前束起點在鎖骨外側的前表面，主要負責肩關節的屈曲和旋內（向心）、肩關節伸展和旋外（離心）。

三角肌中束起點在肩峰上方外表面，主要負責肩外展（向心）、肩內收（離心）。

三角肌後束起點在肩胛岡，主要負責肩關節伸展和旋外（向心）、肩關節屈曲和旋內（離心）。

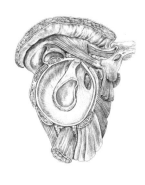

　　三角肌起點的位置基本上和肩關節複合體的所有關節都有聯繫，做三角肌相關動作時，如果發力順序有誤，則有可能影響目標肌群的發力，導致協同肌群參與度增加。例如練三角肌時，斜方肌就是重要的協同肌群，其產生代償的常見原因有以下6種。

　　一是體態問題，例如上交叉症候群（圓肩駝背）。有類似體態問題的人，做側平舉時很容易讓斜方肌代償增加，一部分原因是上交叉症候群會導致斜方肌（上部）過於緊張，如果從側面觀察，由於胸大肌、胸小肌等肌肉的緊張，肱骨的位置比正常人更靠前。所以有這類體態問題的人，最好先解決肌張力不平衡的問題，再進行訓練。

　　二是發力習慣。肩外展的過程中，三角肌中束在向心收縮，內收過程中三角肌中束在離心收縮，穩定肩胛時幾乎在等長收縮，而斜方肌（上部）在向心收縮時則會導致肩胛骨上提。很多人在做側平舉時，第一個動作並不是肩外展，而是肩胛骨上提，然後帶動肩外展，而斜方肌的止點在鎖骨外三分之一處，延伸至肩胛骨的肩峰，如果肩胛過多地上提，則會導致手臂還未向左右兩邊伸，斜方肌就已經開始收縮。

　　三是選擇的重量過大。當啞鈴過重時，如果強迫自己完成側平舉動作，那麼協同肌群的發力則會大於目標肌群。

　　四是過高地側平舉，肘關節高於肩關節（盂肱關節），導致斜方肌的參與度增加。我們前面說過肩峰有3種類型，除了類型1之外，類型2和類型3在肩外展時由於重量過重導致代償發力的話，會增加肩峰下撞擊的風險。

　　五是手臂在側平舉的過程中實際上肩胛骨在向後位移，並且肩關節有些後伸，所以從後面看「擠壓肩胛骨」的動作很明顯。這樣的訓練者在調整動作時往往感覺自己的手臂向前伸，這時可以從側面觀察自己的動作，整個過程中手臂（上臂）基本上與身體在一個平面上。

　　六是頭（頸部）在側平舉時歪向一側。頸部側屈時，單側的斜方肌上部也會收縮，因此很多訓練者下意識都有歪頭的習慣。

2.6　啞鈴側平舉的動作變化

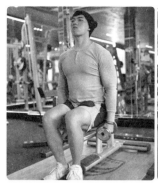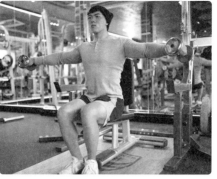

　　站姿與坐姿：坐姿肩外展時，三角肌收縮更為孤立，因為軀幹（髖關節）可移動角度很小，站姿側平舉時軀幹可以透過略微伸髖為側平舉增加一個從下向上的力，所以站姿側平舉可以舉起的重量相對來說更大。

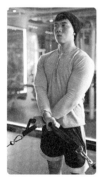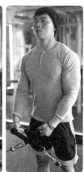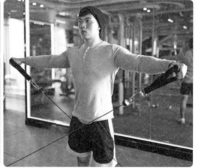

　　龍門架側平舉：龍門架側平舉運動軌跡更大，因為手臂起始點並不在身體同側，例如左手做龍門架側平舉時，左手的起始位置在右邊大腿處（髖關節附近），同時和使用自由重量側平舉相比，龍門架側平舉對肌肉抗阻來說，從動作的起點到止點，阻力始終一致。

　　側平舉訓練搭配建議：適合女生訓練。

　　可以單獨做三角肌訓練，也可以放在胸部訓練日作為主要協同肌群的訓練。由於三角肌解剖學上起點位置的差異，中束和前束訓練可以放在胸部、肩部訓練日，後束訓練可以放在背部訓練日。

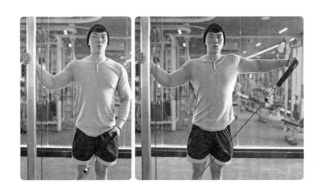

2.7　啞鈴前平舉

準備器械：啞鈴

主要涉及肌肉群：三角肌前束（後束為拮抗肌）

主要輔助肌肉群：胸大肌上部、斜方肌、肱二頭肌

MEMO
手臂前伸過程中不要含胸，肱骨過於前移會影響肩膀的穩定性以及增加鎖骨的壓力。

動作要領和步驟 ●▶

❶站姿（脊柱處於正常生理曲度），雙手握緊啞鈴，手臂自然下垂，肩膀、斜方肌不要過於緊張，頭部不要向前探，骨盆不要前傾。

❷雙手向前伸，舉起啞鈴至與肩膀同高的位置，或者略低於肩關節的位置。

❸手臂慢慢下放至起始位置。

2.8　啞鈴前平舉的動作變化

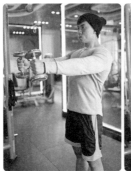 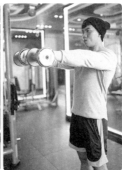 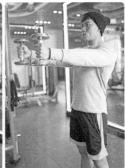

　　單側交替抬起手臂：先抬起左臂，然後放下，再抬起右臂，動作要領與雙臂前平舉一致。

　　啞鈴握法的差異：可以選擇錘握（對握／中立握法），也可以選擇正手握，二者對三角肌前束的刺激略有差異，選擇自己舒服的方式即可。

　　站姿與坐姿的變化：在站姿下核心區參與度增加，在坐姿下核心區的參與度相對減少。

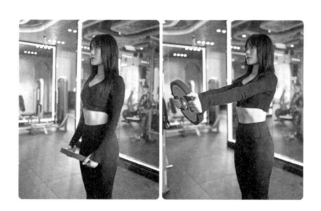

　　器械的選擇差異：槓鈴、槓片（有一種槓片邊緣有鏤空設計，方便持握）前平舉時往往採用站姿，核心區在前平舉的過程中參與度也會增加，同時在動作「頂峰」（前舉至肩關節高度附近時），胸大肌（鎖骨部）參與增加，軀幹部分前鋸肌參與也會增加。整個腹壁前側肌肉幾乎都是以離心收縮為主，所以骨盆的位置是略微後傾的。很多人在做這個動作時，骨盆處於前傾位，這是錯的。

　　訓練搭配建議：適合女生訓練。

　　可以單獨放在三角肌訓練日，也可以放在胸部訓練日作為非主要肌肉群訓練動作，前平舉訓練可以增加肩關節的穩定性。

2.9　站立槓鈴提拉（站立槓鈴划船式上拉）

　　準備器械：槓鈴

　　主要涉及肌肉群：三角肌（中束為主）、斜方肌

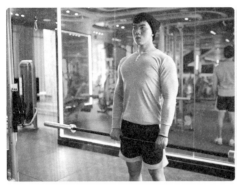
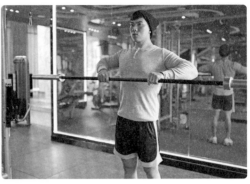

MEMO

肘關節高於肩關節時,斜方肌參與度增加,在學習動作階段不要選擇過大的重量,很多初學者選擇的重量過大,提拉過程中為了完成動作會採用身體後仰的方式,這有別於很多舉重選手採用爆發力訓練時的提拉或者上搏,後者難度更大。

MEMO

保持核心區肌肉的張力,骨盆不要前傾,脊柱處於正常的生理曲度,肘關節朝向改變(肘關節旋外增加)時,動作變形會增加鎖骨壓力。

主要輔助肌肉群:三角肌前束、岡上肌、岡下肌、小圓肌、提肩胛肌、豎脊肌、腹直肌

動作要領和步驟 ●

❶正手抓握槓鈴,握距大致與肩同寬,手臂自然下垂。

❷垂直向上提拉槓鈴,同時抬起肘關節,雙手提拉槓鈴至鎖骨附近即可。

常見的錯誤動作是,在動作初始階段,骨盆前傾過多,導致腹部肌肉在整個動作過程中幾乎沒有參與,在接下來向上提拉槓鈴的過程中下背部壓力過大,對腰椎十分不友好,尤其是槓鈴過重,或者在錯誤動作下爆發力過大時。

❸慢慢放下至初始位置。

2.10 站立槓鈴提拉的動作變化

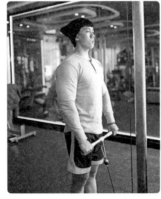
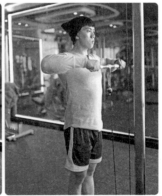

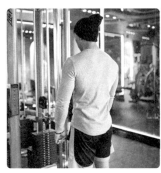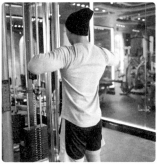

　　龍門架提拉：可以將龍門架單側滑輪調至最低，換上直桿完成這個動作。動作細節、要領與站立槓鈴提拉一致，龍門架提拉的優點是，對腰椎形成的壓力相對較小。

　　握法：依據自己的習慣開握或者閉握。

　　訓練搭配建議：不建議女生做該練習，動作不對的話，很容易導致斜方肌肥大，職業選手或者對形體有要求的女生除外。

　　可以放在三角肌訓練日，也可以放在背部訓練日作為協同肌群訓練，也可以和硬拉動作組合。當硬拉動作完成之後，在身體站直的狀態下做提拉，同時也可以使用壺鈴完成上述動作。這個動作的發力模式（順序）與划船機類似，「提拉」是上搏（Power clean）學習中的一個必要動作。

　　做龍門架提拉的時候，可以依據自己的習慣，選擇繩索或者提拉帶等輔助工具。

2.11　俯身啞鈴側平舉

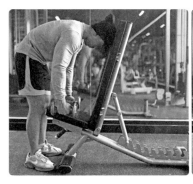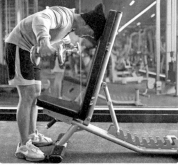

MEMO
軀幹前傾時頭不要向上抬起，肚子過大有可能無法很好地完成這個動作。

> **MEMO**
>
> 如果斜方肌、大圓肌收縮程度明顯大於三角肌後束,那麼最常見的錯誤就是選擇的重量過大,或者運動軌跡不佳。

準備器械:啞鈴

主要涉及肌肉群:三角肌後束

主要輔助肌肉群:三角肌中束、斜方肌、菱形肌、岡下肌、小圓肌、大圓肌

動作要領和步驟 ◆━

❶雙手持握啞鈴,然後軀幹向前傾,儘量縮短軀幹與大腿之間的距離。

❷雙手手掌相對(錘式/對握/中立握法),手臂逐漸抬高至接近耳朵的高度。

❸慢慢下放至初始位置。

頭部支撐下的俯身啞鈴側平舉:初學者在做俯身啞鈴側平舉時,抬起手臂時軀幹容易晃動,這時可以找一個方便支撐頭部的東西,很多人選擇健身椅的靠背,動作要領不變,只是頭部依靠在座椅靠背上,同時軀幹儘量與地面平行,這樣在頭部支撐下脊柱的運動受到限制,可以更好地完成動作。

2.12 俯身啞鈴側平舉的動作變化

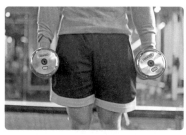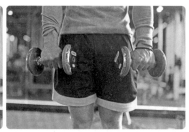

握法:啞鈴的握法主要影響肩關節的旋轉程度,手掌相對時,三角肌中束參與度增加;正握時(雙手大拇指相對),因為肩關節旋內增加,所以三角肌後束更孤立。握法並不是絕對的,每個人的身體比例、關節活動度等有差異,以自己最舒服的方式持握啞鈴。

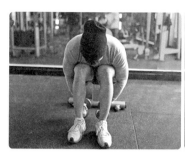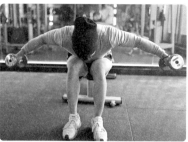

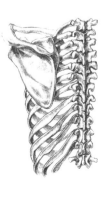

坐姿俯身屈體啞鈴側平舉：坐姿動作不適合腹腔較大（肚子大）的人，動作要領如下。

❶坐在一張健身椅上，雙腿分開與肩同寬，雙手持啞鈴（建議正手持握），俯身前屈至胸部貼近大腿，手臂自然下垂。

❷將啞鈴側平舉至接近耳朵的高度。

❸慢慢下放至初始位置。

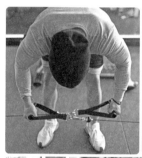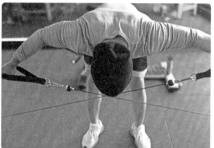
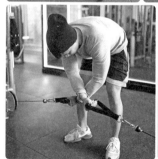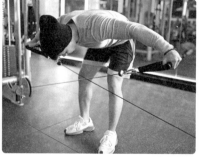

龍門架拉力器俯身交叉側平舉：龍門架拉力器俯身交叉側平舉不太適合初學者，而且使用感受與龍門架的品質（主要是滑輪和線）有關，做這個動作時可完成單側後，再做另外一側，但左右肌肉發展不均衡的人不建議做單側。

龍門架拉力器俯身交叉側平舉的動作要領如下。

❶將龍門架滾軸調至最低。

❷雙手交叉持握手柄，也就是左手持握右邊的手柄，右手持握左邊的手柄，手柄大約在腳尖的正上方。

❸從鏡子中確認自己是否在龍門架中間的位置，確認完畢後俯身，盡可能讓軀幹與地面平行，同時儘量站在手臂與龍門架拉力線同側的位置，此時手臂依舊處於交叉狀。

❹同時抬起雙臂，至接近肩膀高度即可，此時龍門架拉力器的線呈X形。

❺慢慢回放至初始位置。

訓練搭配建議：不建議女生做俯身啞鈴側平舉，有血壓問題的人也不建議做這個動作。

可以單獨做三角肌訓練，也可以放在背部訓練日作為非主要肌肉群訓練動作。

2.13　飛鳥機肩外展

MEMO
不同品牌的機器高度設計不一樣，有些機器的桿是雙軸（兩個旋轉點）設計，靈活性較強，訓練者在坐姿下就可以使用；有些機器則是單軸的，座椅高度固定，無法調節。總之，手抓握的位置與肩膀約在一條線上，高於肩膀則斜方肌參與度增加。

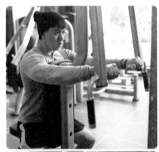
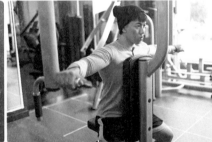
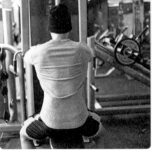
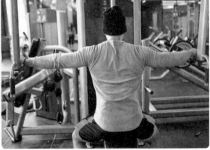

飛鳥機可以用來鍛鍊胸大肌。使用飛鳥機時，身體從外展向內收方向發力。現在絕大多數的飛鳥機可以調節初始位置，也就是允許從內收向外展方向發力，所以也可以鍛鍊到三角肌後束。

準備器械：飛鳥機

主要涉及肌肉群：三角肌後束

主要輔助肌肉群：三角肌中束、斜方肌、菱形肌、岡下肌、小圓肌、大圓肌

動作要領和步驟 ●

❶站立或者坐著或者半站立於飛鳥機前。

❷雙臂抓住把手發力向外展，此時肩關節基本上水平外展，肘關節的角度儘量保持不變。

❸雙臂慢慢回放至初始位置。

MEMO

當肩關節處於內收位置時，三角肌中束和前束協同對抗阻力；當肩關節處於外展位置時，三角肌中束協同後束同時對抗阻力。所以如果想加強三角肌後束的訓練，可以選擇在練背日也增加三角肌後束的訓練（後束是重要的協同肌群），也可以和胸部、肩部放在同一訓練計畫當中。

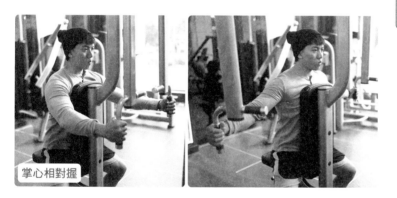

掌心相對握

握法：由於關節活動度的差異，加上器械設計的差異，所以按照自身情況選擇握法。

2.14 飛鳥機肩外展的動作變化

針對以三角肌後束為主的訓練，相比於俯身動作，在站姿下更容易訓練，動作要領如下。

❶將龍門架滑輪調整至高於肩膀，或者與肩同寬的位置（可以以鎖骨高度為參考）。

❷站在龍門架中間位置（或者略微靠後的位置），雙手交叉

持握手柄，也就是左手持握右邊的手柄，右手持握左邊的手柄，此時肘關節處於彎曲狀態，前臂置於腹前保持交叉狀，肘關節高度在鎖骨正前方附近。

❸在肱骨的帶動下，肩關節向外展方向位移，肘關節逐漸由彎曲變成伸展，手臂在拉直的過程中基本與肩膀在一個平面，整個身體呈T形。

❹雙臂慢慢回放至初始位置。

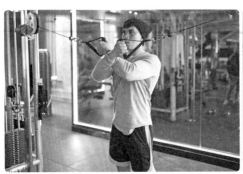 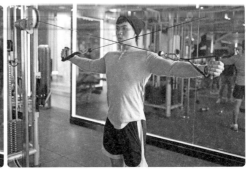

　　　訓練搭配建議：新手可能很難熟練掌握發力的技巧，重量不宜選擇過大，可以單獨做三角肌訓練，也可以放在背部訓練日作為非主要肌肉群訓練動作。

2.15　斜板單手側平舉

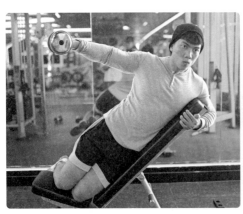 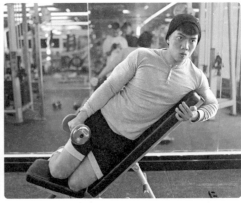

準備器械：可調節座椅或者斜板座椅、啞鈴

主要涉及肌肉群：三角肌、岡上肌

動作要領和步驟 ●

❶將上斜板調整至夾角為135度左右，側身（跪姿）依靠上斜板。

❷單手持握啞鈴，向外展方向運動，外展至肱骨接近鎖骨（肩鎖端）延長線附近即可。

❸慢慢回放至初始位置。

訓練搭配建議：適合女生。

可以單獨放在三角肌訓練日，肩關節不好、脊柱側彎、患有上交叉症候群、肱骨前移的人請不要做這個動作，或者在專業教練的指導下進行。

MEMO
在動作步驟❶中，啞鈴自然放置於髖關節前方附近，如果肩關節疼痛，請停止做這個動作。

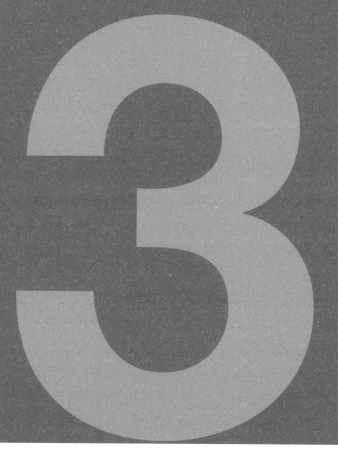

第3章

胸部肌肉訓練

胸椎有12節椎體，12根肋骨的後端均與其相連。其中，10根肋骨的連接結構是從脊柱胸椎段，到肋骨，再通過肋軟骨延伸至前側的胸骨，另外2根肋骨（第十一、十二肋）不與胸骨相連，被稱為浮肋。本章將系統講解胸部肌肉的訓練方法。

胸部的運動基本上都是靠肩胛骨、肱骨（盂肱關節）來完成的，同時胸椎雖是脊柱中最長的部分，但是活動度遠不如腰椎。一方面，胸椎的椎間盤比較薄；另一方面，胸椎的椎體間由肋骨和前側的胸骨相連，形成了胸廓，這樣的結構意味著更穩定，同時也意味著活動度小，所以胸椎雖然也可以完成屈曲、伸展、旋轉、側屈等動作，但是胸部的運動通常是胸椎和腰椎共同完成的，腰椎對完成動作的貢獻更多，單說胸椎，活動度最大的動作是旋轉。

3.1 認識胸大肌

胸大肌是淺層肌肉，位於胸廓前上部，整體來說呈扇形。

胸大肌主要由兩部分組成，胸大肌上部起始於鎖骨內側三分之二處止於胸骨，另一部分起始於第1至第6肋骨下面與腹直肌腱鞘前壁止於肱骨大結節脊，所以胸大肌的運動和肩胛骨、肱骨、鎖骨都有關係。當胸大肌向心收縮的時候，肩關節可以完成屈曲以及水平內收和旋內動作；胸大肌離心收縮的時候，肩關節可以完成伸展、水平外展和旋外；胸大肌等長收縮的時候可以穩定肩胛骨與鎖骨。

儘管看上去胸大肌由兩部分構成，但由於胸大肌運動時會帶動肩關節一起運動，所以根據手臂（肱骨）移動的角度，很多人習慣把胸大肌分為上胸、中胸和下胸3個部分。圓肩駝背的人往往都伴隨著胸大肌（以及胸小肌）緊張，這種情況可能直接影響肩屈和肩外展動作。從側面看這部分人的肱骨位置也是靠前的，這樣的情況下臥推可能會讓肩部不穩定的狀況惡化，並且在推的過程中肩屈過多，胸椎屈曲也會增加，導致胸大肌中間「空」的情況（胸大肌靠近起點的位置不夠飽滿）。這是因為絕大多數胸大肌訓練都會要求全程（尤其是推的動作）挺胸，這是為了讓整個胸大肌更好地收縮，如果過於含胸，那麼胸大肌起點的拉力則會減弱，最終導致整個胸部受力點更靠近肱骨端（上臂）。

另外，如果肱骨比正常位更靠前，在胸大肌離心收縮階段則

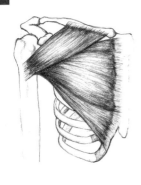

可能導致盂肱關節壓力增加（被擠壓），容易出現肩關節疼痛。

　　還有一種常見的肩關節疼痛發生於上斜板的臥推中（在平板臥推中也有可能發生），主要原因有可能依舊是胸大肌緊張（關節活動度受限），因為胸大肌上部附著在鎖骨下方，如果胸大肌緊張則會造成鎖骨的活動受限，當肩屈（例如臥推向上舉起手臂時）時鎖骨必定會移動（肩鎖端），如果鎖骨移動出現問題，肩胛骨上迴旋的功能就會受限，導致肩關節壓力增加。一般來說，做完臥推之後肩膀抬起困難並伴隨疼痛的話，那麼不排除會有這種可能性。

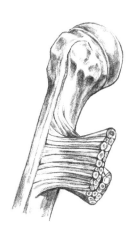

　　提到胸部肌肉訓練，不得不說的一塊肌肉就是前鋸肌，它在胸腔側壁位置，也就是我們常說的「肋條骨」附近，儘管它在身體正面，但（部分）卻是從肩胛骨（肩胛骨內側緣和肩胛骨下角）處長出的，透過胸壁與第一至九肋相連。前鋸肌可以將肩胛骨向前伸展，大多數動作都有前鋸肌的參與，在臥推、伏地挺身、推舉等動作完成過程中，前鋸肌起到穩定的作用。

　　前鋸肌的主要功能就是讓肩胛骨前突，同時也負責肩胛骨的上迴旋（向上轉動），幾乎所有「推」的動作，都是前鋸肌向心收縮，然後將力透過肩胛骨傳遞到肱骨的結果。

　　練習所有「推」的動作時，手臂超伸的人需要注意，不要把手臂伸得過直，從鏡子或者影片中確定手臂伸直即可。

3.2　槓鈴平板臥推

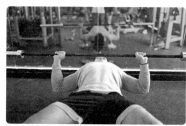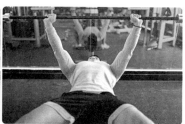

　　準備器械：臥推架或者可調節座椅、槓鈴

　　主要涉及肌肉群：胸大肌

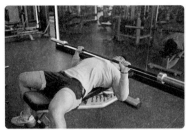
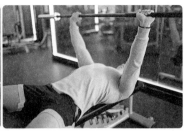

主要輔助肌肉群：肱三頭肌、三角肌（前束參與更多）和前鋸肌.

動作要領和步驟 ●

❶仰臥在健身椅上，雙手寬握槓鈴，抬起槓鈴，此時應該略微挺胸，頭部、上背部、臀部（部分下背部）、雙腳支撐身體。

握距：每個人身體的骨骼結構比例存在差異，所以很難給出具體握距上的建議，大致握距是略寬於肩膀。在下放過程中前臂相對平行，同時前臂和地面幾乎垂直，握距變窄對胸大肌內側以及肱三頭肌的刺激更大。

肩關節的角度：一般來說，手臂和軀幹的角度（也就是腋窩的角度）通常在45度左右。

❷慢慢下放槓鈴至靠近胸腔位置。

❸身體（軀幹）保持穩定，向上推起槓鈴到肘關節完全伸展開，全程儘量挺胸，不要含胸弓背。

❹慢慢回放至起始位置。

3.2.1 臥推是否應該觸胸

實際上臥推觸胸並不是一個硬性的標準，並且每個人的身體比例、關節活動度、肌肉緊張程度是不同的，如果你進行健力訓練是為了日後參加健力比賽，那麼你必須觸胸，因為這是比賽規則的硬性規定。

如果你只是為了塑形增肌，在握距沒有問題的前提下，肱骨和肩胛骨在一個平面，或者略低於肩胛骨的位置即可。同時不應該把觸胸當作一個標準，真正需要重視的是臥推過程中肩關節複合體的穩定性。相反，有些人可能關節活動度有問題，現階段訓

練中強行觸胸反而不好，而關節穩定性在運動中幾乎和產生傷病的機率正相關，尤其是在臥推中。

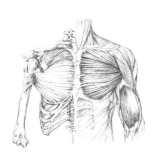

3.2.2 關於腕關節的角度和腕關節活動的解剖知識

腕關節的活動基本上就是屈伸和尺偏、橈偏。

很多新手抓握槓鈴時，腕關節的角度甚至可以小於90度（伸腕過度），腕部幾乎處於「被迫承壓」的狀態，這樣容易造成腕關節、韌帶損傷，尤其是負重較大時。

腕關節的屈伸。在正中位，腕關節可以屈曲70～80度，伸直60～65度。整體來說，腕關節的活動度是130～145度，屈曲一般比伸直多15度。橈腕－掌側－韌帶本身就會限制腕關節過多伸直，你可以嘗試慢慢地伸直腕關節接近極限，這時你會發現橈骨會和腕骨略微觸碰。

腕關節額狀面外展、內收（左右擺動）。在正中位（右手為例），腕關節可以橈偏15～20度，尺偏30～35度，總共45～55度的活動範圍。最大的尺側位移（尺骨）是橈側（橈骨）位移的兩倍，橈側位移會因為橈骨莖突觸碰腕骨的橈側面而受到阻礙。所以，如果你臥推後腕關節不舒服，主要原因是臥推時腕關節在承重增加時後伸過多（向手掌背面彎曲），這樣不僅不利於力量的傳導（從前臂到上臂到軀幹），而且會造成腕管空間更加狹小，一般建議腕關節後伸10～15度，也可以佩戴護腕來增強腕關節的承重力。

3.3　槓鈴平板臥推的動作變化 —— 啞鈴平板臥推

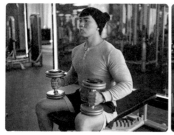
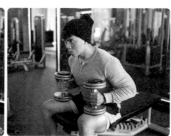
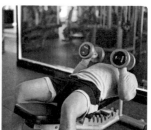

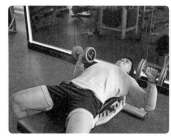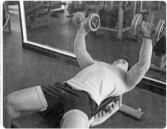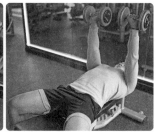

啞鈴平板臥推的動作要領與槓鈴平板臥推基本一致，只是啞鈴平板臥推對平衡性要求更高，所以對肩關節的穩定性要求也更高。可以完成槓鈴平板臥推100公斤，不代表可以完成雙手各持握50公斤的啞鈴平板臥推。在下放啞鈴階段，胸大肌有一定的伸展感，但不要過度伸展（拉長肌肉）。

相較於槓鈴平板臥推，啞鈴平板臥推有以下優點。

❶啞鈴平板臥推時肘關節（腕關節）更為自由，訓練者可以依據自身需求，以令自己感覺最舒服的腕關節和肘關節的角度完成動作。

❷槓鈴平板臥推時握距是固定的，而啞鈴平板臥推時雙手間距是有變化的，所以對於胸大肌塑形來說，啞鈴平板臥推略優於槓鈴平板臥推。

3.4　槓鈴平板臥推的動作變化——坐姿胸部推舉（固定器械）

MEMO

固定器械之間存在差異。有些固定器械椅子靠背處只到腰椎、胸椎附近，上背部需挺直。有些固定器械考慮到個人的柔韌性差異，手柄和身體的距離可以依據自己的柔韌性調節。如果在準備階段無法順暢地握住手柄，將手柄位置向前調節。一部分器械採用腳蹬的方式改變手柄距離，這需要訓練者坐在座椅上先踩住踏板，再雙手持握手柄進行推舉。

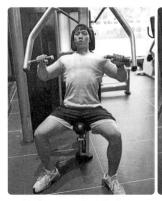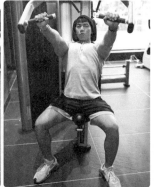

啞鈴、槓鈴的臥推練習，俗稱為「自由重量」，很多人開始練習臥推的時候無法很有效地找到感覺，也就是除了胸部沒感覺之外，其他部位（協同肌群）基本上都有充血的感覺，甚至覺得做臥推不如做伏地挺身的充血感強。這個時候可以選擇一些固定器械練習，這些器械有助於胸大肌單獨發力，因為運動軌跡、阻力是固定的。固定器械的優勢是軌跡固定，方便上手，但這並不意味著它更安全，如果重量過重，器械調節不好，或者動作不標準，容易上手和固定軌跡則從優勢成了劣勢，更容易傷到關節。

動作要領和步驟 ◀▶

❶ 調節好座椅位置（高度），讓手柄（推柄）位置略低於肩關節，兩個手柄延長線的位置基本為乳頭正前方，坐在座椅上，依舊是頭、上背部、臀部（部分下背部）、雙腳支撐身體。

❷ 發力，將手柄推離身體直到手臂伸直。

❸ 慢慢將手柄回放靠近身體。

3.5　臥推練習時的常見問題

協同肌群發力較多。做臥推動作時，協同肌群和拮抗肌遠比本書標注的多，對於大多數人而言，最常見的就是肱三頭肌感受強烈。如果肱三頭肌和三角肌充血感遠遠強於胸大肌，那麼說明你臥推的動作還需要練習，最常見的原因就是無法很好地控制臥推時的運動軌跡，在動作不熟練的前提下，力量也會減弱，因為身體會下意識地保護自己，防止被槓鈴砸到（在胸大肌離心收縮階段），再加上通常在這個狀態下肩關節穩定性偏弱，所以肱三頭肌參與度增加；如果熟練掌握動作，不論負重多少，臥推的運動軌跡都應該是一致的。

重量選擇過大。有些人以動作扭曲變形為代價完成試舉，導致目標肌肉群（胸大肌）受到的刺激並不大，只是協同肌群發力增加，並且關節、韌帶、肌腱承擔了較大風險。通常建議在增肌、力量訓練階段，儘量選擇更大的重量，但請牢記，這裡指的是標準動作下可以舉起的重量。

臥推造成的大小胸。拋開脊柱側彎等左右不平衡因素外，部分人的大小胸是動作不熟練、不標準、濫用爆發力、試舉重量過大導致的。例如在臥推過程中，本章反復強調「力的控制」，如果槓鈴下放身體階段採用槓鈴「自由落體」方式，那麼這時軀幹的承重很有可能是失衡的，在這樣的狀態下推起槓鈴，有可能依舊發力不平衡。應該耐心把動作做標準，重新學習動作的發力順序，不要貪戀重量，也不建議做單側練習，只有發力順序和力偶關係正確，才能相對平衡地發展肌肉、肌力。

為什麼有些職業選手只推到「一半」？

在很多健美職業選手的臥推影片中，他們臥推只推到一半，這主要是因為他們的胸大肌已經足夠發達（肌纖維足夠肥大），看似只推到一半，實際上肌肉收縮已經足夠了。我們一般看一個人是否可以完成某重量的臥推，觀察的是他是否明顯出現「黏滯點」。所謂的黏滯點你可以理解為運動軌跡的卡頓，黏滯點通常出現在離心、向心「轉化」的一瞬間，例如臥推中黏滯點常見於觸胸以後推起時。

訓練搭配建議：不論是槓鈴平板臥推還是啞鈴平板臥推，女性都可以練習，需要注意掌握動作的時間成本較大；也可以選擇坐姿胸部推舉。但肩關節不穩定、脊柱側彎、「垂肩」的人請不要選擇這個動作，或者在專業教練的指導下進行練習。

可以作為胸部訓練日的動作，也可以作為訓練後增加三角肌、肱三頭肌的訓練（胸＋肱三頭肌、胸＋三角肌或者胸＋肱三頭肌和三角肌）。

3.6　上斜板槓鈴、啞鈴臥推

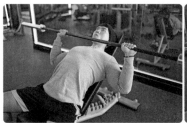
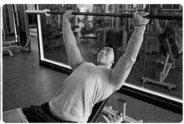

胸大肌上部起點在鎖骨，止點在肱骨大結節脊，觀察整個胸大肌肌纖維走向（肌拉力線）後不難發現，鎖骨處和腹部的肌束上下交叉，所以要讓整個胸大肌飽滿起來，應該從不同的角度來鍛鍊。我們很難只鍛鍊上胸或者只鍛鍊中胸，角度上調節的更大意義在於側重於鍛鍊胸大肌的某個部分。

直觀上看，上斜板臥推與平板臥推的最大差異在於座椅角度。一般來說，靠背角度在30～45度，針對胸大肌上部的刺激更多；靠背角度大於等於60度的時候，對三角肌的刺激更大。

準備器械：可調節座椅或者座椅、槓鈴、啞鈴

主要涉及肌肉群：胸大肌上部

主要輔助肌肉群：肱三頭肌，三角肌前束

MEMO
坐墊部分如果可調節，最好也上抬一部分角度（座椅和靠背呈90度），防止身體下滑。

動作要領和步驟 ●▶

❶調整好座椅靠背角度，對軀幹支撐的要求和平板臥推一致，挺胸，舉起槓鈴或者啞鈴，槓鈴握距略寬於肩膀即可。

❷保持身體（軀幹）的穩定，同時挺胸，慢慢下放，縮短槓鈴或啞鈴和軀幹的距離。

❸保持身體的穩定，保持挺胸，同時向上推起槓鈴或者啞鈴，直到手臂伸直。

啞鈴與槓鈴的選擇：啞鈴上斜臥推運動中肘關節、腕關節更加靈活，槓鈴、啞鈴的差異同平板臥推一樣，但是上斜板臥推中對三角肌穩定性要求更高，所以不建議有肩部（以及鎖骨、頸部）傷病的人進行上斜板臥推訓練。上斜板臥推的負重整體比平板臥推小。上斜板臥推時下放至下巴附近即可，是否觸胸依據自身關節活動度以及身體結構比例而定。

訓練搭配建議：與平板臥推一致，也適合女性進行塑形訓練，尤其是上斜板啞鈴臥推。

可以作為胸部訓練日的動作，也可以和三角肌訓練搭配。

3.7 仰臥啞鈴飛鳥

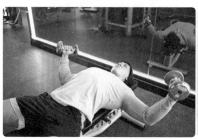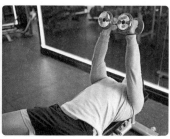

準備器械：可調節座椅或者座椅、啞鈴

主要涉及肌肉群：胸大肌

主要輔助肌肉群：三角肌前束

動作要領和步驟 ●

❶雙手持握啞鈴，仰臥於座椅之上，掌心相對，挺直胸部。

❷動作類似擴胸運動，手臂慢慢向兩邊伸直，並不需要完全伸直，肘關節夾角大約為120度，下放位置不要過低，胸部有輕微的拉扯感即可，此時腕關節應該「收緊」，手腕不應該有伸展感（如果有，說明伸腕過度）。

❸雙臂向身體中線方向移動夾胸，手臂靠近中線時逐漸伸直，此時手臂基本上與地面垂直。

動作步驟❸過程中如果出現肩關節不適，請停止這個動作。

❹慢慢回落到初始位置。

手部變化：手握槓鈴時可以手掌相對，也可以呈「八」字形，也可以呈「倒八」字形（手肘旋內），不同握法對胸大肌中部的刺激略有差異。

訓練搭配建議：肩關節健康的女性可以訓練。

健身愛好者建議將該動作放在胸部訓練日，通常這個動作放在整個計畫的中後期。

MEMO

啞鈴在胸大肌外側延長線附近位置，不要過低。同時，不建議此動作在學習階段採用過大的重量，這不是一個可以使用大重量的動作。

MEMO

個人建議上舉（內收）的過程中，想像自己用雙手在畫一個等腰三角形，這樣的思維引導會比想像自己畫弧線更好。

3.8　仰臥啞鈴飛鳥的動作變化──龍門架平板夾胸

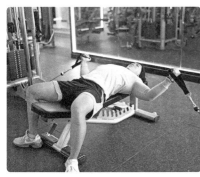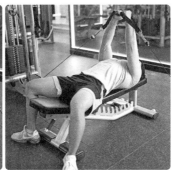

龍門架平板夾胸與仰臥啞鈴飛鳥的動作基本一致，但在細節上有以下幾點差異。

❶在龍門架平板夾胸的準備工作中，需要把座椅放置在龍門架中間，否則容易造成重心的偏差。

❷龍門架手柄高度要向下調節，一般來說調節到最下方即可。市面上龍門架存在品牌之間的設計差異，總之，調節好龍門架位置，雙手持握手柄時候，肘關節可以稍微彎曲，同時手柄位置（動作起始點）在胸部外側的左右延長線上即可，胸大肌略有伸展感。

❸有些龍門架寬度較小，躺在座椅上展開雙臂就可以抓住手柄，但若採用較寬的龍門架，最好有人幫你拿手柄，在無人的情況下，可以先抓住任意一邊的手柄，手肘保持彎曲，然後去抓另一邊手柄，最後回到座椅上仰臥即可。手肘最好全程保持彎曲，不要在伸直的情況下強行把手柄拉過來，否則可能會導致傷病。

❹做龍門架平板夾胸時不宜採用過大的重量，使用前應檢查器械滑輪線是否完好，滑輪線斷裂或者鬆開，十分危險。

訓練搭配建議：男女都可以做所有夾胸動作，在動作學習階段不宜選擇過大的重量，常見的錯誤是肩內收的過程中含胸。

3.9 站姿龍門架夾胸

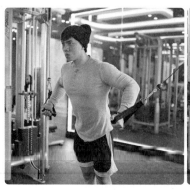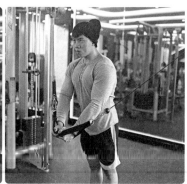

準備器械：龍門架

主要涉及肌肉群：胸大肌

主要輔助肌肉群：三角肌前束、肱三頭肌

動作要領和步驟

❶確認站在龍門架中間位置，雙手各持一個手柄，屈肘關節，同時挺胸，身體略微前傾（屈髖），核心不要放鬆，保持軀幹穩定。

❷肩向內收方向發力，肘關節逐漸伸直，縮短雙手間的距離。此時胸大肌處於收緊的狀態，停留2～3秒，同時保持挺胸。

❸手臂慢慢回到起始位置。

3.10 站姿龍門架夾胸的動作變化以及手柄的高度

夾胸的過程中，龍門架手柄高度是可以調節的，不同高度對胸大肌的鍛鍊部位不同。例如，手柄位置較高的時候（明顯高於肩關節），夾胸動作止點在腰部或者肚臍前方，胸大肌下部（肋骨部）收縮更多。

MEMO

找一個參照物（例如龍門架中間的引體向上架子，一般龍門架都有這個設計），目的是為了確保自己位於龍門架居中的位置。同時身體略微前傾、微屈髖關節，這樣可以更好地穩定軀幹。

MEMO

每個人的身體比例存在差異，練習時應該以目標肌群（胸大肌）產生最大收縮為主，而不是以雙手互相觸碰為主。

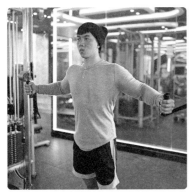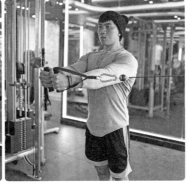

　　龍門架手柄略低於肩關節，但幾乎和肩膀在同一水平線時，夾胸動作止點在胸部正前方，整個胸大肌的參與度很高。當然，也可以調節龍門架手柄高度高於肩關節，屈髖讓軀幹幾乎與地面平行來完成夾胸動作。

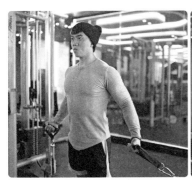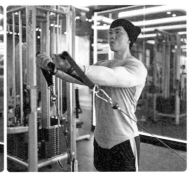

　　將龍門架手柄調至最低點，夾胸動作止點在胸前鎖骨前方延長線上，這個時候胸大肌中上部收縮更多。

　　夾胸時站姿的位置。建議雙腳在一個平面站立，但是有的人雙腳平行站立反而會出現左右肩關節屈曲角度不同的問題，這主要是髖關節向一側旋轉造成的，通常採用右腳向前、左腳向後的弓步站位即可（依據自己不平衡的問題，也可能是左腳在前、右腳在後）。

擴胸、夾胸以及身體角度的變化

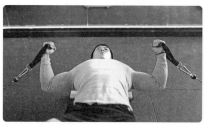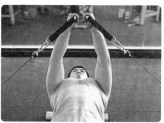

做夾胸動作時手臂與身體的夾角較小，肘關節的夾角幾乎是90度。動作完成過程中肘關節屈伸，以及肩內收，讓胸大肌更好地收縮。

做擴胸動作時手臂與身體的夾角通常大於90度，一般為120度，動作看上去類似飛翔的動作，所以「擴胸」通常被稱為「飛鳥」。在動作起始位置胸大肌的伸展感更強，擴胸動作通常會放在訓練的後期，也有針對擴胸的專門固定器械，例如夾胸機，透過調節還可以做針對三角肌後束的訓練。

在臥推、擴胸、夾胸的過程中，上半身的角度變化可以使胸大肌上部、中部、下部受到的刺激不同。健身愛好者應該依據自身特點，多嘗試上斜、平板、下斜等角度。

3.11　雙槓臂屈伸

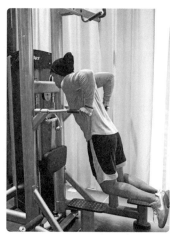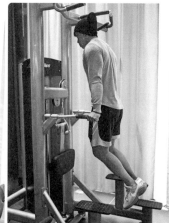

準備器械：雙槓

主要涉及肌肉群：胸大肌（一般來說，下胸肋骨部參與更多）

主要輔助肌肉群：三角肌、肱三頭肌

動作要領和步驟 ●

❶雙手握緊雙槓兩側，手臂伸直（肘關節伸直），並且支撐身體。

❷彎曲肘關節，逐漸降低身體，整個過程中前臂儘量與雙槓垂直。

❸伸直肘關節，身體向上移，回到起始位置。

MEMO

新手在學習過程中不要選擇過高的雙槓。如果必須採用跳躍的方式才能握住雙槓（通常戶外的雙槓是這樣），建議採用一些能墊高的輔助設備。

3.12　雙槓臂屈伸中的常見問題

做雙槓臂屈伸時軀幹、下肢晃動。剛開始學習動作時，容易出現身體晃動的問題，主要原因是動作掌握得不熟練、上肢力量偏弱以及核心沒有協同參與。

做雙槓臂屈伸較為熟練的人，基本上可以很好地控制運動軌跡。初學者在「身體架空」的狀態下，需要兼顧的問題很多。動作發力不習慣導致蹬腿；核心參與較少，導致重心在位移中無法穩定；如果上肢力量偏弱，在肘關節彎曲過程中可以勉強完成動作，但在接下來肘關節伸直的過程中通常無法完成；還有體重過重。

應該挺胸還是含胸？這主要取決於核心肌肉群的參與度。如果你可以熟練掌握雙槓臂屈伸技巧，那麼挺胸或者含胸都可以。

肱三頭肌先力竭。雙槓臂屈伸中，肱三頭肌力量或者耐力偏弱都會影響動作的完成，初期學習的時候不要追求完成的次數，以能夠完成標準動作為目標。體重過重，會導致肘伸肌的肱三頭肌參與度增加。

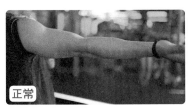

正常

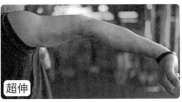

超伸

肘關節超伸。肘關節伸直以後，角度基本上接近180度，超過180度就是超伸。如果有肘關節超伸的問題，那麼建議在做所有需要手臂支撐的動作時一定不要依據本體的感覺，應該從鏡子中確認手臂幾乎是伸直（接近180度）的。

手臂是否應該伸直？一些健身老手在做雙槓臂屈伸的時候，肘關節從彎曲到伸直夾角基本上在90度到120度，這是因為他們已經十分熟練地掌握動作了，這個區間可以很好地讓胸部肌肉群收縮，也可以把動作位移變長，也就是手臂基本上伸直，這樣肱二頭肌的參與度也會更高。每種方式都有各自的好處，應該按照自己的訓練目標靈活運用。

不要讓身體「自由落體」。一些剛入門的健身愛好者在做雙槓臂屈伸的時候，比較容易出現的問題就是，在身體靠近地面時（肘關節屈曲時），幾乎處於自由落體的狀態，這樣做有兩點危害。首先，極其容易傷到肩關節和周圍的肌肉群、韌帶、肌腱、關節囊等。其次，雖然完成了臂屈伸，但這種沒有控制的動作完成度不高，相當於捨棄了一半的肌肉做功（離心收縮）。

利用固定器械輔助配重片減輕體重的方式可取嗎？健身房有一種固定器械，利用負重片減輕體重，與一般插片選擇重量後增加阻力不同的是，選擇這種器械的負重片後，你可以跪在器械上，以此來減輕身體的重量，利用這種器械可以做雙槓臂屈伸或者引體向上。個人不建議使用這樣的器械，因為和實際做雙槓臂屈伸以及引體向上的差異較大，主要問題在於不容易找到重心。

雙槓臂屈伸時如何負重。一般有5種負重方式，這5種負重方式同樣也可以用於引體向上。

一是繫負重腰帶。負重腰帶一般繫在腰間，下面有一根負重繩，可以懸掛槓鈴片或者啞鈴。這種負重方式的好處是負重較大；缺點是穿戴不方便，移動行走也不方便。購買的時候一定要問清楚產品的最大載重。

二是穿負重背心。負重背心通常是「馬甲」的形式，優點是方便佩戴，移動起來也十分方便，同時可以滿足完成多種動作的要求，如引體向上、伏地挺身、拳擊、衝刺跑等；缺點則是配重

有限，基本上在2～15公斤。

　　三是背書包。選擇一個比較結實的雙肩背包，將槓片或者其他可以增加配重的物品放入，可以選擇傳統的後面背包的方式，也可以直接從正面套進去（比較適合做引體向上）。這種負重方式的優點是經濟實惠；缺點是運動時書包內的配重物品會晃動，影響運動體驗，在健身房使用時需要注意，不要讓人誤以為你要「偷」器械，同時要考慮書包的載重上限，以免發生意外。

　　四是足踝部沙袋負重。足踝部沙袋負重的缺點是足踝部無法承受太大的重量，同時沙袋局限於材質，使用久了容易磨損，導致漏沙。

　　五是鐵鍊掛脖子上。個人不推薦這種負重方式，如果你想拍出酷炫的照片或者影片就另當別論了。需要注意的是，這種負重方式對頸椎不好。

　　腕關節疼。和臥推時出現的腕關節疼痛類似，都是伸腕過度造成的，並且現在人們經常用電腦、手機，對腕關節十分不友好，如果腕關節有傷病（例如腕隧道症候群），應該儘量避免做所有「推」的動作。

3.13　雙槓臂屈伸的動作變化 ── 固定器械坐姿臂屈伸

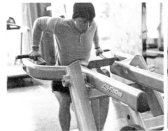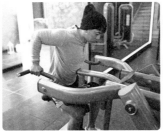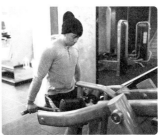

　　固定器械坐姿臂屈伸（推胸）的動作原理和所有臥推是一致的，如果可以熟練掌握臥推的技巧，那麼該動作可以輕鬆上手。

　　固定器械通常有兩種：一種是利用插片負重的固定器械；另

一種則是掛槓鈴片負重的「免維護」固定器械。訓練者通常採用坐姿完成推胸的動作，相比於利用自重做動作，採用固定器械的優點是更為安全，同時手柄的握法和運動軌跡的變化更多；缺點是通常一個器械只有一種運動軌跡，健身房很難把各種器械都買全，同時固定器械儘管上手容易，但是由於軌跡固定，再加上每個人身體比例的差異，所以需要特別注意座椅調節等細節。

訓練搭配建議：適合女生。

不建議肩關節有傷病的人做該動作，健身愛好者可以將其放在胸部訓練日，也可以與肱三頭肌、手臂訓練放在一起。

4

背部肌肉訓練

　　人體的脊柱從上至下分為5個部分,分別是頸椎、胸椎、腰椎、
骶骨和尾骨。其中,頸椎7節,胸椎12節,腰椎5節,而骶骨、尾骨的
骨連接方式較為特殊,通常當作一塊來看,但實際上它們分別由5塊
骶椎和4塊尾椎組合而成。要研究整個背部訓練的運動力學基礎,不
可避免地要將整個脊柱的運動考慮在內。本章將系統講解背部肌肉的
訓練方法。

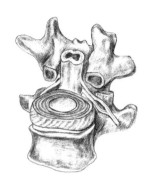

4.1　認識你的背

　　了解背部肌肉群之前，必須了解關於脊柱的一些基礎知識。

　　脊柱由多塊椎骨構成，椎骨一般由椎體和椎弓組成，我們常說的椎間盤位於椎體之間，是厚實且充滿液體的纖維軟骨環，這樣的結構可以承載脊柱受到的壓力和剪切力。

　　椎間盤主要由2個部分組成，即髓核和纖維環。髓核是椎間盤中央部分的柔軟而富有彈性的膠狀物，水分占了70%～90%，能幫助椎間盤減震。纖維環由10～20個向心的纖維軟骨構成，包圍髓核。仔細觀察纖維環，不難發現它是一層層的環狀結構，這樣的結構可以更有效的強化椎間盤。

　　每一塊椎體的後方有一個小孔，稱之為椎孔，保護著脊髓。

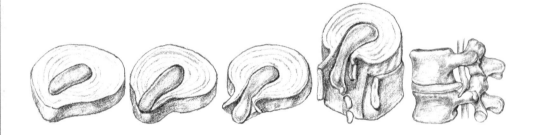

　　當兩塊椎骨被外力擠壓的時候，髓核會被向外擠壓，我們通常講的椎間盤突出指的就是髓核流出。整體來說，椎間盤突出分為以下幾種情況。

　　膨出型。這種椎間盤突出大多是可以自癒的，因為纖維環並沒有破裂。如果把纖維環比喻成一個裝滿黏稠液體的氣球，裡面的液體就相當於髓核，膨出只是氣球被擠壓，但是氣球並沒有破，液體沒有流出。

　　突出型。這種情況下纖維環已經破裂，髓核突出向椎管，你可以理解為氣球被擠壓破了，黏稠液體流出來了，但是椎骨間的韌帶依舊完好。

　　脫出型。這種情況下不光纖維環破裂、髓核流出，並且髓核穿破韌帶（後縱韌帶），部分髓核進入椎管，你可以理解為氣球破了，液體不光流出，還流進了周圍組織。

游離型。游離型一般不常見，即髓核完全脫離椎間盤，並且穿破纖維環和後縱韌帶，幾乎完全進入椎管，你可以理解為氣球破了，液體全被擠出，並且流進周圍組織。

椎弓如果從左右方向來看，像一把弓箭（椎弓因此得名）。椎弓上一共有3個突起。

椎弓向身體兩側突出的部位稱為橫突。

椎體之間的連接方式是上下連接，所以上下結構的脊椎成對的形成上、下關節小面（節突），脊柱的下關節小面和下一節脊柱的上關節小面連接，上下排列之間的間隙就是椎間孔。

椎弓向身體後方突起的部位稱為棘突。

脊柱基本上分為4大段，從上至下分別是頸椎、胸椎、腰椎和尾骶，尾骶就是尾骨和骶骨，但由於它們可活動範圍很小，所以通常被當作一塊骨頭。

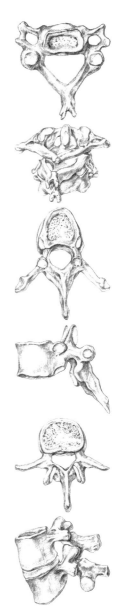

頸椎一共有7節，是脊柱中椎體最小的，卻是活動範圍最大的。通常我們講頸椎活動，指的是第三到第七頸椎，它們被稱為「典型頸椎」，因為第一和第二頸椎（寰椎和樞椎）幾乎沒有辦法移動，同時第七頸椎被稱為隆椎，低頭的時候可以觸摸到，所謂的富貴包指的就是這個部位過度隆起。

胸椎一共有12節，椎體和椎弓根交接部位的上緣和下緣處各有一個半圓形的凹面，即上、下肋凹。這種結構也決定了胸椎的活動範圍。同時胸椎的椎體有個特點，那就是從上到下逐漸增大，整個排布方式類似瓦片疊加。

腰椎一共有5節，因為不與肋骨相連，所以腰椎沒有肋凹，同時腰椎也沒有橫突孔。骶椎是一塊三角形的骨頭，可以將重量由脊柱傳遞到骨盆。成人的骶骨由5塊骶椎融合而成，第五腰椎和第一骶骨形成一個關節。尾骨是一塊小型的三角骨，由4塊尾椎融合而成，尾椎的基部和骶椎形成骶尾關節，尾椎最下端有一個凸起，就是我們俗稱的「尾巴根」，實際上是尾骨尖，瘦的人可以觸摸到。

顱頸區域、脊柱的活動範圍見表4.1。

表4.1　顱頸區域、脊柱的活動範圍

關節／區域	屈曲、伸直 （矢狀面）	水平面轉動	側彎 （額狀面）
寰枕關節	屈曲5度 伸直10度 總共15度	小到可以忽略	大約5度
寰樞關節	屈曲5度 伸直10度 總共15度	40～45度	小到可以忽略
第二至七頸椎	屈曲35度 伸直70度 總共105度	45度	35度
整個顱頸區域	屈曲40～50度 伸直85度 總共125～135度	90度	大約40度
胸椎	屈曲30～40度 伸直20～25度 總共50～65度	30度	25度
腰椎	屈曲50度 伸直15度 總共65度	5度	20度

　　健美愛好者習慣把背部分為上背部、中背部以及下背部。

　　上背部：主要由斜方肌構成，斜方肌是上背部及中背部的表層肌肉，沿著脊柱上方生長，從頭骨下方（頸椎）一直延伸到最後一根肋骨（胸椎）。斜方肌上部肌肉附著在鎖骨（外側三分之一）、枕外隆突以及項韌帶上，能夠幫助肩胛骨上提（聳肩）以及上迴旋，斜方肌中部肌肉還可以幫助肩部做拉的動作（後縮）。

　　中下部斜方肌則主要在上背部與肩胛骨相連，中部斜方肌可以讓肩胛骨後縮（向後拉），下部斜方肌則可以使肩胛骨下降和上迴旋。

　　斜方肌的下面（深層）還有3塊肌肉，分別是大菱形肌、小菱形肌以及提肩胛肌，它們將肩胛骨牢牢固

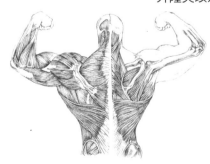

定在脊柱上。前面我們說到中部斜方肌可以讓肩胛骨後縮，這一動作就需要大菱形肌、小菱形肌和斜方肌協作完成。而提肩胛肌從名稱上就可以看出，主要幫助上部和下部斜方肌提升肩胛骨。

中背部：中背部主要由背闊肌構成，背闊肌位於胸背區（脊柱）下部胸外側皮下，到腰背部盆骨後脊（髂脊後部）。背闊肌起到了「承上啟下」的作用，向上可連接至肱骨，向下可至胸腰筋膜，下胸椎和腰椎的棘突，髂脊後1/3，第9至第12肋骨，因此背闊肌收縮與肩關節十分密切。例如做俯身槓鈴划船時，背闊肌收縮可以讓肱骨後伸，同時也可以拉動上臂向背內側移動。

下背部：下背部主要是由豎脊肌構成，豎脊肌並不是一塊肌肉，而是肌肉群，主要由3部分構成，即髂肋肌、最長肌以及棘肌，它們從枕骨到骶骨連接了整個脊柱，所以豎脊肌可以保持脊柱的穩定，幫助軀幹伸展，同時在運動中負責支撐下背部。

4.2　引體向上

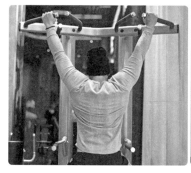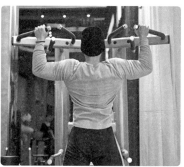

準備器械：單雙槓訓練器

主要涉及肌肉群：背闊肌

主要輔助肌肉群：前臂肌肉群（相對於新手來說）、肱二頭肌、斜方肌中下部、三角肌後束、大菱形肌、小菱形肌

動作要領和步驟 ●▸

❶正手寬握（略寬於肩膀），抓住單槓，讓身體懸空。

❷雙臂用力，肘關節由伸直到彎曲，向上拉至下巴與單槓平

MEMO
新手在學習階段不建議採用跳躍式上槓的方式（出於安全考慮），即便是健身老手也不建議採用這種上槓方式。

MEMO
下放速度不宜過快。

齊或者下巴高於單槓的位置。

❸緩慢下降，直到肘關節接近伸直的狀態（起始點）。

4.3　引體向上的動作變化 —— 不同握法和雙手的距離

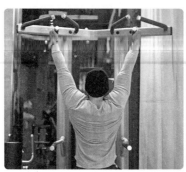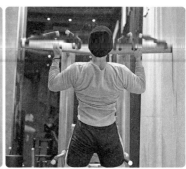

　　窄距離引體（握距等肩寬，或者略窄於肩膀）。寬握距時更側重於鍛鍊背闊肌外側；握距變窄時，背闊肌中下部受力更多。另外，寬握距時，依據自己的身體比例調整握距，並不是握距越寬越好，寬握距時肩膀處於外展的狀態，肘關節旋內，同時握距越寬，肘屈的角度可能變小，但基本上可以完成肘屈90度，這樣背闊肌的收縮更多一點兒。

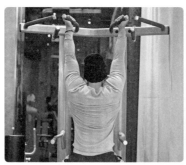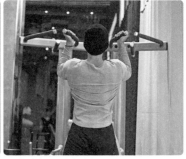

　　反手引體向上。反手引體向上和正手引體向上的動作要領類似，相較於正手引體向上，反手引體向上更容易完成，因為大多數人在完成反手引體向上時，肱二頭肌參與度增加，更容易發力。

反手引體向上握距略寬於肩膀時，肩部外展更多，此時背闊肌外側依舊受力，但內側受力更多，相較於正手來說，肱二頭肌參與度也高了一些。當握距變窄時（例如握距與肩同寬），肘關節旋內加強，肱二頭肌參與度也會增加。

使用一些引體向上器械時還可以採用掌心相對的握法，不同的握法對背部刺激的側重不同，建議健身愛好者採用不同的握法刺激背部肌肉群。

訓練搭配建議：該動作對女生來說難度較大，可以依照自身運動目標酌情選擇。

不適合肩部有傷病的人群，不建議做頸後引體，因為很容易讓肩關節和肘關節過度旋外，這會增加傷病的風險。

可以放在背部訓練日，也可以放在肱二頭肌訓練日。

4.4　如何從零開始完成引體向上

無法完成引體向上主要原因有三點。

第一，自身體重過重，這個通常是主要因素。如果本身體脂較高，應該合理飲食，減輕體重。

第二，手臂力量和背部力量薄弱，這可以透過運動改善。

第三，未掌握發力方法，也就是動作生疏。很多人抓握單槓身體懸空後，不知道如何發力帶動身體靠近單槓。

接下來我將依據個人經驗介紹一些從零開始鍛鍊引體向上的方法。

首先，增加力量訓練。

❶手臂和肱二頭肌的訓練在初期比較重要，很多訓練者的肱二頭肌肌力和耐力較差。肌肉力量影響動作的完成度和品質，肌肉耐力影響每組完成的次數。在初期學習引體向上時，很容易出現肱二頭肌（以及前臂）先疲勞，從而導致無法高效地完成引體，好在這些都是可以透過訓練改善的。

❷增加其他背部肌群的訓練動作。個人建議多練習坐姿高位下拉（寬握、正手）和站姿槓鈴划船（正手），這兩個動作在本

書接下來的內容中有詳細介紹。

❸如果將背部訓練和肱二頭肌訓練放在一天，應該先做背部訓練，然後做肱二頭肌訓練。

其次，增加模擬引體向上的訓練。

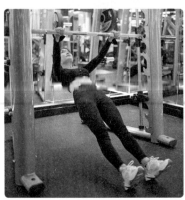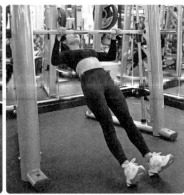

有兩個不錯的動作，第一個動作類似於划船，所以稱之為反向划船。該動作需要高度較低的單槓，在健身房可以用史密斯機（有些人習慣寫成SMS），將高度調節到胸部以下，確保左右兩端的掛鉤固定好，或者直接把橫桿放在安全墊上（需要調節安全墊的高度）。

雙手抓住史密斯機的橫桿，抓握穩定後，手臂慢慢伸直，然後再次調整腳的位置，雙腿前伸，此時身體處於仰臥並且向後傾斜的狀態，脊柱基本處於正常位，雙臂與地面幾乎垂直，然後雙臂（肘關節）彎曲發力，將身體拉近史密斯機的橫桿，直到橫桿靠近鎖骨下方與乳頭之間的位置。

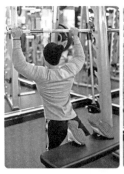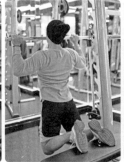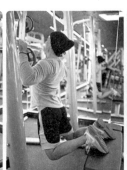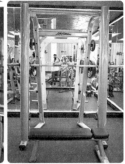

另一個動作為膝關節屈伸引體，也需要借助史密斯機，除此之外還需要一個長凳。

　　注意，在第一次嘗試這個動作的時候，你可能需要多次調整史密斯機橫桿的高度以及長凳和橫桿的距離，同樣需要確保史密斯機兩端的掛鉤固定好。

　　首先，將史密斯機的橫桿高度調節到頭部附近，然後將長凳放置在身體後方，長凳與史密斯機橫桿（正下方延長線）的距離與小腿的長度差不多。

　　然後，雙手抓握橫桿，握距可以等肩寬，或者略寬於肩膀，膝關節彎曲，將腳面放在長凳上，此時軀幹（大腿）與地面基本垂直，雙臂發力，這時腿部可以透過屈伸借力來完成這個動作，屈伸的同時也可以調整髖關節角度，更好地感受引體時的重心。

　　這個動作也可以不借助長凳，腿部直接向後彎曲，然後前腳掌蹬地完成，只是史密斯機橫桿的高度需要調節得更低。

　　訓練計畫安排建議：可以把反向划船放在最後訓練，先做腿部借力引體，每組10個，4～5組；反向划船每組10～15個，4～5組；組間間歇不超過1分鐘。

　　最後，輔助完成引體。

　　輔助完成引體的原理就是減少引體向上過程中的阻力，一般在可以完成半程引體，或者已經初步掌握引體的動作，但是肌力無法完成全程動作時採用這種輔助手段。

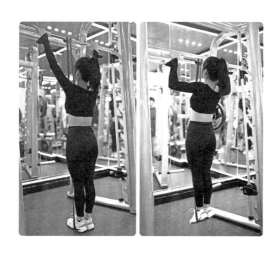

彈力帶輔助引體。彈力帶是「閉環」圓形設計，橡膠材質，具有很強的收縮性、延展性，通常建議購買阻力為15公斤的，具體選擇需要參考自身體重和力量。

使用彈力帶輔助的時候，將彈力帶的一端掛在引體向上單槓中間的位置，然後把另一端從懸掛埠的圓形中穿過來拉緊（一端繫死掛在單槓上，另一端自然下垂），這樣彈力帶就很好地固定在引體向上單槓上了。

雙手抓住下垂的彈力帶（中間或者上1/3處），用力下拉，然後一隻腳從彈力帶下端圓環處踩下，等到腳可以接觸地面以後另一隻腳再踩入，雙手抓住單槓做引體即可。彈力帶的特點是拉長以後阻力增加，利用這個特點可以減小引體向上下拉過程中的阻力。

輔助托舉引體。需要教練員或者訓練夥伴輔助你完成，一般建議在完成引體向上運動軌跡一半（也就是拉半程引體）時再找人輔助做托舉。因為輔助人員也很累，如果你無法完成半程引體，全靠輔助人員，很可能他三角肌充血情況比你背闊肌還好。

一般來說，引體向上在手臂（肘關節）夾角接近90度時難度增大，所以輔助人員並不用全程托舉，只需在訓練者下拉過程中，手臂（肘關節）夾角接近90度時，雙手托住訓練者的背闊肌附近，然後稍微向上推一下即可。同時訓練者在手臂伸直時（身體遠離單槓時）要控制下放的速度，不要「自由落體」。

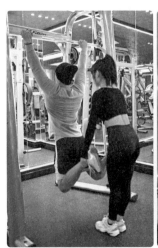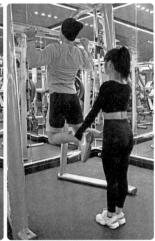

當訓練者無法標準完成動作（動作變形、左右發力不均）時，或者輔助人員助力明顯增加時，訓練者應停止動作。

輔助托腿引體。托腿引體和前面講的模擬引體向上的動作原理是一樣的，只是不需要長凳，而是需要輔助人員托著訓練者的雙腿，大腿和小腿夾角為90度或者小於90度，軀幹儘量和地面垂直，下拉過程中腿部屈伸可以起到輔助的作用。需要注意的是輔助人員不要突然鬆手，否則容易出現意外。

其他有用的輔助練習。

抓握訓練。引體向上對於抓握力（前臂肌肉群）也是一種考驗，所以初期學習的時候可以增加一些抓握單槓懸體的練習，也就是抓著單槓身體懸空，10～30秒一組，做4～5組，可以放在背部、手臂、肩膀甚至胸部訓練日最後做，因為這個動作對肩、背部肌肉伸展也有一定的作用。

抓握訓練＋核心鍛鍊（懸體捲腹）。單槓懸體捲腹時，有些人會不由自主地前後晃動身體，就像盪鞦韆一樣，這主要是因為核心區沒有起到很好的控制作用。如果你學會控制核心發力，晃動幅度可以由自己控制。

直接在膝關節微屈的前提下抬腿（屈髖），或者抬高大腿時小腿彎曲（屈髖、屈膝），前者對髖關節的穩定性要求更高，難度相對大一些，同時不適合腰椎不好的人群，後者可以在負重（雙腳夾住啞鈴）的狀態下進行。

4.5　引體練習中是否應該採用拉力帶

拉力帶通常在背部訓練中使用，例如引體向上、高位下拉、硬拉、槓鈴聳肩等動作。

是否採用拉力帶屬於個人選擇，但你有必要知道拉力帶的優點以及缺點。

拉力帶的優點。拉力帶可以輔助增加抓握力，例如在訓練過程中手臂（前臂）先力竭，手掌抓不住器械，導致目標肌肉群的訓練品質下降，如果用拉力帶則可以避免這個問題，讓目標肌肉

群（背部）被更好地鍛鍊。

拉力帶的缺點。過於依賴拉力帶等於捨棄了手部、手臂（尤其是前臂）等肌肉群的訓練。

個人建議如果可以獨立完成引體向上，那麼做引體向上時不要使用拉力帶，做其他動作，如高位下拉時可以採用拉力帶，尤其是選擇較大重量時。

抓握力不足的時候還容易出現手滑的情況，這個時候可以戴手套或者塗鎂粉防滑。

引體向上過程中很容易出現手掌磨損的情況，久而久之容易磨出繭子，戴手套的好處是可以有效地保護手掌，缺點是有些手套本身材質的抗磨性差，戴上手套對訓練幫助不大，而抗磨性好的手套往往手掌處較厚，這有可能影響抓握。

鎂粉的防滑性是很好的，缺點則是不方便在公共訓練場所使用，很少有健身房會提供鎂粉，如果自己在公共健身房使用鎂粉，訓練後要清掃乾淨。或者使用液態鎂粉。

另外，在使用鎂粉過程中，由於摩擦力較大，很容易讓手掌的繭子在做單槓過程中被磨掉、撕扯，甚至流血。

4.6 俯身槓鈴划船

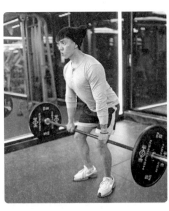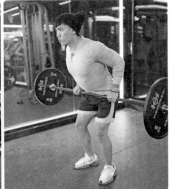

準備器械：槓鈴

主要涉及肌肉群：背闊肌

主要輔助肌肉群：前臂肌群、肱二頭肌、三角肌後束、豎脊肌、斜方肌、大菱形肌、小菱形肌

動作要領和步驟 ●

❶正手抓住槓鈴，雙腳站距基本與肩同寬，屈髖俯身，雙臂自然下垂。

❷曲肘，將槓鈴拉近身體，同時脊柱保持正常生理曲度。

❸保持脊柱正常生理曲度，手臂慢慢下放伸直，回到動作起始位置。

訓練搭配建議：女生可以做該動作，一般負重5～30公斤都可以，依據自身訓練水平選擇。

男生可以在背部訓練日做槓鈴俯身划船，也可以在三角肌（肩膀）訓練日將其當作鍛鍊三角肌後束的輔助動作。肱骨有「前移」問題的人，嚴格來說不適合做這個動作，有可能肩胛骨上提過多，斜方肌參與度增加。

4.7　俯身槓鈴划船的動作變化──反手、握距以及背闊肌的基礎知識

背闊肌位於腰背部和胸部後外側，背闊肌的起點十分「豐富」（或者說背闊肌的面積很廣），包括胸腰筋膜（也就是很多人說的「聖誕樹背」的位置）、下胸椎和所有腰椎的棘突、骨盆的髂脊、最下方四根肋骨和肩胛骨下角，止點在肱骨的小結節底部。不難發現，背闊肌的附著點涉及肱骨、肩胛骨以及脊柱，它對於穩定腰椎－髖關節複合體以及肩部起著至關重要的作用，所以在完成肩內收和伸肩時，背闊肌起到了輔助協調的作用，伴隨肱骨旋轉（內收）和伸直時，讓肩胛骨向下轉動（下迴旋），這也是做引體向上和划船時，背闊肌的重要運動。

提及背闊肌，就不得不說它最主要的協同肌──大圓肌，大圓肌在肩胛岡下方、小圓肌之下，起點在肩胛骨下角背面，止點在肱骨小結節脊，幾乎和部分背闊肌重疊。大圓肌除了無法讓肩

MEMO
下放槓鈴的速度不宜過快，整個提拉的過程中髖關節角度變化不大。

MEMO
提拉的高度與上半身的傾斜角度及關節活動範圍有一定關係。一般提拉到胸部以下至肚臍區域，整體動作看上去像是俯身，手臂屈伸，在斜方肌和菱形肌的幫助下，肩胛骨要完成一個後縮的動作，所以應該想像手臂的主要功能是「負重」，也就是肱骨帶動肩胛骨向後縮方向為主的同時肘關節屈曲。

胛骨下壓之外（背闊肌可以讓肩胛骨沿著胸廓表面下壓），作為背闊肌的主要協同肌，它與背闊肌的執行動作是相同的，對肩關節內收和伸展都有很大的作用。

俯身槓鈴划船反手：肱二頭肌參與度更高，對大部分人來說可以提起更大的重量，肩部外展加強，對背闊肌內側（起點）的刺激增加。

握距變化：相對來說，寬握距更容易刺激背闊肌的起點，也就是靠近脊柱的肌纖維；窄握距則更容易刺激背闊肌止點，也就是靠近肱骨的肌纖維。但這並不絕對，有人感覺可能正好相反，這與每個人肩關節、肘關節旋外方向，以及胸椎、腰椎段伸直的情況有關。一般建議划船的時候不用刻意挺胸，脊柱保持正常生理曲度即可。鍛鍊背部肌肉的時候，上半身的角度調整，基本上都是透過保持脊柱正常生理曲度的同時，調整髖關節的角度來實現的。

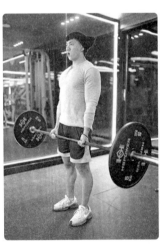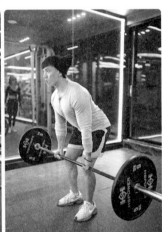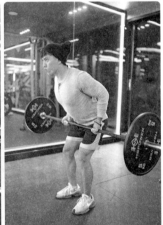

4.8 俯身槓鈴划船的動作變化——T桿划船

T桿划船器械基本結構是一端固定，另一端由一個橫桿或者握柄構成，負重片在橫桿上方，看上去整個桿子是T形的。

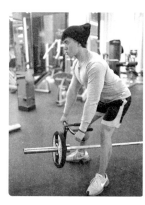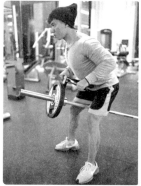

一般這種固定器械有兩種使用方式，一種是需要站姿俯臥，另一種則需要趴在一個斜墊上。相對來說，趴在斜板上對脊柱造成的壓力小一些，缺點則是很容易給胸腔、腹腔增加壓力，造成不適。

T桿划船的動作要領和俯身槓鈴划船是一樣的，俯身、屈髖、膝關節微屈，脊柱儘量保持正常生理曲度，肩胛後縮和屈肘幾乎是同時完成的，雙臂彎曲將負重桿拉近身體。在學習動作階段不建議負重過大，相較於俯身槓鈴划船，T桿划船給人更容易負重的錯覺，訓練者容易高估自己的能力，造成傷病。

訓練搭配建議：適合女生的訓練，但不論男女，如果有較為明顯的斜方肌上部代償的問題，或者「富貴包」，那麼則需要用較小的負重練習這個動作，再逐漸增加負重。

4.9　俯身槓鈴划船的動作變化——啞鈴划船

啞鈴划船的動作要領與槓鈴划船並無大的區別，只是在啞鈴划船時，腕關節和肘關節更為靈活。在剛開始學習動作階段，如果槓鈴划船掌握得不好，通常換成啞鈴划船動作，整個背部肌群感受會好一些。主要原因在於，所有划船的動作對肩胛骨靈活性有一定要求，絕大多數人的單側（右側為主）肩胛後縮的能力會好一些。

雙手持握啞鈴做俯身划船時，整體的平衡並不像在俯身槓鈴划船中那樣可以直觀地感受到，因為槓鈴桿是長直桿，如果左右

不平衡較為明顯，可以觀察到槓鈴桿在水平面和垂直面的偏移，從而發現問題。如果兩側肌肉不平衡問題較為嚴重，做啞鈴划船時儘管感受會好一些，但是兩側（主要是肩胛骨和盂肱關節）關節活動度偏差的那一側肌肉代償會多一些，導致一側肩胛在儘量後縮，而另一側肩胛則上提更多（通常這一側關節活動度偏差）。而且這種代償也會造成脊柱向一側旋轉以及側屈，即便是不考慮傷病的情況下，這種訓練對塑形也不太好。

並不是說啞鈴划船不好，只是作為一個健身愛好者，你應該明確地知道哪個訓練動作更適合現階段的自己。

4.10　俯身槓鈴划船的動作變化 —— 坐姿划船

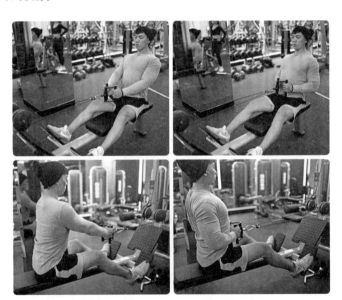

坐姿划船是在固定器械上完成，也可以使用龍門架透過降低單側手柄的高度完成。坐姿划船通常容易掌握，除了角度不同之外，基本動作原理與其他划船動作原理並無本質區別，但需要注意以下幾點。

❶坐姿划船器上有個腳蹬踏板，應該先確認自己雙腳平穩地踩住踏板，再確認腿的彎曲程度（膝關節的角度）可以讓軀幹平穩地承受訓練的重量，而不是拉起拉力器手柄以後再調整。坐姿划船時，如果雙腳踩得不穩，那麼髖關節的角度也不會穩定，發力時力量就無法高效地傳遞。

❷通常坐姿划船的拉力器手柄呈H形，訓練者需採用掌心相對、拇指朝上的握法，在抓握中確保手處於手柄的中間。

❸脊柱依舊儘量保持正常的生理曲度，腰椎不要過於「反弓」，髖關節角度可以接近90度，也可以小於90度，還可以大於90度，也可以在踩住踏板的時候，髖關節由屈到伸，同時肩胛後縮、屈肘。整體來說，不同的角度對背部肌肉群刺激的側重不同，主要原因在於不同角度的變化，讓肌拉力線更靠近起點或者止點。

❹很多教練在教課時，習慣用膝蓋頂住訓練者的胸椎或者腰椎，這樣做是絕對不可取的。大部分人動作感受不好的原因在於，含胸太多（胸椎）、肱骨位置靠前，以及肩胛骨不靈活。如果要調整訓練者軀幹的位置，應該在不負重或者低負重的狀態下，而不是在訓練者做動作的時候，強制給他一個外力支撐，這樣做對他掌握動作並沒有太大的幫助。

❺拉力器拉向身體的時候，通常拉至肚臍附近，拉力器的拉線基本上和地面是平行的，如果座椅位置是傾斜的，那麼拉力器的拉線應該和座椅位置基本平行。

❻坐姿划船的手柄有多種選擇，處於肩關節活動範圍較小的人，選擇握距較寬的手柄感受會略好一些。

坐姿划船的器械或者手柄變化本質上對動作要領影響不大，只是影響某個關節的活動範圍，訓練者可以依據自己訓練的感受靈活選擇器械或者手柄。

訓練搭配建議：適合女生訓練。

可以放在背部訓練日，在學習動作階段可以嘗試不同角度下的坐姿划船，選擇更適合現階段自己的角度以及手柄。

4.11　俯身單臂啞鈴划船

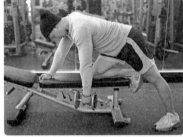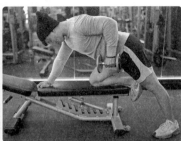

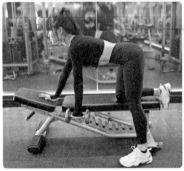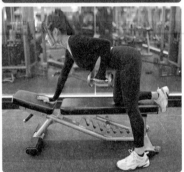

MEMO
握法為「錘式握法」，初期訓練時不要選擇過大重量，甚至不用負重都能感受到目標肌肉的收縮。

MEMO
身體以脊柱為中心向發力一側旋轉，但脊柱整體還是處於平直狀態。如果選擇重量過大，會讓脊柱在頸椎－胸椎段彎曲過多。

MEMO
背闊肌的起點很大部分離脊柱較近，相比於對稱的背部訓練（如高位下拉、槓鈴划船等），該動作下脊柱可以小幅度轉動和彎曲，對目標肌群的中間區域刺激更多。

準備器械：啞鈴、長凳

主要涉及肌肉群：背闊肌

主要輔助肌肉群：前臂肌群、肱二頭肌、三角肌後束、豎脊肌、斜方肌、大菱形肌、小菱形肌

動作要領和步驟

❶站在長凳一側，俯身，單側手扶在長凳上，同側的腿屈膝跪在長凳上，另一側手拿起啞鈴，手臂（肘關節）伸直（不要改變阻力的方向），脊柱保持正常生理曲度，注意頭不要向上抬起過多，軀幹與長凳基本平行，略微上挺也可以。

基本上是三點支撐軀幹，分別是長凳上的手和膝蓋，以及對側的腿，它們的作用就是在動作整個完成階段，支撐軀幹。

❷脊柱保持正常生理曲度，單側肩胛後縮的同時屈肘，可以嘗試讓上臂儘量貼近身體，啞鈴基本接近胸部。

對於老手來說，並不用刻意在意上臂是否貼近身體。健身老手往往透過肘關節旋內、旋外的變化刺激中背部和下背部。新手

只需掌握背部肌肉收縮的感覺，以及協同肌群收縮不要強於目標肌群即可。

前臂在單臂啞鈴划船這個動作中，只負責「載重」。在初學動作階段，訓練者應該把注意力放在上臂（肱骨、肩胛骨）的正確位移上。

❸下放啞鈴，回到初始位置。

訓練搭配建議：這是一個適合女生做的動作，可以用小啞鈴甚至裝水的礦泉水瓶做輕負重的阻力訓練，也可以和肱三頭肌的俯身臂屈伸組合在一起完成，例如做10次俯身單臂啞鈴划船，然後再完成10次俯身臂屈伸。

可以在背部訓練日做俯身單臂啞鈴划船，熟練掌握技巧後，可以負重大一些。該動作應該放在訓練前期或者中期。

4.12　俯身單臂啞鈴划船的動作變化

俯身單臂啞鈴划船的動作變化主要有以下幾種，區別主要在於身體支撐方式不同。

❶弓步支撐俯身單臂划船。

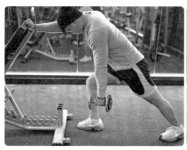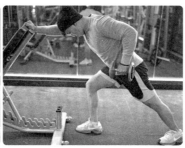

動作原理與利用長凳做單臂划船類似，不需要單腿跪在長凳上，而是弓步站立，採用俯身的方式，手部（與彎曲腿在同側）放在支撐物上。

優點：方便，不需要使用長凳，支撐力更強一些，所以試舉的重量也更大一些。

缺點：左右弓步時間距容易不一致，軀幹傾斜角度受支撐物

第4章　背部肌肉訓練

（手部）高度影響。

❷正常站立俯身單臂划船。

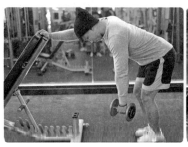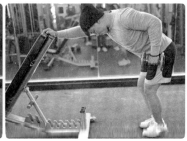

所謂正常站立就是兩腳平行站立。

優先：不容易出現弓步支撐時左右不平衡的問題。

缺點：不夠穩定，對膕繩肌（大腿後肌）和臀大肌有一定要求，如果膕繩肌和臀大肌力量不夠，運動中身體容易較大幅度晃動。

❸坐姿划船機──單臂划船。

使用坐姿划船機，單手持握器械手柄。

優點：在坐姿狀態下做動作更容易一些，支撐身體（腳踩在踏板上）也更容易一些。

缺點：在坐姿狀態下單側提拉，胸椎－腰椎段容易向單側側彎過多，也就是兩側側屈角度可能存在很大差異，如果固定器械上有依靠物體（通常在胸前）或者身體中線位置有手柄（單車手支撐位置），情況則會好一些。

❹單臂龍門架划船。

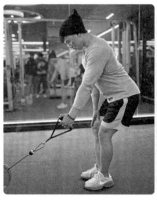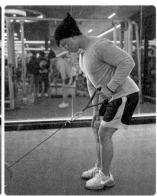

將龍門架手柄調至最低點，然後做俯身單臂划船。

優點：初期訓練比較容易找到背部發力的感覺。

缺點：缺少參照物，很容易發生單側脊柱側彎過多的問題，同時無法負重過大，軀幹缺乏很好的支撐。

4.13 高位下拉

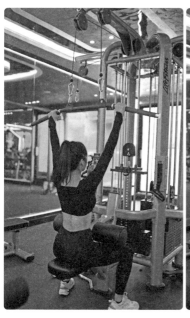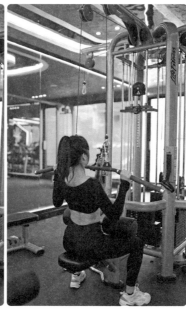

準備器械：高位下拉器

主要涉及肌肉群：背闊肌

主要輔助肌肉群：前臂肌群、三角肌後束、斜方肌中下部、菱形肌、大圓肌

動作要領和步驟 ●

❶坐姿，抓住高位下拉桿。

❷肘關節略微旋外，軀幹略微後仰，腰部伸展不宜過多。

❸保持軀幹穩定的同時屈肘，沿著高位下拉器的拉力線的延長方向下拉，下拉至肘關節的夾角呈90度，或者小於90度，以自己目標肌群的收縮狀態為主要判斷依據。

MEMO
正手寬握下拉桿，握距略寬於肩膀，要全程抓牢。在學習動作階段，該握距在整個運動軌跡中基本可以保證前臂相互平行。大腿要卡住，並且注意骨盆不要向一側旋轉，脊柱儘量維持正常生理曲度，軀幹後仰時，軀幹和大腿的角度（也就是髖關節角度）增加，骨盆不要刻意前傾。

MEMO
新手在學習動作過程中如果重量選擇過大，會導致發力的順序錯誤。例如先直臂做軀幹後仰（骨盆刻意前傾），然後利用慣性再完成下拉，這樣做對目標肌群的鍛鍊不大；另外，重量選擇過大，屈肘下拉時也容易出現聳肩的情況，也就是肩胛上提過多，這個透過觀察動作就可以發現（聳肩的同時頭前伸）。

❹慢慢回放高位下拉桿到起始點，然後重複完成下拉。

訓練搭配建議：這個動作適合女性做背部訓練，同時也是很好的「替代」引體向上的動作。

健身愛好者可以在背部訓練日安排高位下拉，如果做負重較大的訓練，可以放在訓練計畫開始階段，也可以作為收尾動作再次鍛鍊背部肌肉群。

4.14　高位下拉的動作變化──握法、握距等變化

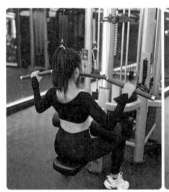
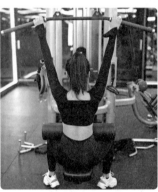
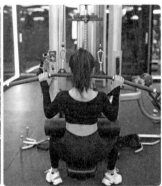

握距的變化。熟練掌握高位下拉動作之後，可以嘗試不同的握距，但並不是說寬握練背部寬度，窄握練背部厚度，不同握距對背部尤其是背闊肌起點、止點的鍛鍊側重不同。每個人身體比

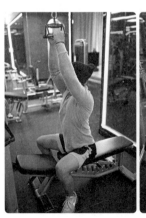
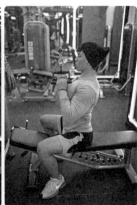

例有區別，所以要在動作熟練掌握之後再嘗試不同握距以及軀幹的角度，感受目標肌肉群收縮更為重要。很多人在動作沒有熟練掌握的前提下使用寬握距，下拉幾乎是在用外力擠壓肩胛骨。

握法的變化。現在可以買到很多不同的手柄，健身愛好者可以依據自身的身體比例、關節活動度等，尋找適合自己的手柄。一般來說，採用掌心相對的握法時，整個背部中下部以及斜方肌中下部的參與度會增加，反手握的時候，除了背闊肌、菱形肌、三角肌後束的參與度增加之外，肱二頭肌的參與度也會增加。

軌跡與角度的變化。一般來說，建議下拉的過程中，器械拉力線保持與地面基本垂直。也可以嘗試軀幹後傾30度左右（主要是髖關節角度增加，並不是增加骨盆前傾的角度或腰椎後伸的角度），這個時候肩部外展加強，下拉收縮的時候背闊肌下方胸腰筋膜的參與度增加。另外，如果座椅較長，也可以嘗試合適重量下身體略微前傾（髖關節角度減小），總之不同軀幹傾斜的角度和握法，對背部肌肉的整體刺激略有差異。

曲桿與直桿。高位下拉的直桿通常有兩種，在健身房中都較為常見。相比於直桿，曲桿一般呈W形或者T形，手一般握在兩端彎曲處，整體來說曲桿可以下拉得更低。訓練者可以依據自己的使用感受自由選擇。

頸後高位下拉。很多訓練者喜歡做頸後高位下拉。頸前高位下拉和頸後高位下拉的區別僅在於頭部位置。頸前高位下拉是下拉到鎖骨附近，而頸後高位下拉時，肩膀外展的角度和下拉的角度與頸前高位下拉並無大的區別，僅僅是下拉動作的止點放在了頸後。很多人在頸後高位下拉的時候，肩外展、旋內過多，下拉的軌跡又是向後傾斜的，極其容易造成肩關節的損傷。

是否該選擇拉力帶？很多人在練習的時候會有這樣的感覺，背部還有力氣，但是抓不住橫桿，這時候就會面臨是否應該選擇拉力帶的問題。用拉力帶的優點是可以更好地刺激目標肌肉群，缺點則是依舊抓不住橫桿，整體肌肉協調的力量並未得到鍛鍊。

為什麼有人能做高位下拉卻做不了引體向上？

高位下拉和引體向上十分類似，也是很多人學習引體向上的

預備動作。有人會有這樣的疑問，自己體重80公斤，明明可以做80公斤的高位下拉，卻做不了引體向上。

首先，高位下拉是用固定器械完成的動作，高位下拉器是由滑輪組和拉力線構成的器械，整個運動軌跡中對抗的阻力是一致的。例如，你選擇80公斤高位下拉，那麼在動作的起點和止點對抗的阻力都是80公斤，而且大腿固定以後，重心基本無變化。但引體向上則不同，儘管你的體重是80公斤，但在拉起身體的時候不僅要克服重心的變化，還要克服肌肉收縮的過程中對抗的阻力的變化。

引體向上屬於遠固定動作（閉鎖式動力鏈動作），而高位下拉屬於近固定動作（開放式動力鏈動作）。所謂遠、近固定指的是與身體中線的距離，你也可以理解為脊柱上下延伸的一條線，離這條線近的肌肉就是近端，而離這條線較遠的則是遠端。

讓我們分析一些運動模式，例如高位下拉，固定端在脊柱周圍，所以發力從中心開始，然後再延伸到遠端，你也可以簡單理解為軀幹是固定的，然後肘關節屈曲，將下拉桿拉至靠近軀幹的位置。而引體向上則是相反的，固定端在手臂，透過肘關節屈伸將軀幹拉向單槓。

對運動來說，開鏈動作和閉鏈動作都有獨特的優勢。而對康復來說，絕大多數康復訓練都以閉鏈動作為主，同時人的一生中閉鏈動作一直存在，例如蹲起站立、行走、奔跑等。而在一些單功能訓練中，開鏈動作更為直接、高效。

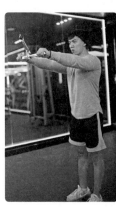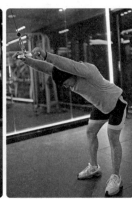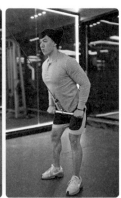

直臂下拉（直臂下壓）。雙手抓住直桿，握距基本與肩同寬，然後屈髖穩定住軀幹，將直桿逐漸拉到下腹部肚臍附近。整個運動軌跡可以分為兩部分，但在做動作的時候並不用刻意地停頓。

第一部分運動軌跡基本上是直線，你可以理解為動作起始階段，也就是屈髖固定軀幹的時候，手臂和上肢的角度（從側面看）接近180度，下拉到接近90度，這個時候背闊肌和大圓肌收縮更多一些，同時運動軌跡近乎直線，龍門架器械的線幾乎垂直於地面。

第二部分就是從近乎90度，拉向下腹的位置，這個時候軌跡是弧線的，同時背闊肌的肌肉收縮更靠近起點的位置，也就是胸腰筋膜附近。

大圓肌是背闊肌最主要的協同肌群，直臂下拉這個動作可以很好地鍛鍊背闊肌和大圓肌，同時這個動作在完成階段，肩關節逐漸向後伸方向位移，所以肱三頭肌也是重要的協同肌群，很多新手在練習階段可能肱三頭肌的感受要好於背部。

自重單槓訓練中有個動作叫雙力臂（muscle up），這個動作是遠固定，而直臂下拉的整個運動軌跡，很像是近固定的雙力臂。

4.15　山羊挺身（背部屈伸）

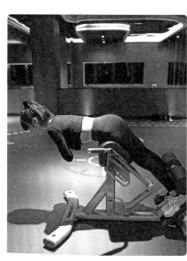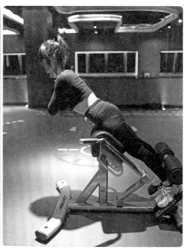

MEMO
一般來說,羅馬凳的傾斜角度是固定的,只有高度能調節,通常高度固定在髖關節附近,剛好可以順利地完成俯身、屈髖的動作,同時雙腳穩穩地踩在羅馬凳底端(踝關節可以在此固定)。

MEMO
很多新手在練習時容易出現兩個問題。問題1:身體前傾的過程中擔心自己會掉下去,這需要慢慢適應練習,如果強行訓練,會導致膕繩肌過於緊張甚至抽筋。問題2:脊柱應儘量保持正常生理曲度,這但需要腰腹處前側、後側肌肉很好地配合,主要是腹直肌和豎脊肌,同時注意保持呼吸順暢。

MEMO
軀幹不要後仰太多,常見的錯誤就是腰椎伸展過多,甚至軀幹和地面垂直,這樣會對腰椎十分不好。

準備器械:羅馬凳

主要涉及肌肉群:豎脊肌

主要輔助肌肉群:臀大肌、背闊肌、腹直肌和膕繩肌(股二頭肌、半腱肌和半膜肌)

動作要領和步驟 ●

❶調節好羅馬凳,面部朝下,固定好下肢(髖關節以下),脊柱儘量保持正常生理曲度。

❷軀幹向斜下方「彎曲」(實際上是前傾),直到軀幹與下肢基本成90度。

❸軀幹逐漸抬起,直到軀幹與下肢基本呈180度,也就是和正常站立時髖關節角度一致。

訓練搭配建議:這是一個適合女性訓練的動作,可以放在臀、腿訓練日,也可以單獨訓練,如果不喜歡硬拉,也可以將其當作硬拉的替代動作。

健身愛好者可以將其放在背部訓練日,也可以安排在核心訓練日,請注意儘量做得慢一些,不建議用爆發力完成這個動作。

有一種羅馬凳在crossfit館常見,和傳統羅馬凳相比,使用這種羅馬凳時身體幾乎是與地面平行的,動作要領與使用傳統羅馬凳的類似,但是動作難度有所增加,不適合新手;相比於傳統羅馬凳,膕繩肌和臀部肌肉(臀中肌)的參與度減小。

4.16 硬拉

硬拉可以安排在背部訓練日,也可以安排在腿部訓練日,甚至可以單獨安排只做硬拉單項的力量訓練。本書之所以把硬拉放在「背部肌肉訓練」,是因為硬拉這個動作是槓鈴、啞鈴划船的基礎。

準備器械:槓鈴、槓鈴片

主要涉及肌肉群:豎脊肌、臀大肌、臀中肌和膕繩肌

主要輔助肌肉群:腹直肌、斜方肌、背闊肌、股四頭肌(股直肌、股外側肌、股中肌、股內側肌)、前臂肌群(腕屈肌、指屈肌)

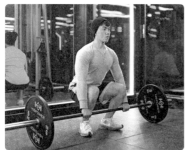
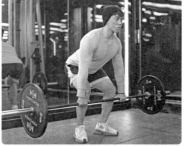
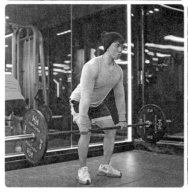
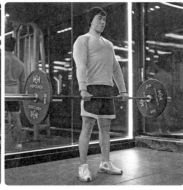

MEMO

雙手抓握距離基本
與肩同寬,但每個人
身體比例存在差異,
整體上的抓握的原
則是儘量保持手臂
與地面垂直。通常
雙手握在大腿外側
附近,槓鈴不應該
離身體過遠,基本
上位於踝關節上方
附近位置即可。

動作要領和步驟 ●

❶正手抓握槓鈴,基本與肩同寬,手臂自然下垂,然後屈髖屈膝。

❷下肢呈蹲位,雙手握緊槓鈴,同時挺直軀幹,腿發力(伸膝伸髖),脊柱儘量保持正常生理曲度,逐漸將槓鈴拉高至髖關節的高度,此時身體已經站直。

新手在練習硬拉時,身體站直後,骨盆處於前傾的狀態,甚至有些訓練者在骨盆前傾時刻意後縮肩胛,導致骨盆前傾角度更大。實際上整個硬拉的過程中脊柱都應該儘量保持在正常生理曲度,骨盆前傾過多對脊柱尤其是腰椎段及骶骨造成的壓力太大。

❸屈膝的同時屈髖,將槓鈴緩慢放回地面。

訓練搭配建議:建議女生練習直腿硬拉,女性運動員另當別論。

訓練者可以將其放在背部訓練日,也可以安排在核心訓練日,也可以單獨以力量訓練的方式來安排,同時硬拉也可以放在腿部訓練日。由於硬拉通常負重較大,所以儘量安排在運動前期

MEMO

硬拉動作啟動階段
類似深蹲,腿部肌
肉群參與更多,膝
關節和髖關節從屈
曲到伸直的過程
中,槓鈴逐漸遠離
地面,這個時候承
載槓鈴重量的主要
是腰腹核心區域,
所以需要脊柱儘量
保持在正常生理曲
度,很多人腰部傷
病都是在這個階段
發生的。

和中期，狀態不好的時候不要盲目做硬拉，有脊柱問題的人不建議做，或者在專業人士指導下進行。

4.17　硬拉的動作變化——直腿硬拉、寬站距（相撲）硬拉等

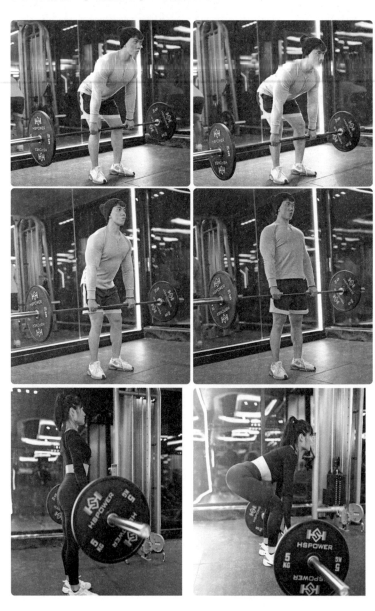

直腿硬拉。直腿硬拉的動作要領和屈腿硬拉類似，但直腿硬拉並不是真的把腿伸直，依舊需要屈髖、屈膝，只是屈膝角度沒有那麼大。直腿硬拉與山羊挺身十分類似，屈膝和屈髖幾乎同步進行，腳尖和膝關節朝向儘量保持一致。

　　直腿硬拉的過程中，脊柱依舊儘量保持正常生理曲度。和屈腿硬拉相比，直腿硬拉時臀大肌、膕繩肌的參與更多。在屈髖的過程中，新手練習階段，槓鈴下放的位置靠近膝蓋即可，小腿儘量和地面垂直。

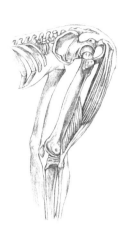

　　一般來說，直腿硬拉時的雙腳站距基本與肩同寬，站距略寬（寬於肩），膕繩肌內側參與更多。

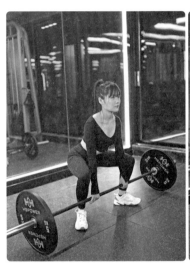
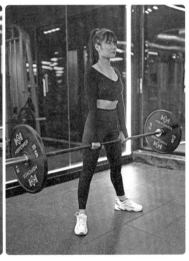

　　寬站距（相撲）硬拉。寬站距硬拉，因為動作看上去很像相撲選手在角力，因此又稱為相撲硬拉。從某些方面來說，寬站距硬拉和寬站位深蹲有些類似，與傳統硬拉和直腿硬拉相比，寬站距硬拉對身高手長的人來說更容易拉起更大重量。

　　動作規範的前提下，相較於傳統硬拉，寬站距硬拉因為髖外展角度增加，所以對整個內收肌群要求會更高，臀大肌參與度也會增加，對膝關節和腰椎壓力相對更小。所以有下背部疼痛問題的健身愛好者，如果非要練硬拉，那麼寬站距硬拉是一個不錯的選擇，但是因為下背部傷病的成因較為複雜，所以最好在專業人

士的評估下進行訓練。

另外，寬站距硬拉也分為以屈髖為主和以屈膝為主，健身愛好者在練習階段可以依據身體比例和肌力情況選擇。

拉力器硬拉（繩索硬拉）。做拉力器硬拉時，訓練者需要在龍門架上使用繩索或者方便持物的手帶，然後將器械手柄位置降低，同時背對著拉力器。通常選擇寬於肩膀的站位，動作要領和硬拉類似，只是阻力的方向不同，所以向後屈髖的角度可能會更大。很多人在做傳統硬拉（包括直腿硬拉）的時候，不容易找到核心肌發力的感覺，可以試試拉力器硬拉。

相對來說，拉力器硬拉是一個較為溫和的動作，適合女生訓練，也容易找到臀部收縮的感覺，不想做臀橋的也可以試試這個動作。如果覺得背對著拉力器不方便，在學習動作發力階段也可以嘗試正對著拉力器，但要注意保持身體穩定，以免摔倒。

負重體前屈（低桿深蹲）。為什麼把低桿深蹲放在背部肌肉訓練中討論呢？因為低桿深蹲本質上和直腿硬拉很像。

做傳統意義上的深蹲時，槓鈴位於斜方肌附近；而做低桿深蹲時，槓鈴幾乎放在三角肌後束的位置，如果沿位移時槓鈴的軌跡垂直向下畫一條線，基本上就是直腿硬拉槓鈴阻力的作用線，所以低桿深蹲更像是負重狀態下身體做的前屈動作。

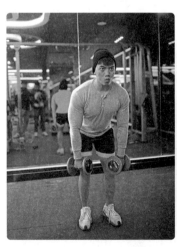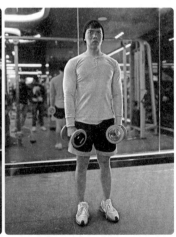

啞鈴硬拉。做啞鈴硬拉時手腕、手肘、肩膀更為靈活，運動

軌跡更多，範圍也更加廣，一般在訓練中作為收尾的動作，或者用於熱身，通常不會選擇過重的啞鈴。

4.18　硬拉的握法、護具與安全

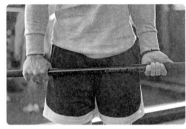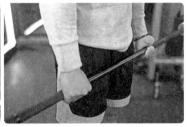

❶在沒有熟練掌握硬拉動作時不建議用拉力帶。

❷採用正反手的握法可以有效地增加硬拉過程中的抓握力，但是如果硬拉過程中發生槓鈴脫手的情況，那麼極其容易出現肱二頭肌肌腱撕裂的情況，所以在動作學習階段，訓練者應該選擇安全合理的重量，不習慣用拉力帶的訓練者也可以採用液態鎂粉或者鎂粉。

❸喜歡大重量訓練的訓練者請注意，拉力帶也有可能出現斷裂的情況，應該定期更換拉力帶。

❹健身腰帶對穩定腰椎很有幫助，但在學習動作的時候應該選擇適合自己的重量。肌肉一部分作用就是穩定和保護關節，中低重量訓練的時候，不要過於依賴護具。

❺一些職業健力選手會選擇「弓腰」的硬拉方式，並沒有使脊柱處於中立位，一些健力選手也會採用這樣的做法。但普通健身愛好者要清楚一點，職業選手的腹部肌肉力量是足夠支撐他完成這個動作的，並且健力選手通常採用瓦式呼吸的方式，更有助於整個脊柱的穩定，並且他們已經嫻熟地掌握了相關的發力模式。有些職業健力選手甚至會依據自身的比例特點設計適合自己的硬拉動作。

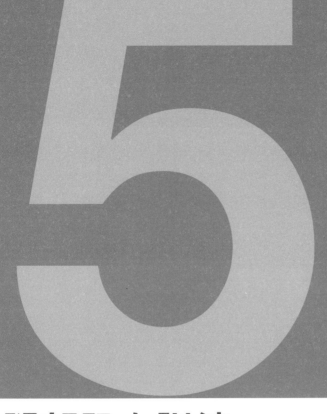

腿部肌肉訓練

　　腿部的骨骼結構其實並不複雜，腿部由大腿和小腿兩部分組成。連接髖關節的骨骼稱為股骨，我們熟悉的股四頭肌、股二頭肌，就是附著在股骨上的骨骼肌。小腿則由兩部分骨骼構成，即脛骨和腓骨，它們分別位於大腳趾一側以及小腳趾一側。很多人跑步或者跳躍以後，小腿正面那塊肌肉會痠痛，那塊肌肉就是脛前肌。本章將系統講解腿部肌肉的訓練方法。

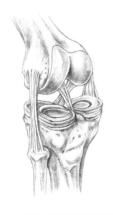

膝關節連接著大腿和小腿，主要負責屈曲和伸展。我們鍛鍊股四頭肌和股二頭肌的時候，經常做膝關節屈伸的動作。膝關節是一個鉸鏈關節，只能朝一個方向運動。

髖關節連接著軀幹和大腿，由3部分組成，即髂骨、坐骨和恥骨。髖關節的活動範圍見表5.1。

髂骨很好辨識，它是圓弧形狀結構。雙手叉腰就可以摸到左右髖關節處的突起，這就是髂脊。通常在體態評估中，透過觀察左右髂脊的高度來判斷骨盆的對稱性。

如果你不偏胖，坐著時會感覺到一塊骨頭被磨到，這就是坐骨，而那塊最容易磨到的地方就是坐骨結節，坐骨結節向前的部分就是恥骨。

左恥骨下支、右恥骨下支和恥骨聯合構成的三角形稱為恥骨角，中間的恥骨聯合是一塊纖維軟骨板。女性懷孕階段為了生產做準備，身體會分泌鬆弛素，鬆弛素可以增加骨盆韌帶的柔韌性，分娩的時候恥骨聯合會小範圍地打開。男性恥骨角較小，女性恥骨角較大；另外，男女骨盆的形狀也有差異，女性的骨盆呈圓柱形，男性的骨盆呈漏斗形。

5.1 認識腿部

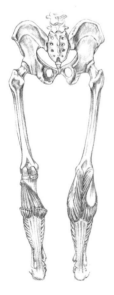

髖關節和肩關節類似，都是由一個類似滾珠的結構和一個類似圓窩的結構組成的關節，所以被形象地稱為球窩關節。髖關節連接著大腿股骨最上端以及骨盆，主要負責腿部屈伸、外展、內展、旋內以及旋外，當髖關節屈曲時，大腿朝向腹部屈曲。

連接腿部和腳部的關節是踝關節，它與脛骨下端、腓骨以及距骨相連。

表5.1　髖關節的活動範圍

動作	活動範圍	平面
屈曲	0～120度	矢狀面
伸直	0～20度	矢狀面
外展	0～40度	額狀面

動作	活動範圍	平面
內收	0～25度	額狀面
內旋	0～25度	水平面
外旋	0～45度	水平面

股四頭肌。我們可以將股四頭肌理解為覆蓋股骨正前方的肌肉，位於大腿前側，因為有「四個頭」，所以被稱為股四頭肌，分別是股直肌、股內側肌、股外側肌和股中間肌。「四個頭」緊密結合與髕骨相連，主要負責膝關節的伸展，也負責髖關節的屈曲。

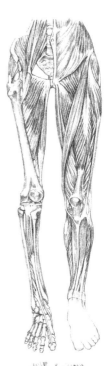

當然，4塊肌肉起、止點有差異，這裡比較特殊的是股直肌，它是股四頭肌中唯一跨越髖關節和膝關節的肌肉，所以股直肌可以幫助屈髖，同時又可以幫助伸膝。股直肌並沒有直接連接在股骨上，它的起點處有兩個連接點，分別在髂前上棘和髖臼上緣，止點在脛骨粗隆，所以股直肌的運動方式是相對於髂骨拉動脛骨，並且股直肌在屈髖動作中主要負責穩定身體。例如在上樓梯、跑步時，股直肌為屈髖提供了足夠穩定的支撐力，如果股直肌無力，屈髖角度增加之後，腰椎的前凸代償也會增加。

膕繩肌。膕繩肌位於大腿後側，主要由三部分肌肉組成，分別是股二頭肌、半腱肌和半膜肌，這三部分肌肉覆蓋了髖關節和膝關節，所以膕繩肌主要負責髖關節的伸展以及膝關節的屈曲。

單看穩定膝關節的肌群，正面有縫匠肌，外側有闊筋膜張肌，它們的起點都是髂前上棘，縫匠肌的止點是脛骨上端內側面，闊筋膜張肌的止點是脛骨外側髁；後面有膕繩肌，起點在坐骨結節，止點在膝關節下方的內外側。股二頭肌在大腿外側，半膜肌和半腱肌在大腿內側。縫匠肌、闊筋膜張肌和膕繩肌的止點正好包繞著膝關節，這樣的連接方式增強了膝關節的穩定性。

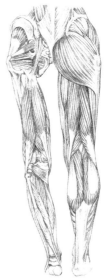

臀大肌。臀大肌位於盆骨後方，與髖關節和股骨相連，使大腿在髖關節的位置伸展、外旋。大腿外展的時候臀大肌上部收縮增強，內收時臀大肌下部收縮增強，在接下來介紹的動作中，基本上都有臀大肌的參與，它是維持身體平衡、穩定關節的重要肌肉。

臀中肌在臀大肌的裡面（深面），臀小肌在臀中肌的裡面

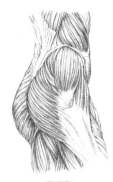

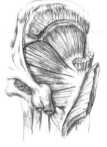

（深面）。闊筋膜張肌十分容易代償，例如當臀中肌和臀小肌無力時，闊筋膜張肌就負責髖外展，這樣的代償很容易造成肌肉過於緊張，如果肌肉長期處於緊張狀態下，則會導致髂脛束持續緊張，從而讓股骨和脛骨外側空間變小。在這樣的情況下如果訓練不當，則會增加半月板外側磨損的風險，因為本身闊筋膜張肌長期緊張就會影響股骨旋內的角度，造成所謂的X形腿，但並非所有的X形腿都是闊筋膜張肌緊張所致，只是這種情況比較常見。

　　臀大肌、臀中肌和臀小肌都是負責髖外展的肌肉。測試臀中肌是否有力的一個經典動作就是雙手叉腰下台階，這時觀察雙手的位置，儘量保持在一個平面內，而不是向一側傾斜，因為臀中肌最基本的一個功能就是單腿站立時穩定骨盆。而有的人在走路過程中髖骨上下晃動，很大原因是臀中肌無力。臀中肌無力在老年人中比較常見，走路時明顯會出現所謂的「鴨子步」，如果同時伴隨腰臀處疼痛，那麼就應該考慮是否為臀中肌勞損。

　　小腿肌群。脛前肌負責踝關節伸展（勾腳尖）以及腳（足）內翻，在步行中負責維持足弓的平衡。

　　腓腸肌（淺層肌肉）和比目魚肌（深層肌肉）被稱為小腿三頭肌，蹠屈的時候，小腿三頭肌整體收縮。

5.2　槓鈴頸後深蹲

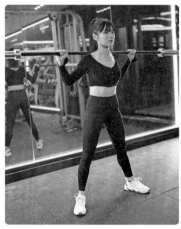

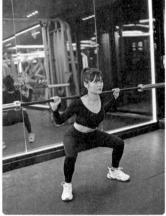

MEMO

什麼是背屈和蹠屈？這是主要用於形容踝關節運動方位的術語。背屈指的是足尖向小腿骨前方的運動，俗稱勾腳尖。蹠屈指的是腳背繃直，足尖向下，俗稱繃腳尖。

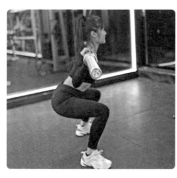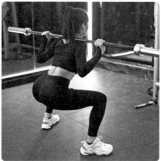

準備器械：槓鈴、槓鈴片

主要涉及肌肉群：股四頭肌、臀大肌、膕繩肌

主要輔助肌肉群：腹直肌、腹內斜肌、腹外斜肌、腹橫肌、豎脊肌、內收肌（內收長肌、內收大肌、內收短肌）、股薄肌、闊筋膜張肌

動作要領和步驟 ●

❶將槓鈴放置在頸後斜方肌處，注意不要壓著頸椎，雙腳自然分開站立，站距通常等肩寬或者略寬於肩。

❷屈髖，屈膝，慢慢向下蹲，下蹲至大腿和地面近似平行。

對於健身愛好者來說，下蹲到大腿和地面平行即可，或者髖關節和膝關節在同一平面，這時臀大肌的張力是最佳的。健力愛好者可以依據自身比例、關節活動度和比賽規則，下蹲至髖關節低於膝關節。

❸保證膝關節穩定的前提下，伸膝、伸髖，直到站直。

呼吸：做硬拉、臥推、深蹲這類負重較大的動作時，在發力階段可以習慣性地憋氣，訓練者通常採用瓦式呼吸方式，但不要憋一口氣完成多次試舉，這樣十分危險。

訓練搭配建議：女生完全可以不負重做槓鈴頸後深蹲，這是一項眾多肌肉參與的動作，建議不要著急，先把動作熟練掌握。

健身愛好者可以單獨將其安排在力量訓練日做深蹲或者深蹲＋硬拉的專項力量訓練。

也可以放在腿部訓練日，在熟練掌握動作之前，請理性負重，不要盲目試舉大重量。

MEMO
確認雙腿在一個平面，腳尖和膝關節屈曲方向基本一致。

MEMO
試著想像自己將要坐在身體後方的一個小凳子上，下蹲的過程中注意膝關節的穩定性，儘量不要扭動。

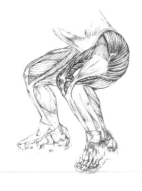

5.3　下蹲動作（深蹲）中的常見問題

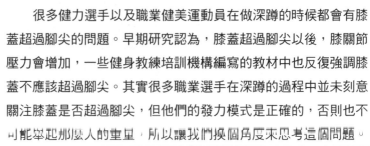

❶膝蓋是否超過腳尖？

很多健力選手以及職業健美運動員在做深蹲的時候都會有膝蓋超過腳尖的問題。早期研究認為，膝蓋超過腳尖以後，膝關節壓力會增加，一些健身教練培訓機構編寫的教材中也反復強調膝蓋不應該超過腳尖。其實很多職業選手在深蹲的過程中並未刻意關注膝蓋是否超過腳尖，但他們的發力模式是正確的，否則也不可能舉起那麼大的重量，所以讓我們換個角度來思考這個問題。

我在日常教學中發現，很多人確實會膝蓋超過腳尖，並且可以肯定的是，他們這麼做的時候的確對膝關節造成過大的壓力，不排除引起傷病的可能性，主要是由於他們只是「模仿式」地完成了下蹲動作，而關節在完成這個動作期間承擔了所有壓力。

常見的成因幾乎都出在屈髖上，並且大部分人膕繩肌無力，腰腹核心處的肌肉也無法很好地起到支撐、承重的作用，導致在完成下蹲的過程中，在初始階段過度注意膝關節的彎曲，而沒有很好地屈髖（你可以理解為向後撅屁股），有的人甚至會在下蹲的過程中踮起腳尖（核心肌肉群的問題），導致重心偏移過多。所以從學習動作階段開始，健身教練就應該觀察訓練者的動作發力是否正確，順著這個思路我們來看下一個問題。

❷練習負重深蹲之前，是否應該先把自重下蹲練好？

如果你連自重（對抗自身體重）下蹲都無法標準完成，那麼做負重深蹲是很危險的。

很多場景下我們都要完成下蹲動作，例如上廁所、撿東西、搬快遞，在完成這類下蹲動作的時候，我們會本能地選擇一種最舒服的方式去做。而訓練則恰恰相反，儘管都是下蹲，但在訓練的時候，根據技術動作的要求，通常會採用讓你感覺吃力、不舒服的方式進行下蹲。

你在沒有把動作練熟的情況下就開始負重下蹲，並沒有辦法很好地透過正確的發力順序來控制運動軌跡，你只是在本能保證自己安全的前提下，完成了下蹲和站起來的動作。當然不排除有

些運動神經發達的人可以在這樣的情形中逐漸學會正確深蹲，但對大部分人來說，這樣的學習成本太高。這也是為什麼很多人在做下蹲動作的時候，先屈膝，然後臀部幾乎直接向下。

在學習動作的階段，「膝蓋不超過腳尖」是一個不錯的標準，教練通常會用這樣的標準引導學員，但這並不是唯一標準，教練還要兼顧觀察軀幹、核心、膝關節的穩定，以及臀大肌、膕繩肌在動作位移中是否很好地參與，所以我通常會這樣建議做下蹲訓練。

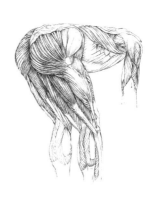

首先，確定兩個腳站在一條線上，同時腳尖朝向要與膝關節屈曲方向基本一致。

其次，先屈髖然後慢慢屈膝，新手在練習動作階段，依舊是下蹲到大腿和地面基本平行即可。但是請注意，實際上屈髖和屈膝基本上是同步進行的，而我所說的先屈髖，你可以理解為「話術引導」，因為大部分人在練習下蹲階段不會屈髖，常見的錯誤就是先屈膝，髖關節角度幾乎不變，這就相當於扛著槓鈴下跪一樣。下跪時是先屈膝的。

在負重深蹲練習的過程中，為了保持重心位置，屈髖和屈膝基本上是同步進行的。這裡還有一個常見的錯誤，那就是屈髖角度不夠，或者骨盆產生過多的旋轉，這就很容易導致兩個問題：一個問題是脊柱壓力過大，尤其是腰椎部分（腰4、腰5、骶1，L4、L5、S1），很多人腰椎膨出或者突出，出問題的就是這個位置；另一個問題是，下蹲的過程中脊柱需要儘量保持在生理曲度範圍內，如果髖關節與膝關節的「配合」出現問題的話，則很有可能導致脊柱無法保持正常的曲度，並且重心開始向前偏移。

最後，動作練習階段，依據自己的肌力、關節活動範圍和協調性，下蹲至大腿與地面幾乎平行即可。這時也可以停頓1～3秒，這種靜力對抗的訓練，在動作練習階段很有說明，但需要注意的是保持關節的穩定性，尤其是髖關節和膝關節，同時儘量保證小腿幾乎是互相平行的，在隨後伸膝、伸髖站起時，只向上發力即可。不建議（新手）在下蹲站起的一瞬間，髖關節和膝關節角度變小。

❸下蹲學習過程中常見的問題。

常見的問題之一是身體前傾過多。身體前傾過多一部分原因是膕繩肌、臀大肌缺少鍛鍊，功能性和肌力都偏弱，以及整體下肢後側的肌肉過緊，另一部分原因則是核心區肌肉群沒有起到很好的承重作用，這種情況在負重下更明顯，常出現在下蹲至大腿與地面平行以後伸膝、伸髖站直的過程中。如果是膕繩肌無力導致的身體前傾，在學習動作階段可以採用墊高腳後跟的方式，這種方式同樣也適用於踝關節活動受限的人。另外，也可以在下蹲過程中扶著固定物，或者抓住TRX懸掛帶再感受膕繩肌的參與。

核心區肌肉無法很好支撐的問題，即便在健身老手身上也很常見，實際上負重過大的時候，身體肯定會前傾，但如果重量在10RM左右的時候（也就是在這個重量下你可以將標準動作完成10次）身體依舊前傾過度，那麼基本上可以判斷你的腹部肌肉，尤其是腹直肌參與不足。或者說如果在完成深蹲時，你絲毫沒有感覺到核心前側肌肉參與，那麼說明你下蹲動作還沒有掌握。

另外，在學習下蹲動作的時候，身體沒有過度前傾，但無法很好地控制重心，總有站不穩的感覺。這一般也是膕繩肌無力的表現，還有一種可能性則是踝關節活動範圍不夠（例如足背屈受限），暫時解決的辦法就是墊高腳後跟。還有一種可能就是穩定踝關節的肌肉功能性偏弱。

❹深蹲傷膝蓋嗎？

深蹲是很多肌肉群參與的動作，也是難度相對較大的動作，訓練者學習深蹲的時間成本很高。當你掌握好深蹲所有動作要領，對整個下肢以及核心區來說是很好的鍛鍊。肌肉鍛鍊本身對保護關節有著重要的意義，所以如果你循序漸進地訓練，不貪多、不貪重，那麼深蹲只會讓你受益而不會讓膝蓋受損。

往往深蹲過程中膝蓋受傷的根本原因是膝關節不穩定，除了因為重量選擇過大之外，一部分原因是很多人在下蹲的過程中幾乎就是「自由落體」。完全不控制的下蹲行為，導致最終承重的就是膝關節的韌帶、軟骨、關節囊和肌腱。另一部分原因則是在下蹲後站起的階段，股骨不斷旋內、旋外，使膝關節向左右方向

的扭轉增加。上述的這幾種情況偶爾出現一次可能無傷大雅，也在關節的承受範圍內，但大部分人的膝關節傷病都是累積傷，所以練習下蹲時，打好基礎非常重要。

5.4 槓鈴頸後深蹲的動作變化 —— 槓鈴頸前深蹲

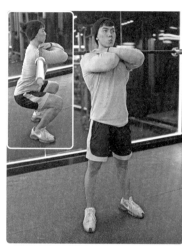
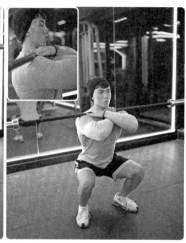

整體來說，槓鈴頸前深蹲難度更大一些，建議掌握槓鈴頸後深蹲以後再考慮練習槓鈴頸前深蹲。

槓鈴頸前深蹲是將槓鈴放置在肩部前方進行深蹲，通常的負重方式有兩種，一種是放置在三角肌前束的位置，同時雙臂交叉扶住槓鈴，然後進行下蹲；另一種放置位置無差異，只是手部抓住槓鈴，然後上臂抬高，肘關節上抬。後者在舉重和crossfit中常見，或者在上搏練習中經常使用，對肘關節、腕關節活動度要求較高，所以一般建議使用第一種負重方式。

相比於槓鈴頸後深蹲，槓鈴頸前深蹲時股四頭肌的參與更多，同時也側重於鍛鍊核心區前側，尤其是腹直肌（整個腹臂前側肌肉）和前鋸肌，對於前蹲時穩定軀幹的幫助很大。在學習動作階段，如果感覺肩部承重過大，重心不好控制，可以採用史密斯機練習。

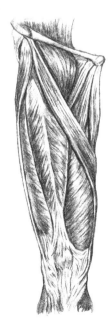

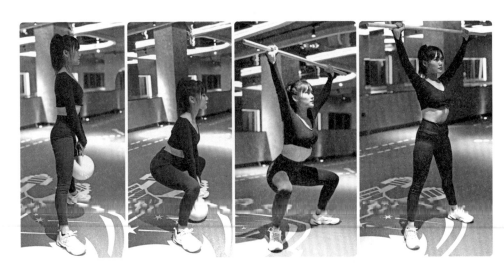

　　未必只能用槓鈴做頸前深蹲，也可以雙手提壺鈴或者托舉啞鈴做。如果想在下蹲中鍛鍊更多的肌肉群，增加核心區的參與度，也可以試著做挺舉或者抓舉。深蹲、硬拉、提拉、上搏這些動作本身就是由舉重動作拆分出來的。

5.5　腿舉（仰臥倒蹬）

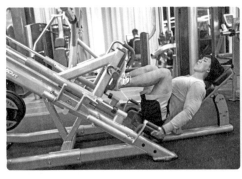
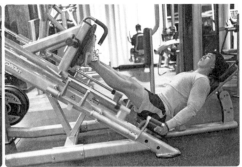

準備器械：倒蹬機（腿舉機）

主要涉及肌肉群：股四頭肌、膕繩肌

主要輔助肌肉群：臀大肌、內收肌、股薄肌、闊筋膜張肌

▶ 動作要領和步驟

❶仰臥在倒蹬機上，確保軀幹（尤其是臀部）可以穩定地靠

在倒蹬機上，雙腳放在倒蹬機踏板上，基本與肩同寬。

❷腿部用力（伸膝）蹬踏板，同時鬆開保險槓，此時膝關節接近伸直的狀態，然後隨著吸氣逐漸彎曲膝關節，慢慢將踏板下放至與大腿平行。

❸保證髖關節、膝關節穩定的前提下，用力蹬踏板，直至雙膝接近伸直的狀態。

❹保證髖關節、膝關節穩定的前提下，慢慢屈膝，重複剛才的動作，讓踏板靠近身體。

訓練搭配建議：由於動作安全性較高，所以女性也完全可以做腿舉，但需要注意一點，很多女生做腿舉的時候有個不好的習慣──夾腿（運動位移過程中股骨旋內），這樣會對膝關節產生較大壓力。

對於健身愛好者來說，腿舉可以放在腿部訓練日，通常腿舉可以比深蹲承受更大的重量（深蹲是遠固定動作，腿舉是近固定動作），因為固定器械軌跡也是固定的，所以肌肉受到的壓力比較小，動作難度不那麼高，並且訓練者比較好掌握發力方法，不用考慮重心的問題。如果不喜歡深蹲又想很好地鍛鍊下肢力量，可以考慮做腿舉。

087

第5章 腿部肌肉訓練

> **MEMO**
> 使用倒蹬機的過程中，重量選擇過大或坐姿存在問題可能導致髖關節和腰椎受到的壓力較大，所以要確保身體穩定靠在器械座椅上。同時倒蹬機品牌不同，設計略有差異，開始訓練前要熟悉倒蹬機保險槓的位置，如果出現意外，可以確保第一時間拉保險槓。

> **MEMO**
> 膝關節彎曲過程中尾骶骨以及臀部不要離開倒蹬機靠背和座椅。

5.6 腿舉中常見的一些細節問題

腿舉時，很多人在重量選擇較大的時候，習慣性地用手去推膝關節（髕骨），甚至有些教練在幫助訓練者發力的時候也會推膝關節，這是很危險的！尤其在腿部伸直的過程中，這樣盲目地推很容易給膝關節造成額外的切力，直接導致腿部骨折。腿舉的人如果想獲得助力，應該儘量握住兩邊的把手，教練如果做安全輔助，應該儘量用手去推踏板，而不是接觸訓練者的身體。如果重量過大時需要雙臂保護、助力，可以嘗試雙手放在膝關節上方，這樣的話膝關節屈伸過程中推的方向和阻力的方向一致。

不建議腿部（膝關節）完全伸直。腿舉的過程中，股四頭肌持續緊張即可，不建議把腿完全伸直，尤其是膝關節超伸的人。

動作調整。很多人在鬆開保險槓把腿伸直以後，發現身體沒有調整好（包括雙腳的距離），然後在負重的狀態下開始重新調整身體，這樣是很危險的。我曾目睹過兩次傷病都是在這時發生的，如果需要調整動作，不要嫌麻煩，掛上保險槓後再進行調整。

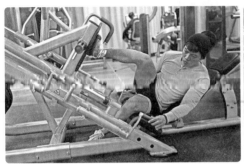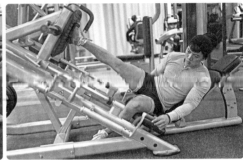

單側（腿）腿舉。單側腿舉的時候，臀中肌和臀大肌參與度增加，同時也可以更密集地安排訓練（因為你有兩條腿，所以可以一側動作做完後做另外一側），但要注意安全，因為單側腿舉需要更好地控制身體重心和平衡，也可以採取側臥位單腿蹬的方式，但是請注意，這個動作不適合新手。

調節座椅角度。因為每個人的身材比例有差異，所以在增加負重片之前應該將座椅調節至適合自己的角度，可以試舉幾次，主要是為了防止負重後腹腔壓力增加、呼吸不暢，如果肚子較大，應該將座椅向後調節得多一些。

調整發力時腳掌在踏板的重心。如果在用力蹬踏板的時候，將重心更多放在腳後跟上，那麼膕繩肌和臀部肌肉群的參與度會增加；如果將重心更多放在前腳掌上，股四頭肌的參與度則會增加。當然，這種「細節」並不絕對。一方面和練習者自身的關節活動度、肌肉功能性和緊張程度等問題相關，另一方面也和不同品牌的器械設計差異相關。

調整腳在踏板上的位置。一般來說，雙腳踩在踏板低處時，股四頭肌的參與度增加；如果雙腳位於踏板較高的位置，臀大肌、臀中肌、膕繩肌的參與度增加。在膝關節屈伸的過程中，儘量保持小腿之間互相平行，這樣左右髖關節外展角度才一致。

雙腳的距離基本與肩同寬時，整個腿部肌肉的參與度是差不多的；如果雙腳的距離增加，那麼大腿內收肌群、縫匠肌的參與度會增加。同樣，你在練習階段未必有和上述一致的感受，常見的原因是不同品牌器械設計上存在差異，另外可能就是肌肉功能性、肌力失衡和關節活動度的問題了。例如一個人存在膝內翻或膝外翻的情況，那麼他即便在不負重的情況下，關節也無法對力對線，在負重的情況下只會更糟。

5.7　腿舉的動作變化——哈克深蹲

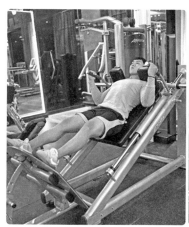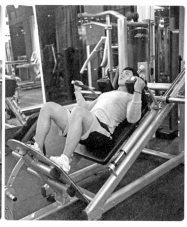

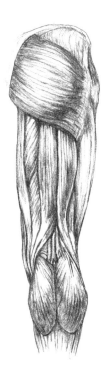

　　哈克深蹲一般分為正向和反向兩種，差別在於是面對器械還是背對器械。通常哈克深蹲機在肩部處有個靠墊穩定身體，由於器械的設計差異，有的訓練者面向器械的時候，主要做的是伸髖深蹲，類似直腿硬拉，整個大腿後側肌肉（從臀大肌到膕繩肌）的參與度較高。一般來說，面對這類哈克深蹲機時像深蹲那樣做，也就是屈膝、屈髖角度差不多，也是可行的。但是你應該觀察這個器械是否有靠背，如果有，就靠在靠背上，然後調整好雙腳距離，伸膝的同時鬆開保險槓再下蹲。

　　不論做正向哈克深蹲還是反向哈克深蹲，都需要養成一個好習慣：不要著急屈髖屈膝，而是先確認雙腳距離是否合適，腳尖朝向是否和屈膝方向一致，肩膀在靠墊上的位置是否正確，自己

是否熟悉保險栓的位置等。

　　一般訓練者背部朝向器械、臉朝外的是正向哈克深蹲，動作以屈髖屈膝為主，下蹲到大腿和腳踏板平行即可，同時雙腿的夾角約為90度，或者略小於90度。整體來說做正向哈克深蹲時股四頭肌參與更多。

　　一般訓練者面部朝向器械、背部朝外的是反向哈克深蹲，動作通常以屈髖為主，臀大肌和膕繩肌參與更多。

5.8　坐姿腿屈伸

MEMO

通常腿屈伸機有兩個部分可以調節，一個是固定踝關節的部分，另一個是座椅的靠背。調節後，確保背部緊貼在座椅靠背上，軀幹保持穩定。

MEMO

要慢慢屈曲膝關節，尤其在負重大的情況下，如果膝關節屈曲過程中不控制速度，整個膝關節包括韌帶組織極有可能受傷。在屈伸過程中不要過多地扭轉（股骨旋轉）。

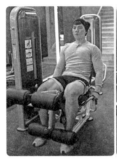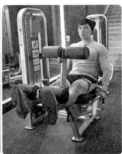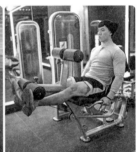

準備器械：腿屈伸機

主要涉及肌肉群：股四頭肌

主要輔助肌肉群：脛前肌

動作要領和步驟 ●

❶坐在腿屈伸機的座椅上，固定住腿部（腳踝），調節角度，讓膝關節屈曲90度或者略小於90度。

❷腿部發力伸膝，由屈曲逐漸伸直，保持姿勢1～3秒，讓股四頭肌靜力收縮。

❸慢慢屈曲膝關節，回到初始位置。

　　訓練搭配建議：有些女生會擔心腿變粗，儘管這個擔心有些多餘，但也可以考慮不把坐姿腿屈伸安排在訓練計畫中。

　　健身愛好者可以將其放在腿部訓練日，這是一個很好的單獨刺激股四頭肌的動作，甚至會比深蹲更容易刺激到股四頭肌。

5.9　俯臥腿屈伸

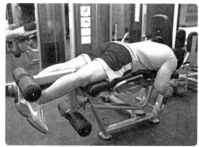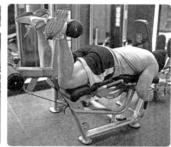

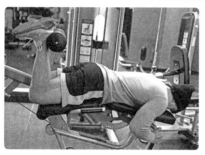

準備器械：腿屈伸機

主要涉及肌肉群：股二頭肌

主要輔助肌肉群：臀大肌、腓腸肌

動作要領和步驟　●

❶俯臥在座椅上，腳踝固定。

❷膝關節從伸直到屈曲，此時腳後跟到臀部的距離逐漸縮短，感受大腿後側肌肉最大限度收縮即可（一般膝關節屈曲角度小於90度或者接近90度），此時最好讓膕繩肌靜力收縮1～3秒。

❸慢慢伸直膝關節，回到初始位置。

訓練搭配建議：有些女生會擔心腿變粗，儘管這個擔心有些多餘，但也可以考慮不把俯臥腿屈伸安排在訓練計畫中，但如果想塑造腿部線條，建議嘗試這個動作。

健身愛好者可以將其放在腿部訓練日，這是一個非常好的動作，能單獨刺激大腿後側肌肉群。

MEMO

先檢查一下器械的配重片是否合適，尤其在腳踝固定處沒調好的情況下，負重過大會增加膝關節所受的壓力，容易導致受傷。踝關節的固定裝置通常由圓形的海綿包裹的滾軸製成，建議調整器械時反復屈伸多次，因為在腿屈伸的過程中滾軸的位置會變，多次屈伸有助於將器械調整到合適的位置。

MEMO

要慢慢伸直腿，不要讓配重片「自由落體」。

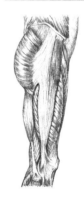

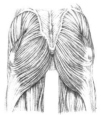

5.10　俯臥腿屈伸的動作變化 —— 坐姿和站姿

　　膕繩肌訓練中，比較常見的器械是俯臥位的腿屈伸器械，坐姿站姿的器械不是很常見，但它們的動作原理都是一樣的。

　　坐姿腿後屈。相比於俯臥腿屈伸，坐姿腿後屈更適合腰椎不好的人。如果你在做俯臥腿屈伸時膕繩肌過於緊張甚至抽筋，那麼可以嘗試坐姿腿後屈。

　　站姿腿後屈。在站姿狀態下做腿後屈，可以針對一條腿進行訓練，請注意，站姿腿後屈不適合骨盆測量或者脊柱側彎的人。

5.11　啞鈴箭步蹲

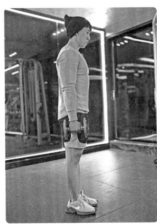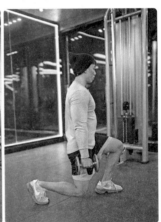

準備器械：啞鈴

主要涉及肌肉群：股四頭肌、膕繩肌、臀大肌

主要輔助肌肉群：核心、臀中肌、內收肌、股薄肌、闊筋膜張肌

動作要領和步驟 ◀▶

❶雙手持啞鈴，雙腳與肩同寬站立，雙臂自然下垂。

❷一隻腳向前邁出，膝關節屈曲至前腿大腿與地面基本平行即可，後腿屈膝。

MEMO

不要聳肩（肩胛上提）。

MEMO

在練習階段可以不負重做箭步蹲，因為這個動作對核心區穩定性和協調性有要求，所以建議在動作練熟之後再負重。可以想像一下自己在用一條腿做深蹲，前腿主要負責屈膝完成深蹲動作，而後腿則負責保持平衡。脊柱儘量保持正常生理曲度，動作要領和深蹲一樣。

❸雙腿伸膝，站直以後，後腿向前邁，回到初始姿勢（雙腿平行）。

❹另外一隻腳向前邁，重複剛才的動作。

訓練搭配建議：建議女生在熟練掌握動作以後，可以做該動作，以鍛鍊臀部和腿部。

健身愛好者可以將其放在腿部訓練日，通常啞鈴箭步蹲放在訓練的最後，用於再次鍛鍊腿部的力量。

5.12 啞鈴箭步蹲的動作變化

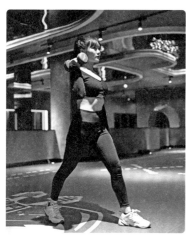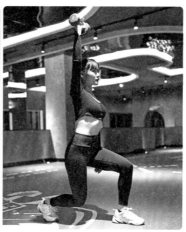

啞鈴負重（槓片負重）相較於槓鈴負重更容易一些，槓鈴頸後箭步蹲對核心區的要求更高，同時負重可以更大。實際上箭步蹲的負重選擇是很靈活的，用壺鈴、牛角包，甚至雙手持槓片都可以。

也可以做單側負重箭步蹲，要求負重一側的手臂始終上舉，或者在邁腿下蹲的過程中，負重的手臂完成一個上舉的動作（類似單臂做啞鈴推舉），這對核心區的平衡性、協調性的要求更高，屬於箭步蹲的進階動作。

邁步的變化。如果邁步較大，腿部屈伸過程中股四頭肌參與較多；如果邁步較小，則臀部肌群以及膕繩肌參與更多。

MEMO
後腿不著急向前邁。在學習階段，正確步驟是：站直（雙腿平行）→邁腿→下蹲→站直（腿一前一後）→雙腿平行→邁另一條腿。

練習方式變化。可以向前邁步做該練習，也可以原地做該練習，例如邁出左腿後完成單腿屈伸，然後收回左腿，此時雙腿回到原地，再邁出右腿。也可以單側（單腿）反復練習，例如邁出左腿，完成屈伸下蹲，站起後繼續下蹲，單側重複10次以後，再做另外一側。

5.13　坐姿提踵

準備器械：提踵機
主要涉及肌肉群：比目魚肌
主要輔助肌肉群：腓腸肌

動作要領和步驟 ●▶

❶合理選擇配重，坐在器械上，大腿固定在擋板上，將雙腳前腳掌踩在踏板上，腳後跟略微下沉，感覺小腿肌肉略微拉長即可。

❷慢慢踮起腳尖，此時小腿肌肉最大限度地收縮。

❸慢慢放下腳後跟，回到初始位置。

訓練搭配建議：女生通常不會很喜歡這個動作，因為擔心小腿會變粗。

健身愛好者可以將其放在腿部訓練日，也可以單獨放在任意訓練日。注意控制訓練強度，很多人在訓練後容易出現小腿抽筋的情況。

5.14　坐姿提踵的動作變化

負重方式的差異。任何負重方式下的提踵都可以鍛鍊小腿肌肉群。如果沒有提踵機，可以在史密斯機上進行站姿提踵，也可以利用倒蹬機進行提踵訓練，但膝關節超伸的人不建議用倒蹬機練習。

阿諾・史瓦辛格做過騎人提踵：需要一個支撐物（說明俯身屈髖，略微屈膝），通常是長椅，雙手放在長椅上支撐身體，軀幹基本上與地面平行；因為這個時候需要一個人騎在身上，顯然

MEMO
合理配重以免發生小腿抽筋的問題，雙腳距離基本與髖同寬即可。通常這類的器械固定好之後，能靈活運動的關節只有踝關節。

你的重心位置和平衡受他影響，所以不要讓騎在上面的人亂晃，然後在這個姿態下提踵。

如果想增加提踵的阻力，可以試著放置一些平穩的踏板，然後前腳掌踩在踏板上，腳後跟抬高留出部分空間，以增加踝關節的活動範圍。

腳尖的方向。腳尖向前的時候，整個腓腸肌參與較為平均；腳呈內八狀的時候，腓腸肌外側參與更多；腳呈外八狀時，腓腸肌內側參與更多。

膝關節的屈曲和伸直。膝關節相對伸直的時候，比目魚肌參與度減少，腓腸肌參與度增加；膝關節屈曲時，比目魚肌參與度增加，腓腸肌參與度減少。

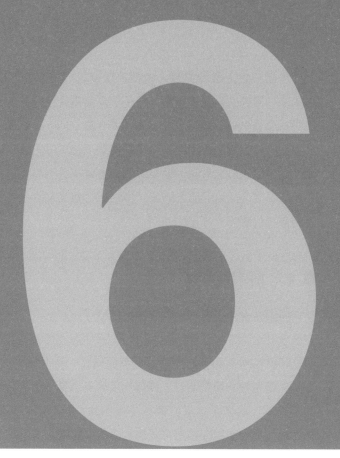

手臂肌肉訓練

　　健身的人很在意手臂的粗細，例如很多健身的人會互相詢問臂圍，他們比較的其實是肱二頭肌和肱三頭肌的體積。本章將系統講解手臂肌肉的訓練方法。

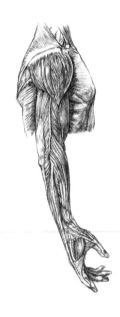

手臂分為上臂與前臂，也就是肱骨段和下面的尺橈骨段。三角肌三束的起點各不相同，但是止點都是肱骨的三角肌粗隆，三角肌粗隆的位置就在肱骨上段的1/3處，同時三角肌前側下端基本上被肱二頭肌包圍，三角肌的後側下端基本上被肱三頭肌包圍。從某些角度上來說，線條漂亮的上臂，必須有較為發達的三角肌以及肱二頭肌和肱三頭肌，僅從審美角度來說，它們幾乎是互相襯托的關係。

6.1 認識手臂

手臂主要由上臂和前臂兩部分構成。

上臂由肱骨構成，附著在肱骨上的骨骼肌主要就是我們熟知的肱二頭肌和肱三頭肌，前臂由兩根骨頭構成，分別是橈骨和尺骨。

肘關節連接整個肱骨、橈骨和尺骨，也是一個鉸鏈關節（樞紐關節），通常在擒拿、柔術中提到的反關節指的都是鉸鏈關節。你可能會想肘關節是可以轉動的呀。實際上這是透過盂肱關節上肱骨的旋轉完成的，肘關節可以完成的動作只有屈伸，所以肱二頭肌和肱三頭肌的訓練動作本質上就是不同角度的屈伸。

肱二頭肌。肱二頭肌由「兩個頭」（兩部分）構成，分別是短頭和長頭，靠近胸部的是短頭，另一個則是長頭。肱二頭肌短頭的起點位於肩胛骨喙突，肱二頭肌長頭的起點位於肩胛骨盂上粗隆，止於橈骨粗隆和前臂筋腱膜。

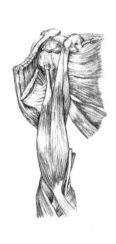

喙突是可以用手觸摸到的，它在鎖骨遠端最凹處下方一公分處。從正面看肩胛骨，喙突如同手指一般突出。喙突是肩關節上很多肌肉和韌帶的附著處，喙突處附著的肌肉有胸小肌止點、喙肱肌起點以及肱二頭肌短頭的起點。

通常我們認為肱二頭肌就是幫助屈肘的肌肉（雙關節肌），但是透過附著點不難發現，肱二頭肌的兩個頭均附著在肩胛骨上，所以也負責肩關節的屈伸，肱二頭肌的長頭肌腱附著在肱骨上方，所以肱二頭肌會因為肩關節擠壓而受傷。通常肱二頭肌肌腱炎觸診時主要檢查部位也是長頭的起點，同時岡上肌的肌腱在

肩峰和肱骨頭間，如果岡上肌受傷則會導致肱骨上移。

　　有些人肱二頭肌的長頭和短頭明顯分離，例如阿諾・史瓦辛格，但很多人則沒有明顯分離，這絕大多數由基因決定，但並不嚴重影響肌肉的功能。

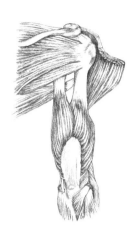

　　肱三頭肌。肱三頭肌由「三個頭」（3個部分）構成，分別是長頭、內側頭、外側頭。長頭起點在肩關節窩的部位（肩胛骨盂下結節），外側頭起點在肱骨體後面橈神經溝外上方，內側頭則起自肱骨體後面橈神經溝內下方。如果你將手臂伸直，或者觀察健美運動員伸直的手臂就不難發現，這三個頭在末端相交形成一個單一的肌腱，將肘關節和尺骨的鷹嘴突相連。

　　肱三頭肌一部分的運動也與肩胛骨相關，當肘關節伸展（伸直）和伸肩的時候，肱三頭肌的功能也就顯現出來，除了負責伸肘之外還負責伸肩，當然最主要的功能還是負責肘關節伸展。當肘關節彎曲的時候，主要負責的肌肉群則有肱二頭肌、肱橈肌和肱肌。肱三頭肌的三個頭都可以負責伸直肘關節，包括附著在肩胛骨盂下結節的長頭。

　　前臂肌肉群。前臂肌肉群按照功能分為兩部分，一部分負責腕部運動，例如腕屈肌群和腕伸肌群，另一部分負責手指運動，例如指屈肌群和指伸肌群。

6.2　肱二頭肌——槓鈴彎舉

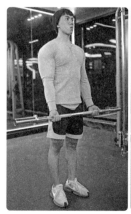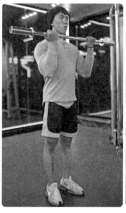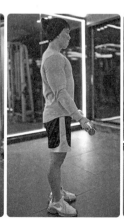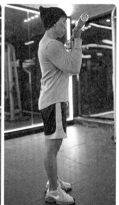

MEMO

雙手抓緊槓鈴，腕屈肌群和指屈肌群是重要的協同肌群，腕關節微屈或儘量保持在中立位。

MEMO

感受肱二頭肌最大限度地收縮，屈肘角度小於90度，在練習動作階段，軀幹儘量穩定。

準備器械：槓鈴

主要涉及肌肉群：肱二頭肌

主要輔助肌肉群：肱橈肌、肱肌、腕屈肌、指屈肌、三角肌前束

動作要領和步驟 ●▶

❶站姿，反手持槓鈴，握距基本與肩同寬，挺胸並且略微屈肘。

❷逐漸彎曲肘關節，將槓鈴抬高至接近后臍。

❸伸直手臂，緩慢放下槓鈴，回到起始位置。

訓練搭配建議：適合女生訓練，每組10～15下，安排3～5組。

健身愛好者可以將其放在手臂訓練日、肱二頭肌訓練日，也可以在背部訓練後增加肱二頭肌的訓練，因為背部訓練中，肱二頭肌是重要的協同肌肉。

6.3 肱二頭肌訓練的動作變化和細節

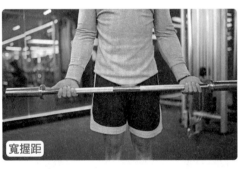

寬握距

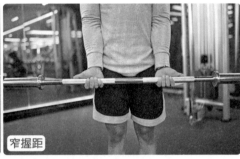

窄握距

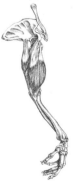

握距：一般來說，較寬握距鍛鍊肱二頭肌短頭更多，較窄握距鍛鍊肱二頭肌長頭更多。握距從本質上來說和肩關節（盂肱關節）的活動度相關，對應的就是肩寬。

握法：掌心相對的錘式握法能讓肱肌和肱橈肌的參與度增加。

肱肌與肱二頭肌。肱肌在肱二頭肌下半部深面，肱肌的起點在肱骨下半部的前面，止點在尺骨粗隆，如果將肱二頭肌「剝離」，我們就可以看到肱肌。實際上肱肌在屈肘時作用比肱二

頭肌更大，一部分原因是肱二頭肌止點在橈骨上，而肱肌的止點在尺骨上（前臂旋前、旋後主要是橈骨轉動），由於止點的差異（旋內、旋外對肱肌的長度和產生力量無影響），加上肱肌本身面積比肱二頭肌大，也就是說只要屈肘，肱肌就會全力以赴，並不會像肱二頭肌那樣，受到肘關節旋轉的影響。

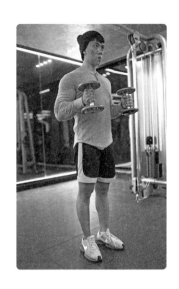

在對抗阻力的時候，神經系統會選擇合適的肌肉去執行對抗阻力的任務，但是不論阻力大小，前臂在正中位的時候（拇指朝上），肱肌都是所有屈肘肌中最佳的選擇。如果肘關節屈曲時對抗的阻力需要旋外（旋後）動作時，神經系統會選擇肱二頭肌，因為它的止點在橈骨上。

上半身是否可以晃動。在學習動作階段，儘量保持站姿彎舉時脊柱的正常生理曲度，但在負重較大的過程中，上半身幾乎都會略微晃動，類似硬拉一樣屈髖伸髖，這樣做可以利用一定慣性（伸髖增加了向上的力）完成彎舉，以試舉更大的重量。

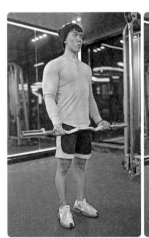
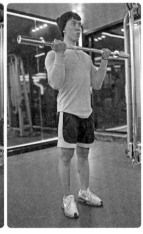
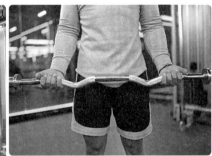

曲桿槓鈴彎舉。曲桿的握法更靈活，掌心的朝向根據抓握的位置會產生變化，既可以掌心完全朝上，也可以掌心略微相向。曲桿槓鈴彎舉更傾向於鍛鍊肱二頭肌長頭和肱肌，相對來說也減少了腕關節的壓力。

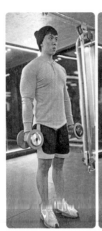
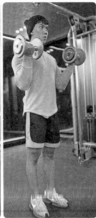
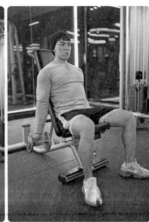
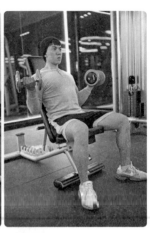

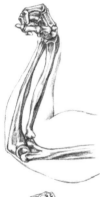
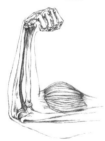

　　啞鈴彎舉。可以選擇站姿也可以選擇坐姿，動作要領與槓鈴彎舉一致。啞鈴彎舉時腕關節更為靈活，在起始階段可以採用掌心相對的錘式握法，屈臂的過程中逐漸旋轉手腕。個人建議應該儘量翻轉手腕（肘關節旋外增加），這樣可以更好地刺激肱二頭肌。可以雙臂同時彎舉，也可以雙臂交替彎舉。

　　坐姿啞鈴斜板彎舉。坐在可調節座椅上，靠背與椅面形成的夾角略微大於90度即可，可依據自身關節活動度和肌肉感受確定具體角度。有些訓練者將角度調得略大以後，肱二頭肌起點處的肌腱拉扯感過於強烈，容易造成肩關節損傷。背部緊貼在靠背上，上臂與地面垂直，此時肱二頭肌的做功會增加，肱二頭肌下部（靠近肘關節的位置）參與度增加。

　　龍門架（拉力器）肱二頭肌彎舉。與傳統的啞鈴、槓鈴彎舉相比，龍門架肱二頭肌彎舉時，阻力始終保持不變，對脊柱造成的壓力也更小，但需要注意兩個細節。

　　第一，身體（軀幹）儘量保持與拉力線平行，保持肘關節的穩定，否則三角肌、斜方肌以及豎脊肌的不必要的代償增加。

　　第二，注意手柄的選擇。有些手柄有中軸設計，也就是在彎舉過程中手柄的中軸會旋轉，這樣就不用過多旋轉手腕，減少了指屈肌群和腕屈肌群的參與。如果手柄沒有中軸設計，則要試舉幾次，調整好動作至頂峰時腕部屈曲的角度。

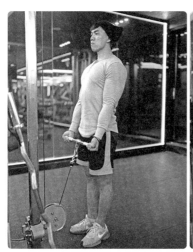
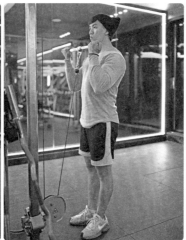

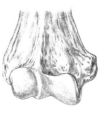

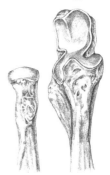

　　托臂彎舉。托臂彎舉有三種形式，主要都是為了穩定肱骨部分，讓肘關節不會過多地前後移動，以此達到單獨刺激肱二頭肌的目的。

　　阿諾‧史瓦辛格「帶紅」了一款產品——掛在脖子上的托臂器，托臂器有一根繩子，繩子下面懸掛了一個托板，掛在胸前，繩子可以調節長度，用於穩定肘關節。托臂器的缺點是，固定在頸部的帶子會增加脊柱的壓力，尤其是頸椎段和胸椎段脊柱的壓力。當負重較大時，軀幹很容易前屈。並且托臂器的托板橫放在肋弓下緣的位置，也會增加腹腔壓力。如果代償發力過多，托臂器還容易向一側傾斜。

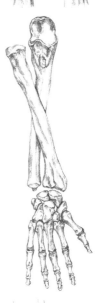

　　器械托臂彎舉的負重方式分為兩種，一種是類似龍門架拉力器的固定配重片，另一種則是用槓鈴或者啞鈴自由配重，兩者的差異在於，拉力器配重片阻力在彎舉過程中不會變化，而自由配重相對來說難度略大一些。在學習動作階段需要注意的是，托臂彎舉前要依據自身比例調整好座椅的高度，讓腋下卡住托板邊緣，將上臂固定在托板上，在彎舉過程中不要移動上臂，同時在做離心收縮（手臂伸直）時儘量慢一些，下放角度（肘關節）在160度左右。

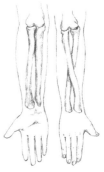

　　錘式彎舉、正手彎舉。錘式彎舉（掌心相向）側重於肱橈肌和肱肌的練習，通常採用啞鈴，也有一些經過設計的槓鈴器械支

持錘式握法，也可以利用可掌心相對持握的槓片完成彎舉。

用槓鈴時通常採用正手握法，握距等肩寬，對手臂正面肌肉群的刺激更多，主要鍛鍊肌群有橈側腕短伸肌、橈側腕長伸肌、尺側腕短伸肌等，肱二頭肌、肱橈肌和肱肌則作為協同肌肉群。

「21響禮炮」。「21響禮炮」是一種訓練肱二頭肌的方法，包括以下三步。

第一步，做「前半程」彎舉，也就是肘關節從180度（個人建議160度）屈曲至90度，完成7次。

第二步，做「後半程」彎舉，也就是肘關節從90度屈曲至肱二頭肌收縮最大限度，完成7次。

第三步，做「全程」彎舉，也就是肘關節從180度屈曲至小於90度或肱二頭肌收縮最大限度，完成7次。

無間歇完成21次，這種安排也可以放在三角肌或者其他部位的訓練中。

6.4 肱二頭肌 —— 坐姿單側托臂啞鈴彎舉

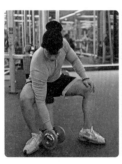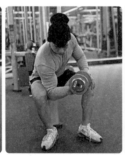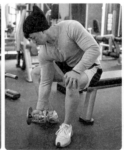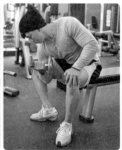

MEMO
手臂支撐點一般為
肘關節上部。

準備器械：啞鈴

主要涉及肌肉群：肱二頭肌

主要輔助肌肉群：肱橈肌、肱肌、腕屈肌、指屈肌、三角肌前束

動作要領和步驟

❶坐姿，屈膝，分開腿，單手持握啞鈴，手臂自然下垂，靠

在同側大腿內側。

❷彎曲肘關節（屈臂）至肱二頭肌收縮最大限度。

❸逐漸伸直手臂，回到起始位置。

訓練搭配建議：女生可以不考慮做這個動作，職業選手除外。

健身愛好者可以將其放在手臂訓練日、肱二頭肌訓練日，也可以在背部訓練後做肱二頭肌練習。左右手交替訓練是一個不錯的選擇，同時選擇兩個重量的啞鈴，做重量遞增或者遞減的訓練。

MEMO
掌心儘量向上，否則肱肌和肱橈肌參與度就會增加。

MEMO
肘關節角度最大為160度，不建議完全伸直。

6.5 肱三頭肌——龍門架直桿臂屈伸

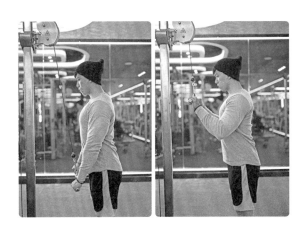

準備器械：龍門架

主要涉及肌肉群：肱三頭肌

主要輔助肌肉群：三角肌前束、前臂肌肉群

MEMO
拉力器起始點基本在胸大肌前部。

動作要領和步驟 ●▶

❶雙腳分開，平行站立，採用正手握法，握距基本與肩同寬。

❷發力，肘關節由彎曲逐漸伸直。

❸保持上臂穩定，肘關節逐漸彎曲（接近90度）。

訓練搭配建議：女生在訓練中可以採用這個動作，比較容易掌握。

健身愛好者可以將其放在手臂訓練日，也可以放在胸部訓練日。

MEMO
肘關節從接近90度到伸直（閉合）。在學習動作階段，上臂不要過多晃動，否則背部肌肉會參與過多。

6.6　肱三頭肌──握距、握法和動作變化

握距。一般來說，握距較寬（寬於肩膀），那麼在做臂屈伸的時候則著重刺激肱三頭肌內側的長頭；若握距較窄，則側重刺激肱三頭肌的外側頭。但實際運用中大部分人的外側頭鍛鍊得不錯，長頭通常參與不夠，這通常和肘關節在屈伸過程中扭動過大有關，同時肱三頭肌長頭也與肩胛骨的穩定有關。

可以試著伸直肘關節，讓上臂儘量垂直於地面，想像一下自己的肘關節就是眼睛，讓心向身體後方看，儘量讓肱骨旋外，這時肱三頭肌長頭收縮會增加（肩後伸時會更強烈）。大部分人在做肱三頭肌訓練的時候，伸直肘關節的過程中，肘關節也過多地向外側扭轉。

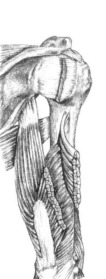

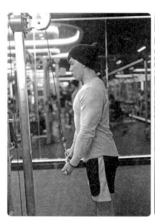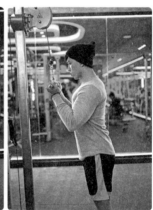

反手握。絕大多數人反握直桿的時候（掌心向上），會感覺腕關節以及肘關節不舒服，主要原因是直桿缺少中軸，無法很好地扭動，所以應該儘量選擇有中軸並且可以轉動的直桿，同時也可以採用拉力器手柄做單側的練習。注意反手握直桿時，相比於正手無法拉起太大的重量，對肱三頭肌的整體刺激更傾向於內側的長頭。

重量選擇較小的時候，軀幹可以基本與地面垂直；而重量選擇較大的時候，軀幹前傾有助於保持身體的穩定性。

不同的手柄變換。抓握V字手柄的時候，手掌相向，肱三頭肌「三個頭」受力幾乎是平均的。

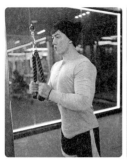
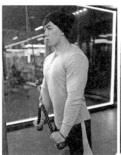
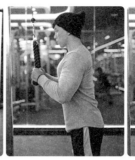
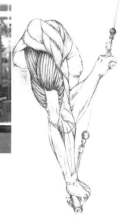

繩索臂屈伸也是常見的訓練肱三頭肌的動作，繩索臂屈伸動作要領與直桿臂屈伸的並沒有差異，只是擴大了腕關節、肘關節的活動範圍。當肘關節略微旋內的時候，肱三頭肌外側頭參與度增加，旋外的時候內側頭和長頭參與度增加，同時繩索臂屈伸動作也不建議使用太大的重量。因為龍門架有左右兩個位置，所以在訓練安排上，繩索臂屈伸和直桿臂屈伸可以放在一起做超級組訓練。

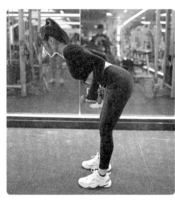
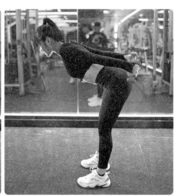
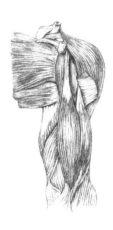

俯身啞鈴臂屈伸。由於是自由重量，所以隨著肘關節的屈伸，阻力逐漸增加，但俯身啞鈴臂屈伸的動作要領和龍門架直桿臂屈伸無區別，只是變成了自由重量，上臂依舊需要儘量穩定。這個動作很適合女性做，可以做單側練習，也可以做雙側練習，同時可以和啞鈴划船、直腿硬拉一起練習。

6.7 肱三頭肌 —— 坐姿啞鈴頸後臂屈伸

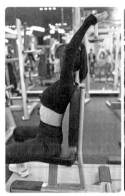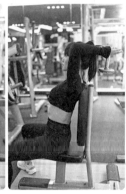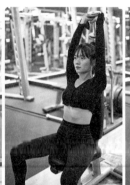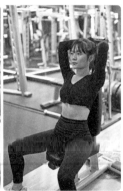

準備器械：啞鈴、長椅

主要涉及肌肉群：肱三頭肌

主要輔助肌肉群：腕伸肌、三角肌、核心肌群

動作要領和步驟

❶坐在長椅上，雙手托握住啞鈴一端，抬起上臂的同時伸直雙臂，將啞鈴舉過頭頂。

❷上臂儘量保持不要晃動，同時彎曲肘關節，逐漸降低啞鈴高度。

❸雙臂同時發力，儘量保證上臂不要晃動，直到雙臂伸直，肘關節伸直。

訓練搭配建議：女生可以選擇小重量，也可以做單側，職業選手除外。

健身愛好者可以單獨訓練肱三頭肌，也可以將其放在手臂（肱二頭肌、肱三頭肌）訓練日，也可以在胸部訓練日安排在訓練後期。這個動作不適合肩關節活動範圍受限以及肩袖肌群受損的人。

> **MEMO**
> 注意安全，在練習階段不要選擇過大的重量，要托握住啞鈴。

> **MEMO**
> 肘關節超伸的人需要特別注意伸直的角度。

6.8 肱三頭肌啞鈴頸後臂屈伸動作的細節

關節不舒服。肩關節傷病或者缺乏伸展導致關節活動範圍受

限的人不適合做坐姿啞鈴頸後臂屈伸，同時，很多人在做這個動作的時候上臂上抬的角度有問題，可以試一下在不負重的狀態下抬起手臂，然後彎曲肘關節。

是否用座椅靠背。坐姿啞鈴頸後臂屈伸是可以選擇靠在座椅上做的，但要注意一般可調節座椅的靠背高度較高，應選擇座椅靠背較矮的座椅，靠背高度大約在胸椎、腰椎交叉處。有靠背固定軀幹時，核心的參與減少，上肢更容易穩定，所以做這個動作的時候選擇的重量可以增加。

選擇啞鈴還是槓鈴。很多人在做頸後臂屈伸（或者仰臥臂屈伸）時，習慣於選擇槓鈴，尤其是曲桿槓鈴。我個人更建議使用啞鈴，因為很多練習者在使用槓鈴做動作時，容易出現腕關節向背側屈曲過度，這時腕管壓力過大，部分練習者結束訓練後會出現手肘、手掌、手指等部位麻木的情況。在做啞鈴臂屈伸的時候，如果感覺肩關節、肘關節、腕關節不舒服都要及時停止，因為臂屈伸（包括相關的變化動作）很容易讓肱三頭肌的肌腱伸展過度，部分原因是沒有掌握動作細節，但更多人則是因為選擇的重量太大，無法控制，這時不光肱三頭肌肌腱容易拉傷，肩關節、肘關節、腕關節受到的壓力也倍增，很容易出現關節不適，造成腕隧道症候群、網球肘（肱骨外上髁炎）、高爾夫球肘（肱骨內上髁炎）。

7

核心區訓練

　　核心區是個寬泛的概念，泛指人的腰腹部，包括腰椎。腰椎的活動度相對來說較大，如果核心區的肌肉群無法起到很好的保護作用，那麼會大大增加傷病的風險，導致腰肌勞損、腰椎間盤突出等問題。本章將系統講解核心區的訓練方法。

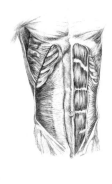

　　由於現在的人活動量和運動量的缺失，再加上很多人工作時久坐、低頭，所以脊柱問題突出。脊柱問題常見於都市辦公室人群，當然健身人群也會因為動作錯誤以及不注重熱身、訓練過度造成脊柱的傷病。

　　與核心區相關的詞彙在本章之前幾乎都介紹了，這是因為核心區處於承上啟下的位置，推、拉、蹲的時候核心都會起作用，尤其是硬拉、深蹲的時候。可以毫不誇張地說，基本上所有的動作都需要核心的參與，不光是本書中介紹的阻力訓練，搏擊、攀岩、短跑，乃至於騎自行車，核心都是發揮重要作用的肌群。

7.1　認識腹部

　　我們熟悉的「腹肌」，實際是腹直肌，它自肋骨和胸骨下緣垂直向下一直連接到恥骨，由腹白線將腹直肌從中間劃分開，分為左右兩側，而所謂的幾塊「腹肌」，則由腱劃決定。腹直肌可以讓軀幹彎曲。解剖學中提到的腹肌，通常指腹外斜肌、腹內斜肌、腹直肌、腹橫肌。討論與呼吸相關的問題時還要考慮胸腔、腹腔之間的膈肌。

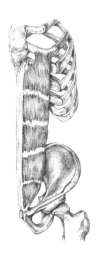

　　腹直肌。腹直肌在腹前壁正中線兩側，被包埋於腹直肌鞘中，起點在恥骨聯合和恥骨脊，止點在第五至七肋軟骨和胸骨劍突，軀幹屈曲、骨盆後傾、腹內壓和胸內壓增加都與腹直肌相關。

　　腹外斜肌。腹外斜肌是外側腹肌中最大的一塊肌肉，位於腹部外側淺層，肌纖維由外上方向內下斜行，起點在第五至十二肋外側，止點在髂脊前部和白線，下緣至髂前上棘和恥骨結節，形成腹股溝韌帶。一側腹外斜肌收縮可以讓軀幹轉動到對側，以及軀幹側彎，腹外斜肌雙側收縮可以讓軀幹屈曲、骨盆後傾、腹壓和胸壓增加。

　　腹內斜肌。腹內斜肌在腹外斜肌的深面，肌纖維由外下方向內上方斜行（幾乎和腹外斜肌垂直），起點在胸腰筋膜、髂脊和腹股溝韌帶外側，後部肌束止點在第十至十二肋下緣，大部分肌束延伸到前部為腱膜，參與形成腹直肌鞘前層、後層止於白線。

腹內斜肌單側收縮可以讓軀幹轉動到同側、軀幹側彎，腹內斜肌
雙側收縮可以讓軀幹屈曲、骨盆後傾、胸腰筋膜張力增加，以及
腹壓和胸壓增加。

　　腹橫肌。腹橫肌位於腹內斜肌深面，肌纖維橫行，起點在第
七至十二肋骨內面，胸腰筋膜、髂脊和腹股溝韌帶外側，止點在
腱膜參與形成的腹直肌鞘後層，止於白線。腹橫肌可以增加腹內
壓，增加胸腰筋膜的張力，腹橫肌收縮的時候會拉緊胸腰筋膜，
協同穩定腰椎區域。

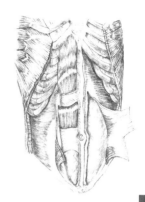

　　前鋸肌位於胸廓側面，很多人將前鋸肌俗稱為「排骨」，
實際上前鋸肌從肩胛骨後方開始直到胸壁，同時和8根肋骨相
連，所以儘管它在胸前，卻可以讓肩胛骨緊貼於胸廓，並且向前
「拉」或者伸展肩胛骨。在做阻力訓練的推、拉動作中，前鋸肌
起到重要的作用。

7.2　仰臥捲腹

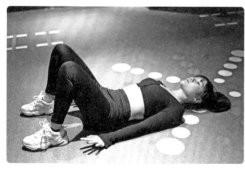
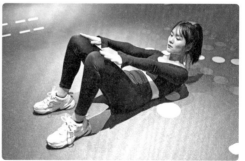

　　仰臥捲腹是效率很高的腹直肌訓練，易操作且安全性較高。

動作要領和步驟 ▶

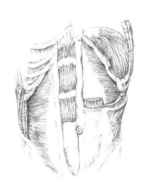

　　❶平躺在墊子上，同時屈髖屈膝，雙腿基本與髖同寬，腳踩
在墊子上，雙手可以交叉放在胸前，也可以放在大腿上，個人建
議放在大腿上。

　　❷吸氣，呼氣的同時捲起身體，感受腹直肌收縮，如果手放
在大腿上，身體捲起到雙手觸摸到膝蓋即可，如果雙手交叉放在

胸前，腰腹處捲曲至肩胛骨剛好離開地面即可。

❸在腹直肌最大限度地收縮以後，停留1～2秒，吸氣的同時逐漸平躺回地面。

7.3 捲腹和仰臥起坐

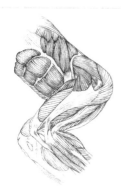

在捲腹的過程中，通常仰臥在地面上，屈髖的同時屈膝，膝關節夾角通常約為90度，然後吸氣，呼氣的同時身體前屈，動作位移到雙手觸摸膝蓋或肩胛骨剛剛離開地面即可，腹直肌處於向心收縮的狀態。然後慢慢吸氣的同時，身體逐漸回到地面仰臥位，完成一次捲腹。那麼捲腹和仰臥起坐有什麼區別呢？

通常我們做仰臥起坐的時候需要固定下肢，例如健身房就提供了仰臥起坐板，有些板還可以調節角度，將下肢墊高。通常仰臥起坐要求軀幹捲起的幅度要比捲腹大，也就是肩胛骨離開地面以後軀幹繼續前屈，直到與地面或者仰臥起坐板垂直（甚至超過90度）。

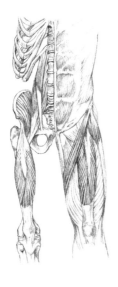

直觀看捲腹和仰臥起坐，後者動作幅度更大，似乎更有效，可實際上如果針對腹直肌訓練，捲腹則是更有效的。因為捲腹的幅度是腹部收縮（腹外斜肌、腹內斜肌、腹直肌都在收縮）下，軀幹的屈曲幅度，而做仰臥起坐時，當肩胛骨離開地面以後，屈髖則增加了，也就是說儘管看上去動作幅度更大，可實際上腹部肌群的有效收縮並沒有增加，反倒屈髖增加導致髂腰肌收縮增加。如果一位訓練者腹直肌無力，或者是在力竭的情況下繼續做仰臥起坐，那麼此時收縮的只有與後屈髖動作相關的肌肉群。

在實際訓練中我們也會觀察到這樣的情況，很多人在做仰臥起坐時，並沒有捲腹，幾乎是直著腰（腰椎幾乎是直的）完成的。這樣的話腹直肌參與減少，骨盆前傾反而可能增加，整個軀幹後方的肌肉群收縮也會增加，進而增加腰椎前凸的風險，這也是為什麼很多人在做完仰臥起坐以後腰椎疼痛。

為什麼捲腹的時候要呼氣

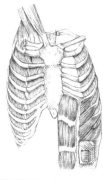

吸氣時肋骨上升，呼氣時肋骨下降，捲腹的時候軀幹前屈，腹外斜肌、腹內斜肌、腹直肌、腹橫肌都是呼氣肌，所以一般在捲腹時腹部肌肉收縮，我們應該呼氣。表7.1介紹了與呼吸相關的所有肌肉。

表7.1　呼吸肌簡介

肌肉名稱	呼氣肌、吸氣肌	描述
膈肌	最主要的吸氣肌	位於胸腔與腹腔之間，並且隔開胸腔與腹腔，吸氣時膈肌下降
胸小肌	肋部吸氣肌	胸小肌可幫助提升胸廓，從而輔助吸氣，含胸駝背的人往往胸小肌緊張，一定程度上影響呼吸
胸大肌	肋部吸氣肌	起主要作用的是胸大肌下部也就是肋骨部，因為這部分胸大肌肌纖維可以輔助胸骨在呼吸中的發揮作用
前鋸肌	肋部吸氣肌	對呼吸的影響有限，但在勻速呼氣的時候（例如吹口琴）前鋸肌起到了重要的協同作用，穩定胸廓
提肋肌	肋部吸氣肌	深層肌肉，數量很多，但是整體很小，在胸式呼吸中，提肋肌和腹直肌協同完成呼吸
多裂肌	肋部吸氣肌	多裂肌被認為是間接的吸氣肌，因為它的作用是伸展脊柱，例如伸懶腰，但它本身對吸氣沒有幫助，但在舒展脊柱時，胸廓自然打開，這個時候人下意識會吸氣
上後鋸肌	肋部吸氣肌	上後鋸肌止點在第2至第5肋骨的外側，但是整體胸廓上部肋骨的活動度不如下部，所以運動幅度較小，對吸氣依舊有一定的協同作用
胸鎖乳突肌	頭頸部吸氣肌	主要參與軀幹上部的吸氣運動（胸腹式呼吸）
斜角肌	頭頸部吸氣肌	斜角肌自頸椎延伸至第1至第2肋骨，分為前斜角肌、中斜角肌、後斜角肌，胸鎖乳突肌靠近胸骨和鎖骨，而斜角肌靠近第1和第2肋骨，所以單純對比這兩塊肌肉，斜角肌更傾向於從側面抬起胸廓，而胸鎖乳突肌則傾向於從正面抬起胸廓，斜角肌抬起胸廓的動作對於呼吸來說幅度不是很大，但有協助呼吸的作用

肌肉名稱	呼氣肌、吸氣肌	描述
腹外斜肌	腹部呼氣肌	在呼氣的過程中，腹外斜肌可以下拉肋骨，參與胸式呼吸，腹外斜肌還可以縮小「腰圍」（縮小腹腔直徑），和腹橫肌協同完成呼吸，並且與腹直肌、腹橫肌下部的肌纖維協同，收縮下腹部
腹內斜肌	腹部呼氣肌	腹內斜肌可以讓骨盆旋轉，脊柱旋轉、側屈、前屈，並且還參與呼吸。和腹外斜肌一樣，它可以下拉肋骨，所以參與了胸式呼吸運動
腹橫肌	腹部呼氣肌	腹橫肌和膈肌幾乎是協同運動的，當腹橫肌收縮的時候，腹腔直徑會縮小
腹直肌	腹部呼氣肌	腹外斜肌、腹內斜肌、腹橫肌的肌纖維都是斜向或者橫向的，只有腹直肌是從上到下的，這導致腹直肌不會牽拉到腹白線，但其他腹部肌肉會。腹直肌可以透過收縮讓腹部前後方向回縮，另外腹直肌同樣可以下拉肋骨和胸骨，參與胸式呼吸
胸橫肌	肋部呼氣肌	強烈咳嗽的時候會感受到胸橫肌，它收縮的時候可以讓肋骨向下後方運動
腰方肌	肋部呼氣肌	因為腰方肌與第12肋骨相連，所以腰方肌才會參與呼氣運動
下後鋸肌	肋部呼氣肌	主要作用是下拉肋骨向後，並且腰方肌和下後鋸肌主要在軀幹的背側。雙手抱膝下蹲時腹腔活動範圍受限，下背部呼氣肌的收縮就會增加
肋間肌	肋部呼吸肌	肋間肌分為兩組，也就是肋間外肌和肋間內肌，這兩組肌肉是重疊的，主要發揮呼氣肌的功能，但是也有吸氣肌的功能
骨盆底肌	參與呼氣、吸氣的肌肉	膈肌隔開了胸腔和腹腔，並且透過組織（胸膜、腹膜）和胸腔、腹腔相連，而骨盆底肌則在骨盆底部。盆底肌有一部分組織與膈肌類似，稱為盆膈，它與膈肌上下呼應，一定程度上維持了胸內壓、腹內壓的變化

7.4　懸體抬腿捲腹

懸體抬腿捲腹是對核心區穩定性要求較高的動作，訓練者需要具備一定的抓握能力。核心穩定可以有效地控制身體重心，不

會過多晃動。懸體抬腿捲腹是雙力臂的基礎訓練動作，老手可以用來做熱身訓練。

通常選擇單槓或者掌心相對的引體器械，體重較重或者腰椎、髖關節有傷病的人不適合做這個動作。

抓握住單槓，身體懸空，屈膝的同時儘量抬高大腿，然後慢慢將腿降低。

對前臂肌群的力量有一定要求，容易產生磨手的問題。做該動作時也可以用雙腳勾住啞鈴負重。

7.5　俯臥正提膝及其動作變化

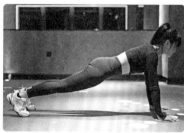
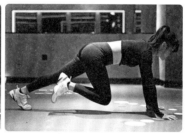
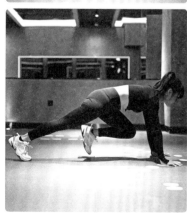
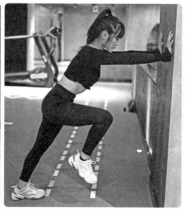
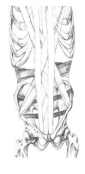

動作要領和步驟 ●▶

俯臥正提膝和伏地挺身很像，在直臂、俯臥的狀態下，分別左右屈膝，該動作對核心區的功能性鍛鍊是很好的。

最好準備一個瑜伽墊，俯臥，手臂儘量與地面垂直。剛開始練習動作的時候，可以稍微做慢一點，雙臂支撐住身體上部，屈膝一側的膝蓋儘量靠近肋骨，感受腹直肌發力，同時身體要保持穩定。

慢慢將腿放回起始點，然後用另一條腿重複上面動作。

如果感覺做起來比較費力，可以嘗試雙手扶牆，然後抬起一條腿，或者增加上半身到地面的高度，這樣可以減小阻力。

俯臥側蹬山（俯臥側撂膝）。俯臥側蹬山與俯臥正提膝的起始動作一樣，只是膝蓋從側面抬起，這時腹外斜肌（側腹）參與度增加。

俯臥正提膝與俯臥側蹬山可以組合在一起訓練。

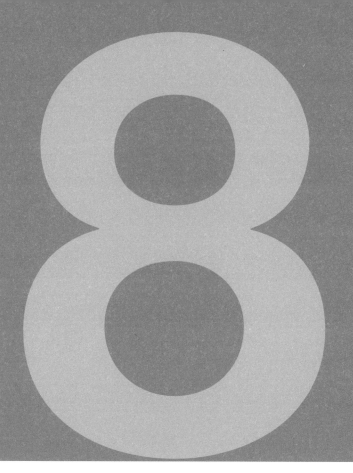

第8章

營養學習的
開始——認識食物

營養學本質上研究的是人與食物的關係，所以說到底就是研究「吃」。

飲食結構和生活習慣影響人的形體，這是一個很簡單的邏輯。普通人並不需要每餐都用電子秤去稱食物，那只是營養學實踐的一部分，也不需要對食物熱量斤斤計較，那也只是營養學實踐的一部分。本章將從認識食物開始，帶你系統了解健身營養學。

每個人的飲食習慣都不大相同，同一個地區的人的飲食習慣會具有一定趨同性，和地理位置等環境因素有一定關係。例如中國最早食用辣椒的地區是雲貴地區，然後食用辣椒的習慣又傳入贛川渝地區，所以在這部分地區生活的人，食用辣椒的比例高一些。環境因素影響了當地整體的飲食習慣，但是人與人之間的飲食習慣差異，則受到家庭影響更多。

例如有肥胖、代謝問題的人，他所在家庭的飲食習慣會趨同，形體也類似。我們可以藉由食物獲得健康，也可能因為長期不合理的飲食結構損害健康。

8.1 食物同人類一樣在「進化」

我們現在吃的食物，和我們祖先吃的食物差異巨大，現代人的飲食結構在人類歷史上可以說是「絕無僅有」的，甚至和我們父母那一代的飲食結構（20世紀60—80年代）都有很大的差別。從某些角度上來說，食物同人類一樣在「進化」，我們影響著食物，食物也影響著我們。

我個人將人類飲食結構的變遷分為4個階段，分別是舊石器時代、新石器時代、農業文明、現代。

在舊石器時代，人類祖先吃純天然食物，狩獵成功後才有肉吃，大部分時間是吃素的，主要吃野果。他們無法以肉食為主的一個原因是，狩獵有一定的難度，同時食物沒有辦法儲存，畢竟這個時期炊具還沒有普及。由於技術的落後，在舊石器時代生活的祖先也沒有吃過加工食品，也沒有馴化任何食物。

到了新石器時代，人類祖先已經懂得用火來烹熟食物。中國關於火的起源就有「燧人氏」的說法，燧人氏不僅會用火，還會製作工具、炊具，初步掌握了馴化動物和植物的能力。

儘管中國農業文明（農耕為主）有幾千年的歷史，但從整個進化史來說，幾乎是滄海一粟。進入農業文明時期，人類祖先整體以農耕為主，並且對食物的大量馴化也發生在這個時期，飲食結構中碳水化合物增加。

我們比較熟悉的就是現代飲食了，如果用一個詞來總結現代飲食的特點，那就是「超加工」。嚴格來看，人類歷史上吃食物的時間最短，可能還超不過三代，加上吃碳水化合物的農業文明只有幾千年，相比之下沒有馴化植物、動物的飲食階段占了人類進化史九成以上的時間。所以我們現在的生活環境和祖先的有著巨大的差異。營養學研究的是人與食物的關係，現代人獲取食物的方式是祖先無法想像的。

我們面對食物的感覺和祖先乃至父輩有著天壤之別，食物不再單純地讓我們獲取熱量。由於透過食物獲取熱量變得簡單，而縱觀整個人類進化史，也沒有哪個階段像現代一樣如此方便地獲得食物，方便到我們足不出戶就可以買到高熱量的食物。因此很多人面臨著各種代謝類疾病和心腦血管疾病。那麼這一切是如何發生的呢？食物是如何影響著我們，我們又如何影響著食物呢？

我們的祖先還處於四足行走階段的時候，吃的是原生態、純天然的東西，後來一部分「人」開始站立尋覓食物，用雙手製造工具，身體為了適應環境也得到了進化。

那時主要是透過肉類獲取脂肪和蛋白質，透過野果和蜂蜜獲取碳水化合物（膳食纖維）。隨後一些偶然現象的發生（例如雷電造成的森林火災），我們的祖先不再茹毛飲血，他們嘗到了「燒烤」的味道，火的出現加速了人類文明的演進。

火的運用是人類祖先實踐的結果，火除了帶來光明之外，也讓食物變得更好消化、吸收，並且延長了食物的儲存時間，不要小看這一點，因為烹熟的食物更好咀嚼、消化和吸收。所以人類在漫長的進化過程中，下頜骨變小、牙齒減少，消化道也進化得更短，消化食物的能力增強，這都源於食物的烹熟。

後來，我們的祖先開始馴化動物和植物，這使得食物獲取相對來說更容易、穩定，同時把人類歷史推向了農業文明時代。人類祖先為了更好地獲取食物，人工干預了大部分農作物、家禽的生長等，這就是馴化食物的過程，農耕文明的出現離不開對食物的馴化。

8.2 馴化食物

　　我們今天所認知的乳牛、五穀雜糧都是人工馴化的結果。如果一味遵循大自然規律，那麼我們今天吃的絕大多數食物都是不存在的。

　　以常見的玉米為例，如果把玉米的「祖先」蒸熟了（如果能蒸熟的話）端到你面前，你肯定會認為這是一個殘次品，它的外形怪異。如果不加以人工干預，今天的玉米可能根本不存在。

　　野生玉米有個特點，可食部分的顆粒很少，顆粒被一個堅硬的外殼包裹著，這層外殼對人類來說是吃到野生玉米粒的障礙。

　　今天的玉米中也有這層「殼」，只是沒有像野生玉米粒那樣堅硬難食。如今你啃玉米時，塞進牙縫中的那些半透明的東西，就是玉米被馴化後的「殼」。

　　對於玉米祖先來說，長殼是其生存之道，但這並不利於人類祖先。就像人類也會因為基因突變而患上疾病一樣，玉米祖先也會面臨基因突變，例如外殼變得脆弱或者玉米粒暴露。

　　如果遵循自然規律，這些基因突變的玉米祖先會因為較難在野外存活而最終被淘汰掉，但人類祖先因為它容易剝落的外殼而集中採集，在人類的呵護（干預）下，本有可能被淘汰的品種得以繁衍下去，過程中還有人類不斷地改良選種、栽培。人類祖先對食物改良的原動力很簡單——為了更容易食用。

　　不光是玉米，小麥、水稻都是人類最終干預、馴化的結果，除了主食之外，還有我們熟悉的蔬菜、水果，如西瓜。我們可以從義大利畫家喬瓦尼·史坦奇的油畫裡一探西瓜以前的樣子。

　　不難發現，當時的西瓜皮厚，瓜瓤少而空，可食部分很少，這樣的西瓜在今天肯定賣不出去，但按照「天然食物」的標準，這種西瓜肯定是純天然的。

　　我們熟知的胡蘿蔔也是如此，如

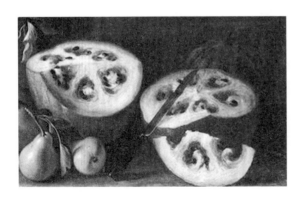

果你看到野生胡蘿蔔，肯定會誤以為那是人參，因為它可食用部分很少，顏色也不是我們熟知的橘黃色。

我們今天吃的絕大多數家畜、家禽，也都是人類馴化的結果，它們的形態和其祖先大不相同。

在人類進化的歷史中，食物是人類生存的根本。食物影響著人類，人類也透過馴化的方式影響著食物，那些被我們改變的食物，也同時改變著我們，甚至我們和這些馴化物種的關係是相互依存的，沒有它們的存在，大部分人將會因為無法攝入充足的熱量而死亡，而沒有了人工的養殖，大部分被馴化的農作物和動物在野外都無法存活。

8.3 我們活在人類歷史上食物資源的巔峰時期

人類和食物的關係大致分為以下幾種。

第一種：生活在舊石器時代的人類祖先，因為靠天吃飯，周圍環境所能提供的食物資源是不固定的，他們每天最重要的一件事就是尋找食物，所以花費在食物上的時間成本很高。

第二種：到了新石器時代，火、狩獵工具和炊具的出現，使得獲取食物的時間成本降低。懂得狩獵和烹熟食物的人類祖先，因為獲取食物更安全，而且吃熟食也會降低食物中毒的風險，同時也更好消化和吸收，因此壽命也會增加。

第三種：農業文明出現以後，人類開始馴化食物，獲取食物變得更方便，而且人類祖先開始「按勞分配」，工作效率提升，這才有更多的時間用於農業文明的發展。

但這個時期食物依舊是稀缺資源，這可能是現代人無法理解的，我們可以從古詩《憫農》中讀出祖先對食物的敬畏，但卻難以體會這種感情，因為我們生活在第四種狀態當中，即食物資源異常豐富，獲取食物時間成本在人類歷史上最低。

在現代，除非偏食或者膳食結構不合理，否則不大可能出現營養不良的情況，我們獲取食物變得簡單，而且成本低。絕大多

數人類祖先長期飽受飢餓的折磨，以中國為例，在長期的封建社會中，由於人與人之間明顯的階層劃分，所以衣食無憂對不少人來說是一種奢望。

封建社會中的大部分人日食三餐就是最高的追求，而食不果腹的人能吃一頓飽飯就很滿足了，要知道食不果腹的人幾乎占了整個社會的三分之二甚至更多。

從食物的豐富性和獲取的容易性來看，生活在今天的人們是幸福的，因為我們處於食物資源豐盛的年代，我們所需的所有營養素都可以低價的方式獲得，這也讓人類的壽命延長。但同時各種代謝類疾病、慢性病和心腦血管疾病也相伴而生，這些都與食物和生活方式有著緊密的關係。

8.4　古代也有營養學

儘管「營養學」這個名詞產生於現代，可實際上從人類馴化動物、植物開始，到早期人類祖先透過實踐總結經驗，營養學的雛形一直在構建、完善中。

孔子對食物的見解就很符合現代營養學的一些基礎認知，例如《論語・鄉黨》中就有這樣的記載：「肉雖多，不使勝食氣。」這裡的食氣指的是五穀雜糧，也就是主食，孔子認為吃肉要適量，總量不要超過主食（和蔬菜），這與現在主流的營養觀念也是相符的。

你可能會想，主流營養學觀念不是減少主食（碳水化合物）嗎？這裡需要簡單解釋一下，雖然都是主食，但是現代人攝入的大多為超加工食物，而孔子生活年代的主食是粗糧。

孔子的營養學觀念還有很多，例如「食不厭精，膾不厭細」，這裡的精並不是指細糧，而是指食物的烹飪方式應該精細、繁雜一些。古代是沒有冰箱的，食物儲存條件也無法和現代相比，所以烹飪加工得繁雜一些有助於食品安全。孔子在食品安全問題上也有獨到見解，例如「失飪不食」，也就是說食物要熟了之後再吃，半生不熟的不要吃；「不時不食」則反映了食物要

在合適的時節吃，也有人解讀為過了吃飯的時間就不要進食了。

我們今天都知道吃飯不宜過飽，例如主流的觀點認為七分飽就好，其實類似的觀點孔子早就提出過。《論語·學而》中記載「君子食無求飽，居無求安」，《論語·陽貨》中則記載「飽食終日，無所用心，難矣哉」。孔子認為，每天吃得過飽，無所事事，只懂得享受安逸的人，很難有大的作為。營養學研究中發現，吃得過飽容易讓大腦供血減少，從而產生困倦感，進而影響工作。

不論在什麼年代，營養學始終研究的都是人與食物的關係，中國「古代營養學」最早可見《黃帝內經》，例如素問篇中記載：「五穀為養，五果為助，五畜為益，五菜為充，氣味合而服之，以補精益氣。」

根據今天的營養學觀點解讀，距今兩千多年的《黃帝內經》和現在的《中國居民膳食指南》在「合理膳食」建議上差別不大，甚至古人的飲食更為「健康」，因為他們近乎吃不到超加工的糧食，所以這五穀都是粗糧，粗加工的好處在於保留了大部分的營養素，五果則是維生素和膳食纖維的主要來源，它們和五菜共同提供了現代人十分缺少的膳食纖維，五禽則是優質蛋白質和脂肪酸的來源。

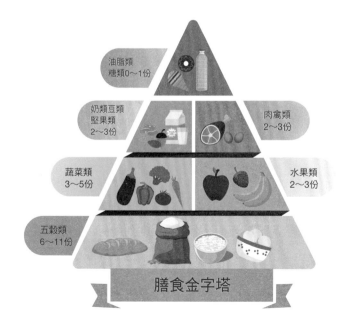

油脂類
糖類0～1份

奶類豆類
堅果類
2～3份

肉禽類
2～3份

蔬菜類
3～5份

水果類
2～3份

五穀類
6～11份

膳食金字塔

上頁圖是《中國居民膳食指南》中，針對現代人的「營養金字塔」，對比《黃帝內經》中的描述，是否十分相似？只不過古代人是用養、助、益、充來描述食物關係及食量。

我們正生活在人類歷史上食物資源最豐富的時代，我們獲取食物的方便程度是古代人所無法想像的。不管是先賢孔子，還是《黃帝內經》或者今天的《中國居民膳食指南》都在研究人與食物的關係，目的都是讓人們生活得更健康。

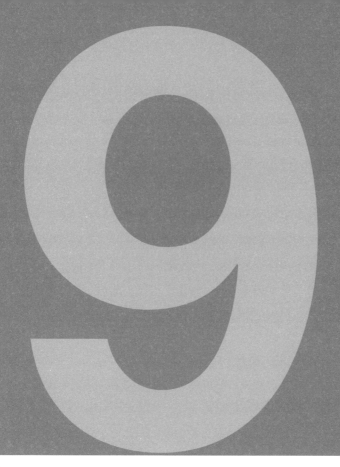

第9章

食物在體內的旅行

　　你吃進去一塊牛肉，但你身體上長不出牛肉，這是因為身體透過消化道與消化液，把它分解成可利用的分子之後，再進行利用。蛋白質要在蛋白酶的作用下分解成胺基酸，脂肪要在脂肪酶的作用下分解成脂肪酸，碳水化合物要在澱粉酶的作用下分解成葡萄糖，只有這樣身體才可以吸收、利用。本章將詳細介紹食物進入口腔之後在人體中的一系列奇妙旅程。

9.1　食物消化、吸收和利用是不同概念

我們通常會把消化吸收利用放在一起說，但消化、吸收和利用是不同的概念。舉個例子，麵條主要提供的營養素是碳水化合物，雖然現在我們還沒有講到碳水化合物，但是你可以想像一下：成百上千個葡萄糖手把手，最後組成了麵條，而讓這些葡萄糖「鬆開手」的物質就是消化酶（例如澱粉酶），「鬆開手」的過程就是澱粉（多醣）分解為葡萄糖，只有分解成葡萄糖我們才能利用，而澱粉變成葡萄糖的過程叫「消化」。

變成葡萄糖後，身體就可以「識別」它，讓它透過消化道黏膜上皮細胞等途徑進入血液循環，這一過程叫「吸收」。

人體最終將這些營養物質用於供能、生長發育、構成機體組織的生理過程叫「利用」。

至於那些不能被吸收的食物殘渣、水和代謝廢物等最終隨著消化道末端排出體外，這個過程叫「排遺（排便）」。

消化過程一般分為3種，分別是物理消化、化學消化和微生物消化。

物理消化指的是把食物研磨碎，比如用牙齒把食物咀嚼碎，這就是物理消化，同時消化道在不斷地蠕動收縮，把食物從胃推向小腸，這也是物理消化。

化學消化指的是人體內各種消化酶把大分子的營養素分解成可利用的小分子。如果部分消化酶罷工，那麼透過食物攝入的營養素則不能被充分吸收利用，進而變成殘渣後直接排出體外。有些減肥產品的設計原理就是如此，你可以理解為干擾消化酶的正常工作。

微生物消化指的是腸道內的微生物對食物中的營養物質進行發酵的過程，主要發生在大腸，也是「屁」產生的階段之一，同時這些微生物也影響著腸道的健康以及糞便的顏色。

9.2　從口腔出發！食物的旅行正式開始

人的消化系統由兩大部分組成，分別是消化道和消化腺。

如果把食物在體內的旅行比喻成坐公車，那麼消化道的始發站就是口腔，終點站就是肛門。

• 口腔

食物旅行的起點是口腔，在舌頭和牙齒的完美配合下，食物被研磨成碎的食團。很多人往往會忽略這一步，其實這一步尤為重要。食物如果在這裡的初加工就很粗糙，那麼大的食團在接下來的旅行中無法被很好消化，這會影響食物的吸收利用，最終只能變成殘渣被排出。排出之前這些殘渣還有可能在大腸內發酵，產生屁。所以如果你經常狼吞虎嚥，那麼應做出改變，將食物咀嚼成粥狀再下嚥。

咀嚼食物的時候，口腔會分泌一些唾液，對食物起到潤滑的作用，同時唾液中的澱粉酶也可以初步分解一些碳水化合物，並且唾液也會說明舌頭分辨出各種滋味，刺激食欲，這一作用也可以讓我們辨別出食物的新鮮程度。

當食物被研磨成食團之後，在口腔中的最後一步就是吞嚥，這時有兩條路可以選擇，一條是進入肺，另一條是進入食道。顯然前者是危險的，所以在本能條件反射的作用下，通向喉頭的路會被封死，食物順利進入食道。

• 食道

食道全長約25公分，食團經過食道約7秒，但食道並不是直的，也不是寬度均勻的管道，有3個狹窄的地方容易滯留食物，這些地方也是食道癌易發部位，所以再次強調——細嚼慢嚥。

• 胃

食團通過食道進入胃，這是人體消化道內膨脹空間最大的部位，總容量為1000毫升到3000毫升。在食團進入之前，胃甚至可以縮成管狀，當一定數量的食團進入以後，胃就會脹大。胃具有儲存和初步消化食物的功能。

食團進入胃以後，經過胃的機械性蠕動逐漸和胃液混合，混合胃液的食團叫食糜。

空腹時分泌的胃液很少，從看到、碰到、咀嚼食物，一直到吞嚥食物（也就是進食），胃液大量分泌（受到食物的刺激）。

胃液的主要成分是胃酸，其中的鹽酸主要作用是殺菌，同時維持胃內的酸性環境，並且可以初步分解一些蛋白質，因為胃酸會啟動胃蛋白酶。而蛋白質的消化、吸收主要發生在小腸內。

食物通過胃的速度是不同的，這取決於營養成分。一般來說，碳水化合物通過胃的速度要比蛋白質和脂肪更快（脂肪最慢），水則可以直接通過胃抵達小腸。所以不同食物帶來的飽腹感也有差異，混合食物（蛋白質、碳水化合物和脂肪）在胃內排空的時間為4～6小時。

• 小腸

小腸長度為5～7公尺，食糜在小腸內經過時間最長。食糜在小腸內停留的時間依舊和食物的營養成分相關，但我們一般吃的都是混合性食物，其在小腸內停留的時間是3～8小時。這段路的起始點在幽門（胃與十二指腸的連接處），然後是十二指腸、空腸和迴腸。總之，小腸是食團消化吸收的重要場所。

小腸黏膜上具有環狀褶皺和大量的絨毛、微絨毛，整個吸收面積可達200～500平方公尺，食團在小腸內停留的時間有3～8小時，所以吸收也是充分的。

小腸之所以成為食團消化吸收的重要場所，是因為小腸可以機械性地蠕動消化食物，並且小腸會分泌胰液、膽汁和小腸液，而胰液和小腸液則提供了大量的消化酶，膽汁則可以乳化脂肪，幫助脂肪更好地消化吸收。

• 大腸

食物旅行中，一些未被消化吸收的代謝廢物最終通過大腸各奔東西，這段消化之旅總長約為1.5公尺。大腸內的運動基本分為3種，收縮、蠕動和排泄。大腸內還有大量常駐細菌，在它們的幫助下，食團慢慢被轉化成糞便。

這些細菌會影響糞便的顏色、氣味，有些食團則會在它們的影響下產生氣體。而大腸末端所連接的是食物旅行的終點站──肛門。

這裡要額外介紹一下糞便。簡單觀察糞便的模樣，也可以側面了解食物消化吸收情況。正常的大便應該是成形的，條狀為

佳，顏色為黃色、黃褐色、褐色，蛋白質（肉類）攝入增加時，顏色會變深，傾向於黃褐色或者褐色。

最後簡單了解消化食團的「職能部門」——胰臟和肝臟。

胰臟和肝臟幾乎承擔了食物在體內旅行中消化吸收的所有「項目」。

胰臟位於十二指腸附近，主要分泌消化液以及胰島細胞，這些胰島細胞可以產生胰島素、升糖素，然後通過胰臟進入小腸。

肝臟除了肝之外還有膽囊和膽管，肝參與人體內大部分的代謝過程。食團分解出營養素，很多都需要從肝開始，再到其他地方。肝細胞會刺激分泌膽汁，幫助脂肪和脂溶性維生素的吸收。

9.3　是否可以長期把食物打成漿（流食）來喝

人的消化系統容量有限，有些職業健美運動員會把食物用料理機打成漿食用，但一般都作為加餐（他們為了維持體形，需要少食多餐），並且他們不是每餐都吃流食。

對於大部分人來說，進食既可以補充營養，也可以幫助自己放鬆。但一小部分人對進食這一行為沒有什麼好感，覺得吃飯很麻煩。我早期從事工作時，一部分人問我是否可以把雞胸肉和米飯用料理機打碎後喝掉，當時我以為這只是個案，後來發現持有這樣想法的人不少，尤其是自媒體興起以後，差不多每週都會有健身愛好者詢問我是否可以這樣吃。

詢問這個問題的一部分人是真的覺得吃飯很麻煩，這樣吃很省事；另一部分人則是想了解以這樣的方式是否更有利於營養的吸收。

用料理機把食物打碎，或者只吃流質狀的補劑，對於消化系統來說省略了牙齒的工作，去掉了咀嚼這一過程，對於腸胃來說無疑減少了工作量。如果偶爾採用這樣的方式補充營養是沒有什麼大問題的，長期幾個月也不會有大礙，但是長久執行這樣的飲食方案，風險未知，因為相關的研究有限，而且人類歷史上也沒

有省去咀嚼過程的進食方式。

　　流食的特點是更好消化吸收，這樣的飲食方案常見於一些消化系統術後康復階段中，換句話說，這是特殊情況下保持營養攝入的一種方式，並不適合長期執行。畢竟我們對食物的感知要透過口腔咀嚼，這個時候消化道與消化液才會工作。所以如果你不是職業健美運動員（賽季體重90公斤以下），我不建議以這樣的方式進食。

10

認識營養標示

了解食物，包括了解食物的營養價值，而了解營養價值主要有兩個途徑。一是透過查詢APP或者營養書籍得到關於食物的營養資訊。例如衛福部的「食品營養成分資料庫」網頁裡（https://reurl.cc/0d9erM），介紹了台灣絕大多數人吃的食材，可以從中輕鬆地查詢食物的熱量、蛋白質、碳水化合物、脂肪、維生素、礦物質和胺基酸含量。二是透過查看食物的營養標示。本章就要告訴你如何認識食物的營養標示。

小到你點外賣時送的果汁，大到各種價格不菲的保健品，這類被廠商預先定量包裝好的食品都叫「包裝食品」。如果你詳細觀察包裝食品的背面，就會發現營養標示以及成分表，這是本章著重講的內容。

10.1　看營養標示有用嗎

　　你若想了解食物的營養價值，可以翻看食品包裝背面的營養標示和成分表。不管食品廠商把食品設計得多麼精美，營養標示和成分表揭示了食品的本質。

　　營養標示和成分表是食物核心，如今發生的很多食品糾紛，都與人們對營養標示的不重視有關。

　　食品工業的發展讓食物種類呈現多樣性，面對眾多營養種類，每個人都應該知道自己到底吃了什麼。

　　我們天生對鹽、脂、糖有著好感，可毫無節制地攝入後，會增加患高血壓、糖尿病這類代謝類疾病的風險。營養標示並不是一個擺設，並且營養標示表和成分表幾乎是每個國家強制要求食品包裝標注的。台灣《包裝食品營養標示應遵行事項》就規定，除了極少數包裝食品不用強制寫明營養標示表之外，剩下的幾乎都是強制性地必須寫明。從健康角度來說，現代人應該養成看營養標示的習慣。

營養標示的小歷史

　　1985年，國際食品法典委員會（Codex Alimentarius Commission，CAC）開始了食品營養標示規範化的進程，中國於1984年加入了CAC。

　　CAC由聯合國糧食及農業組織（Food and Agriculture Organi-zation of the United Nations，FAO）和世界衛生組織（World Health Organization，WHO）共同建立，其主要目的是保障消費者的健康，同時確保食品貿易的公平，並且負責協調國際食品標準。

可以這麼說，我們今天在營養標示上看到的一切內容都和CAC有關。

10.2　少數食品不強制標示營養標示

生鮮食品，例如生肉、生魚、禽蛋、生蔬菜、水果等，是不用強制標注營養成分的，但這並不影響你了解它們的營養價值，因為很容易查詢到，例如一個雞蛋通常重量是50公克，它的蛋白質含量是6公克。

台灣得免營養標示之包裝食品規定：

一、依食品安全衛生管理法（以下簡稱本法）第二十三條規定訂定之。

二、未有營養宣稱之下列包裝食品，得免營養標示：

（一）飲用水、礦泉水、冰塊。

（二）未添加任何其他成分或配料之生鮮、冷藏或冷凍之水果、蔬菜、家畜、家禽、蛋、液蛋及水產品

（三）沖泡用且未含其他原料或食品添加物之茶葉、咖啡、乾豆、麥、其他草木本植物及其花果種子。

（四）調味香辛料及調理滷包。

（五）鹽及鹽代替品。

（六）其他食品之熱量及營養素含量皆符合「包裝食品營養標示應遵行事項」得以「0」標示之條件者。

前項所列食品，如提供營養標示，應依本法第二十二條規定辦理。

三、非直接販售予消費者之食品及食品原料，得免營養標示。

10.3　糖、脂、蛋，營養標示上的熱量來源

營養標示上的內容並不複雜，通常包括下列內容。

含量：大部分營養標示的是100公克或者100毫升的營養成

分，但有些產品則標示一份的含量，例如薯片、玉米片通常標示的就是一份的營養價值。所以消費者不僅要看一份的含量，還要看產品的淨重。例如100毫升牛奶的蛋白質含量是3公克，一瓶牛奶250毫升，那麼它的蛋白質含量就是：3公克×2.5＝7.5公克，熱量、碳水化合物、脂肪、鈉等也都要參考淨含量來計算。

熱量：通常會以大卡（kcal）來表示熱量。大卡（kcal）又被稱為千卡或卡。

食品標籤上熱量單位的標誌是強制性的，所以進口食品的中文標籤上必須以大卡為單位標誌熱量。

蛋白質、脂肪、碳水化合物都是食物熱量的主要來源，當我們得知食物的蛋白質、碳水化合物、脂肪含量的時候，就可以計算出食物的熱量。

還記得前面提到的CAC嗎？它提出了食品營養標示中的能量計算係數。

碳水化合物和蛋白質為4大卡／公克。

脂肪為9大卡／公克。

例如××食品A的營養成分如表10.1所示，那麼熱量490大卡是怎麼得到的呢？實際上就是蛋白質、脂肪、碳水化合物的能量相加。

表10.1　××食品A的營養成分

項目	每100公克	NRV
熱量	490大卡	24%
蛋白質	4.2公克	7%
脂肪	44公克	73%
碳水化合物	19.2公克	6%

熱量489.6大卡實際是透過蛋白質、脂肪和碳水化合物的能量計算係數（見表10.2）得來的。

能量計算係數其實很簡單，1公克脂肪的熱量是9大卡，1公克蛋白質或碳水化合物是4大卡。

根據表10.1中脂肪、蛋白質、碳水化合物的含量來算，脂

表10.2　能量計算係數

1公克碳水化合物的熱量	相當於4大卡
1公克蛋白質的熱量	相當於4大卡
1公克脂肪的熱量	相當於9大卡

肪提供的熱量＝44×9大卡＝396大卡，蛋白質提供的熱量＝4.2×4大卡＝16.8大卡，碳水化合物提供的熱量＝19.2×4大卡＝76.8大卡，再將3個結果相加，396＋16.8＋76.8＝489.6，四捨五入以後的結果就是490大卡。

　　此外，酒精的能量計算係數為7大卡／公克，有機酸的能量計算係數為3大卡／公克。

10.4　能量和營養的「密度」──NRV

　　以中國的營養標示為例，除了營養素名稱、熱量（以千焦標示）以及每份含量之外，還有NRV，它通常以百分比（％）來表示。

　　NRV對攝入營養素的含量是有重要參考意義的。

　　什麼是NRV？

　　NRV是Nutrient Reference Values的首字母縮寫，譯為營養素參考值，是比較食品營養成分含量多少的參考標準，是消費者選擇食品時的一種營養參照尺度。營養標示中營養成分可以用每100克（毫升）或每份食品中的含量數值標示，也可以用營養成分占營養素參考值（NRV）的百分比表示。

　　××食品的營養成分如表10.3所示。

表10.3　××食品的營養成分

項目	每100克	NRV%
能量	119千焦	1%
碳水化合物	7.0克	2%

　　當你看到每100克該食品能量為119千焦（28.4大卡，1千焦=4.184大卡）時，可能感覺不到這對你來說意味著什麼，那

麼看後面的NRV％，1％意味著能量占參考值的百分比。

　　什麼是參考值呢？接著上面的例子說，假定你一天消耗2000大卡也就是8400千焦，那麼當你吃下100克××食品時，它提供的能量大約占你總能量的1％。

　　說到這就不難理解了，NRV相當於食物的「營養（能量）密度」。例如你在吃維生素，你並不清楚這些營養素占了你需求量的多少，這個時候看NRV％就清楚了。

　　制定NRV的標準是什麼？

　　首先，NRV並不是一成不變的，甚至每個國家制定的參考標準都會有區別，它依據的標準是該國居民膳食營養素推薦攝入量（Recommended Nutrient Intakes，RNI），以及適宜攝入量（Adequate Intakes，AI）。

　　換句話說，每個國家居民的飲食習慣不同，所以RNI和AI就有所區別，這也導致了建議攝入量的差異。

　　NRV以日消耗2000大卡為準，這一數值是怎麼來的？

　　中國當地早期制定RNI的時候，主要參考了美國的方法，其中的基礎代謝率（Basal Metabolic Rate，BMR）借鑑了美國的資料，當然這一數值並非拿來就用，而是依據了2002年中國居民營養與健康狀況調查結果，最終發現中國城鄉居民標準人日平均能量攝入值和美國一些地區的推薦值十分接近，所以中國制定NRV為8400千焦，約等於2000大卡。

　　同時，NRV參考時用的營養學標準為體重60公斤、輕體力勞動的成年男性。在這個基礎上，一天推薦攝入的熱量為8400千焦，也就是2000大卡。

　　除4歲以下的嬰幼兒食品和專用於孕婦的食品外，NRV適用於所有包裝食品的營養標示。

　　知道食物的營養素，如何計算出NRV％？

　　嚴格來說，NRV更適用於包裝食品，也就是我們在超市中買到的有完整包裝的商品，因為它們都是標準化生產出來的，每個產品的差異性不大。如果你是一名廚師，需要在制定健康餐時計算營養成分，那麼學習NRV％的計算則很有必要。那麼如何計算

營養素NRV呢？

我們可以透過簡單的公式來計算，NRV％的計算方式為：

$$NRV\% = X \div NRV參考值 \times 100\%$$

其中，X＝營養素的含量。

NRV參考值詳見表10.4，使用方法很簡單，用到哪個營養素就從中找出相對應的數值，然後套到公式中。

表10.4　營養素參考值（NRV）

營養成分	NRV	營養成分	NRV
能量*	8400千焦	葉酸	400微克DFE
蛋白質	60克	泛酸	5毫克
脂肪	≤60克	生物素	30微克
飽和脂肪酸	≤20克	膽鹼	450毫克
膽固醇	≤300毫克	鈣	800毫克
碳水化合物	300克	磷	700毫克
膳食纖維	25克	鉀	2000毫克
維生素A	800微克RE	鈉	2000毫克
維生素D	5微克	鎂	300毫克
維生素E	14毫克α-TE	鐵	15毫克
維生素K	80微克	鋅	15毫克
維生素B₁	1.4毫克	碘	150微克
維生素B₂	1.4毫克	硒	50微克
維生素B₆	1.4毫克	銅	1.5毫克
維生素B₁₂	2.4微克	氟	1毫克
維生素C	100毫克	錳	3毫克
菸鹼酸	14毫克		

*能量相當於2000大卡；蛋白質、脂肪、碳水化合物供能分別占總能量的13％、27％、60％。

下面讓我們實際操作一下，以勁辣雞腿堡為例，它的營養成分如下。

能量	能量	蛋白質	脂肪	碳水化合物	鈉	鈣
2143 千焦	**510** 卡路里	**22.8** 克	**26.4** 克	**44** 克	**1167** 毫克	**72** 毫克

圖片來源：中國麥當勞官網營養計算器

先看一下熱量，一個勁辣雞腿堡的熱量為2143千焦，熱量的NRV參考值8400千焦。

依據公式：X÷NRV參考值×100%。

計算過程為2143÷8400×100%≈25.5%，四捨五入以後等於26%。

也就是說，一個勁辣雞腿堡的熱量相當於建議攝入量的26%。

再看蛋白質，一個勁辣雞腿堡的蛋白質為22.8克，每日推薦攝入標準的蛋白質為60克。

22.8÷60×100%＝38%。

也就是說，吃完一個勁辣雞腿堡，就攝入了你一天所需蛋白質的38%。

其他營養素的NRV%計算留給各位讀者，在此不贅述。

為什麼我買的進口食品標示的不是NRV而是DV（每日推薦營養素攝入量）？

DV在美國和加拿大的包裝食品中較為常見，它是1994年由美國食品藥品監督管理局（FDA）提出並制定的，DV是Daily Values的首字母縮寫，本質上和NRV的意義並無大的差異。儘管美國和加拿大都用DV標示食品營養成分含量，但是數值並不完全相同，制定標準依舊是本國居民的膳食結構特點。

為什麼台灣食品營養標示表上的內容比較少？

目前為止，台灣相關的法規規定，強制標注食品熱量和核心營養素的方式是「1＋7」，也就是熱量（1）＋蛋白質、脂肪、飽和脂肪、反式脂肪、碳水化合物、糖、鈉（7）。

同時，標注蛋白質、脂肪等7個核心營養素的先後順序不可變換，並且字體要比其他營養素的字體更大一些。

在核心營養素標注方面，每個國家要求不同，例如美國標注的核心營養素就較多，採用「1＋14」的方式，相比於台灣的1＋7，增加了一些保護性營養素的細分項，例如維生素D、鈣、鐵、鉀、鈉等。核心營養素標示的多少並不是先進、落後的反映，它與該國居民的飲食結構特點、疾病與慢性病的突發率、營養均衡等相關。例如第2型糖尿病發病率高的國家，在食品包裝上標示各種游離糖的含量則很有必要。

10.5　營養標示表上的資料來源可靠嗎

對企業來說，營養成分含量的獲取方法包括直接檢測和間接計算。

如果選擇直接檢測，企業主要選擇國家標準規定的檢測方法，透過檢測產品直接獲得營養成分含量資料。

如果選擇間接計算，企業則利用原料的營養成分含量資料，根據原料配方計算獲得，或者是利用可信賴的食物成分資料庫，根據原料配方計算獲得。

相比於直接檢測，選擇間接計算的企業更多一些，因為原料檢測已經由原料供應商完成，包裝食品又是規範化生產的，所以間接獲取營養成分含量資料不是一件難事。

一些人對食品營養標示上的內容不是很信任。當然，確實有一些小企業的食品營養標示經常出現低級錯誤，例如熱量單位寫錯、未依規範書寫，或者小數點標錯等，但這樣的錯誤在具有一定規模的大企業中是很罕見的，因為一旦消費者發現這樣的錯誤標注，依據台灣衛生福利部食品藥物管理署「包裝食品營養標示應遵行事項」，可以善用「1919」專線進行食品相關疑問諮詢等。

那麼營養標示表上的資料與實際完全一致嗎？

實際上無法保證營養標示表上的資料與實際完全一致，考慮到目前食品加工製造中會有影響結果的因素出現，因此標示值有

一個允許的誤差範圍，詳見表10.5。

表10.5　食品營養成分標示值允許誤差範圍

食品營養成分	標示值允許誤差範圍
蛋白質、碳水化合物	80%～120%
熱量、脂肪、飽和脂肪、反式脂肪、膽固醇、鈉、糖	小於等於標示值之120%
膳食纖維、胺基酸、維生素（不包括維生素A、維生素D）、礦物質（不包括鈉）、其他自願標示營養素	大於等於標示值之80%
維生素D和維生素A	標示值之80%～180%

10.6　營養的來源——成分表

成分表中體現產品的原料、添加劑，而且添加劑是從多到少的順序排列的。

以可樂為例，每100毫升可樂的營養成分如表10.6所示。

表10.6　每100毫升可樂的營養成分

項目	每100毫升	營養素參考值NRV
熱量	43大卡	2%
蛋白質	0公克	0%
脂肪	0公克	0%
碳水化合物（糖）	10.6公克	4%
鈉	6毫克	1%

通常成分表會位於品名的下方，可樂的成分表如下。

成分表：碳酸水、高果糖糖漿、蔗糖、焦糖色素、磷酸、香料、咖啡因。

我們要結合營養標示表和成分表來看，營養標示表中主要有碳水化合物和鈉，因為蛋白質和脂肪都是0公克，所以不難推斷出43大卡的熱量主要由碳水化合物提供。

成分表中的原料、添加劑是按照添加量的多至少排列的，也就是說，添加最多的就是碳酸水，第二多的是高果糖糖漿，第三多的是蔗糖；同時若原料、添加劑為複方，則在其後加上括號，並按照添加量的多至少排列詳列成分。

在成分表中每一種添加劑都必須標示，除非添加劑的功能並沒有在最終產品中發揮作用。例如，某種配料a在加工過程中會添加酒精，但在最終成品中並不含有酒精，那麼它作為配料添加在其他產品中時不用標示酒精。所以回看營養標示表中的碳水化合物（糖）時，應該很清楚10.6克的糖源自高果糖糖漿和蔗糖。

碳水化合物後額外寫出糖，指的是添加糖，它也屬於碳水化合物，所以會在碳水化合物一欄中單獨寫出，如果沒有添加（成分表中沒有體現），則可以寫0公克。

對其他營養素也可以採用這樣的標注法，例如營養標示表中的脂肪，通常指的總脂肪（酸）的含量，在它下面還可以寫明脂肪酸的類型，例如飽和脂肪酸、不飽和脂肪酸、反式脂肪酸。

有些食品的成分後面會跟一些數字，如某進口食品的成分表如下：「水、全脂奶粉、奶油、檸檬黃129、白砂糖、鹿角菜膠407、關華豆膠412。」

成分後面的數字代表的是該添加劑的國際編碼，我們在生活中見到的包裝食品成分表中通常直接寫功能類型和國際編碼，例如檸檬黃是著色劑，它的寫法是著色劑129，而鹿角菜膠和關華豆膠是增稠劑，所以寫法通常是增稠劑407、增稠劑412。

最後，在食品中直接使用甜味劑、防腐劑、著色劑的，應當在成分表中的食品添加劑項下標注具體名稱。

10.7　高鈣、低脂、零熱量這些詞，商家可以隨便說嗎

低糖、無糖、高鈣，低脂等詞屬於商家聲稱的食品特徵，並不能隨意填寫，必須達到規定標準才可以，也就是必須符合《包裝食品營養宣稱應遵行事項》。

如某可樂包裝標注無糖、零熱量，那麼它的糖含量必須達到每100毫升小於等於0.5公克，每100毫升熱量必須小於等於4大卡（17千焦）。

也就是說，所有商家在包裝上寫明的產品功能，是引誘消費者消費的關鍵字，必須符合規定，否則就是違規的，表10.7至表10.15的參考資料為本書簡體中文版原書之資料，僅供參考。台灣相關具體參考資料可至https://reurl.cc/4d3K8Y，下載「包裝食品營養宣稱 應遵行事項 中文版」詳加參考。

請注意：表10.7至表10.15中關於聲稱功能的準則不適用於嬰兒配方食品和保健食品。

表10.7　熱量

項目	聲稱方式	含量要求	限制性條件
熱量	減少熱量	與基準食品相比減少25%以上	基準食品應該為消費者熟知的同類食品
	低熱量	小於等於170千焦／100克固體 小於等於80千焦／100毫升液體	其中脂肪提供的能量小於等於總能量的50%
	無熱量	小於等於17千焦／100克固體或者17千焦／100毫升液體	

表10.8　蛋白質

項目	聲稱方式	含量要求	限制性條件
蛋白	低蛋白質	來自蛋白質的能量小於等於總能量的5%	總能量指的是每100克（或每100毫升）或每份
	蛋白質來源或含有蛋白質	每100克固體蛋白質的含量大於等於10%NRV 每100毫升液體蛋白質的含量大於等於5%NRV或者每420千焦的蛋白質的含量大於等於5%NRV	
	高、或富含蛋白質	每100克固體蛋白質的含量大於等於20%NRV 每100毫升液體蛋白質的含量大於等於10%NRV 第420千焦的蛋白質的含量大於等於10%NRV	

表10.9　脂肪

項目	聲稱方式	含量要求	限制性條件
脂肪	低脂肪	小於等於3克／100克固體 小於等於1.5克／100毫升液體	
	減少脂肪	與基準食品相比減少25%以上	基準食品應該為消費者熟知的同類食品
	脫脂	液態奶和優酪乳：脂肪含量小於等於0.5% 奶粉：脂肪含量小於等於1.5%	僅指乳品類
	無脂肪或者不含脂肪	小於等於0.5克／100克固體或者0.5克／100毫升液體	
	低飽和脂肪	小於等於1.5克／100克固體 小於等於0.75克／100毫升液體	1. 指飽和脂肪及反式脂肪的總和 2. 其提供的能量占食品總能量的10%以下
	無飽和脂肪或者不含飽和脂肪	小於等於0.1克／100克固體或者0.1克／100毫升液體	指飽和脂肪及反式脂肪的總和
	瘦	脂肪含量小於等於10%	僅指畜肉類和禽肉類
	無或不含反式脂肪	小於等於0.3克／100克固體或者0.3克／100毫升液體	

表10.10　膽固醇

項目	聲稱方式	含量要求	限制性條件
膽固醇	無膽固醇或者不含膽固醇	小於等於5毫克／100克固體或者5毫克／100毫升液體	應同時符合低飽和脂肪的聲稱含量要求和限制性條件
	低膽固醇	小於等於20毫克／100克固體 小於等於10毫克／100毫升液體	
	減少膽固醇	與基準食品相比減少25%以上	基準食品應該為消費者熟知的同類產品

表10.11　碳水化合物

項目	聲稱方式	含量要求	限制性條件
碳水化合物	減少糖	與基準食品相比減少25%以上	基準食品應該為消費者熟知的同類食品
	低糖	小於等於5克／100克固體或者5克／100毫升液體	

項目	聲稱方式	含量要求	限制性條件
碳水化合物	無糖或者不含糖	小於等於0.5克／100克固體或者0.5克／100毫升液體	
	增加或者減少	與基準食品相比增加或者減少25%以上	基準食品應該為消費者熟知的同類食品
	低乳糖	乳糖含量小於等於2克／100克或者2克／100毫升	
			僅指乳品類
	無乳糖	乳糖含量小於等於0.5克／100克或者0.5克／100毫升	

注：表10.11中的糖指添加的糖，如白砂糖、蔗糖。

表10.12　鈉

項目	聲稱方式	含量要求	限制性條件
鈉	低鈉	小於等於120毫克／100克或者120毫克／100毫升	符合「鈉」聲稱的聲稱時，也可用「鹽」字代替「鈉」字，如「低鹽」、「減少鹽」等
	極低鈉	小於等於40毫克／100克或者40毫克／100毫升	
	零鈉、無鈉或者不含鈉	小於等於5毫克／100克或者5毫克／100毫升	

表10.13　礦物質（不包括鈉）

項目	聲稱方式	含量要求	限制性條件
礦物質（不包括鈉）	××來源或含有××	每100克中大於等於15%NRV，每100毫升中大於等於7.5%NRV，或者每420千焦中大於等於5%NRV	含有「多種礦物質」指的是3種或3種以上礦物質含量符合「含有」的聲稱要求
	高或者富含××	每100克中大於等於30%NRV，每100毫升中大於等於15%NRV，或者每420千焦中大於等於10%NRV	富含「多種礦物質」指的是3種或3種以上礦物質含量符合「富含」的聲稱要求
	增加或者減少礦物質（不包含鈉）	與基準食品相比增加或者減少25%以上	基準食品應該為消費者熟知的同類食品

注：××指的是其他礦物質。

表10.14　維生素

項目	聲稱方式	含量要求	限制性條件
維生素	××來源或者含有××維生素	每100克中大於等於15%NRV，每100毫升中大於等於7.5%NRV，或者每420千焦中大於等於5%NRV	含有「多種維生素」指3種或者3種以上維生素含量符合「含有」的聲稱要求
	高或者富含××	每100克中大於等於30%NRV，每100毫升中大於等於15%NRV，或者每420千焦中大於等於10%NRV	富含「多種維生素」指3種或者3種以上維生素含量符合「富含」的聲稱要求
	增加或者減少	與基準食品相比增加或減少25%以上	基準食品應該為消費者熟知的同類食品

注：××指的是各類維生素。

表10.15　膳食纖維

項目	聲稱方式	含量要求	限制性條件
膳食纖維	膳食纖維來源或者含有膳食纖維	大於等於3克／100克，大於等於1.5克／100毫升小於等於1.5克／420千焦	膳食纖維總量符合其含量要求；或者可溶性膳食纖維、不可溶性膳食纖維或者單體成分任何一項符合含量要求
	高膳食纖維或者富含膳食纖維或者膳食纖維的良好來源	大於等於6克／100克，大於等於3克／100毫升小於等於3克／420千焦	

　　不光是「多、少、增加、富含」這些詞的應用有準則要求，關於營養素的功能聲稱標準語也有規範，商家只能根據營養素的真實特性來描述，不可以為了增加產品賣點而違規描述。

　　營養素的描述應該要客觀地反映營養素的真實特性，換句話說，營養素描述從某一方面來說也是該營養素功能的科普，對於商家來說，這種功能宣稱既是約束，也是一種宣傳賣點。

10.8　賞味期限內的食品也有可能變質

　　逛超市的時候，我們經常會看到臨近賞味期限的食品在打

折，你肯定想過，臨期食品安全嗎？

有些消費者的想法很有意思，例如食品賞味期限到6月6日，那是否意味著過了6月6日24點，食品就無法食用了呢？為什麼有些時候購買的食品明明在賞味期限之內，卻出現了變質的情況呢？

讓我們釐清一下賞味期限的概念，食品的賞味期限指的是食品的最佳食用期，並且在最佳食用期之內，食品的生產企業對食品的品質負責。這裡的品質指的是品質和性狀，而保證品質和性狀的基礎則是該食品要符合生產企業標注的儲存條件（標籤中有明示）。

所以關於賞味期限必須釐清兩個概念，首先，賞味期限（保質期）的「質」並不是指食品變質，例如你購買的食品賞味期限為6月6日，那麼並不意味著在6月7日它就無法食用了（但是過期食品是不允許售賣的），只是這個時候，食品已經不處於最佳食用期，同時商家、廠商對食品品質的擔保失效。其次，賞味期限必須和存儲條件放在一起看，例如需要低溫保存的牛奶，如果不在廠商要求的低溫條件下儲存，那麼即便在賞味期限內，牛奶也極有可能變質。

不同的食品賞味期限也會有差異，賞味期限是由廠商制定的。你可能會想：「廠商制定賞味期限的話，那不是可以隨心所欲地寫賞味期限？」

當然，無法排除會有一些不良廠商這麼做，但是從賺錢的角度考慮，如果賞味期限寫得過長，那麼在賞味期限內食品出現品質問題的機率也會增加，廠商所面臨的被處罰的風險更大；如果賞味期限寫得過短，廠商則面臨食品滯銷的風險。

通常賞味期限的制定依賴「賞味期限試驗機」，其原理就是模擬食品的儲存條件，例如各種溫度、濕度環境，最終計算出食品的最佳食用期，這種試驗被稱為破壞性試驗，用此來模擬貨架期。所以賞味期限實際上和儲存環境有很大的關係，下次當你再看到某個食品的賞味期限時，不妨多留意它的儲存環境要求。例如需要低溫儲存的食品，如果在常溫下儲存，會很容易出現雖在

賞味期限內但無法食用的問題。

　　同時，食品的賞味期限也和流通環節有著很大的關係。一般來說，如果不考慮原料的運輸和儲存，那麼食品從食品工廠加工，到運輸分發給經銷商，到賣給消費者期間，運輸、存儲環境極有可能發生改變。

11

決定你體重的能量

從某些方面來說，在營養學中當我們提及熱量和能量時，其實表達的是同一個意思，只是單位不同，有些人習慣用卡路里表達熱量，用焦耳表達能量。

在更廣泛的領域，能量往往包含熱量，機械能、熱能、化學能等都是能量，當然熱量也是能量的一種。

如果用一句話闡述我們和能量的關係，那就是，我們從周圍的環境中攝取營養物質，然後經過體內各種酶的催化作用產生能量。部分能量用於合成自身組織，也就是組織吸收能量，同時體內營養物質也在釋放能量。本章我們主要來聊一聊那些決定你體重的能量。

11.1 為了獲取熱量，我們天生就愛吃

大部分人對健身的訴求基本可以概括為兩個關鍵字，一個是減肥，另一個是塑形（或增肌），這背後都和能量（熱量）有著千絲萬縷的聯繫。

我們一切生命活動都需要消耗熱量，儘管你感覺不到，但熱量卻時刻與你同在，直到生命的消亡。

當然，捏捏你肚子上的肥肉，你會觸摸到「能量」，它就是沒有消耗但儲存在體內的熱量，可能你覺得它影響美觀，但是對人類來說，貯存脂肪是生存的基本功能。其實，當我們攝入的能量大於支出的能量時，長胖是正常的。如果哪天你發現自己越吃越瘦，那麼有可能患了代謝類疾病。

前面講過食物的「進化」，而食物和人類是互相影響著「進化」的。你可能會苦惱自己對美食沒有抵抗力，但你要知道，很多人都是如此，你並不特殊。

就像前面說的，人類的祖先為了適應環境選擇了雙足行走，雙足行走就意味著解放了雙手，而適應環境本質上就是為了活下去，要活下去，還得尋找食物，後來人類的祖先還學會了將食物烹熟、使用工具、狩獵等。

人類消耗熱量的主要方式就是基礎代謝，而基礎代謝中腸道和大腦所消耗的能量又占了很大比例。解放雙手和製造狩獵工具之後，祖先獲取食物（熱量）變得容易了，尤其是學會烹煮食物後，祖先可以更有效地利用熱量。由於食物被更好吸收，腸道的長度也隨之改變（縮短），這樣就節省出了一部分能量（和時間）供大腦進化。

到了舊石器時代晚期，人類的大腦已經增大了3倍之多，儘管我們的大腦不是生物界中最大的，但腦重和體重之比是最大的。腦部進化讓人類可以更好地思考，當然也產生了更多的熱量消耗。嬰兒的腦部熱量消耗占基礎代謝一半之多，成年人每天腦部熱量消耗也占基礎代謝的20%左右。擁有思想正是人類和其他動物最大的區別，而為了維持這一功能，人類在進化過程中逐漸形

成了囤積脂肪的能力。想要讓大腦思考和更有效地工作，人類需要更多的脂肪，身體會把沒有利用完的熱量變成脂肪儲存起來。

　　所以我們的祖先在進化過程中面對環境的變化，為了獲取更多的熱量，選擇了站立；為了減少熱量消耗，逐步改變了行走方式；為了給大腦提供更多的熱量，選擇把利用不完的熱量轉化成脂肪。所有的一切都和熱量息息相關。

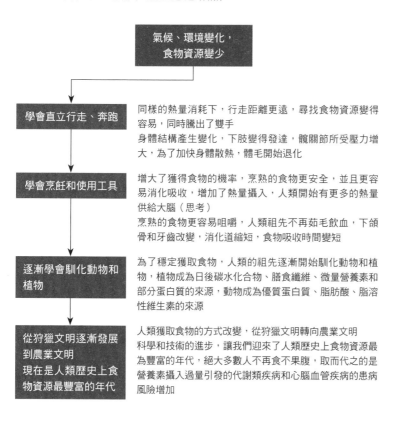

11.2　最長「待機時間」——基礎代謝

　　人體的能量代謝基本遵循能量守恆定律，人體透過攝入食物來獲取能量，同時能量也在被消耗。能量消耗的過程本質上是身體利用食物的化學能（三大供能物質），或者自身儲存的化學能（脂肪、糖原等），以產熱、做功的形式釋放能量的過程。

　　在理想狀態下，身體消耗的能量與從食物中獲取的能量是相

等的，這個時候達到了能量的平衡。實際上，很難做到能量收入與支出完全相等。

當從食物中攝入的能量大於身體消耗的能量，則表現為體重增加；從食物中攝入的能量小於身體消耗的能量，則表現為體重減少。

人一天的能量消耗主要與以下幾個部分相關：基礎代謝、活動量（體力消耗）、運動量以及食物熱效應。其中，對絕大多數人來說，基礎代謝占了能量消耗的大部分。

基礎代謝（Basal Metabolism，BM）是指維持人體基本生命活動所需的最低能量消耗。基礎代謝率指的是以單位時間、單位體表面積表示的基礎能量消耗。

對一般人來說，基礎代謝是一天中熱量消耗最多的部分。哪怕你每天定時去健身房運動，你運動產生的熱量消耗可能僅相當於基礎代謝的三分之一或者一半，所以基礎代謝是健康成年人一天當中主要的熱量消耗。

如果把人體比喻成手機，基礎代謝就相當於手機的最長待機時間。如果不使用手機，充滿電後靜置，直到電量耗盡，那麼從充滿電到電量耗盡這段時間，就相當於基礎代謝。所以你也可以這麼理解，基礎代謝相當於你一天什麼都不做的熱量消耗。

如果把「什麼都不做」細化，那麼它指的是一個人在清醒的狀態下，靜臥、空腹、思想放鬆，並且在適宜的溫度下，維持呼吸、心跳、體溫、腺體分泌、循環、肌肉緊張度等生理過程。這裡空腹指的是進食後12～14小時，適宜的溫度指的是18～25℃。

上述條件也是用科學儀器測量基礎代謝時所設置的條件。

11.3 如何知道自己的基礎代謝

比較可信賴的測量基礎代謝的辦法就是使用科學儀器，目前學界使用的測量方法主要分為直接熱量測量法和間接熱量測量法，這些科學儀器測量的結果相對準確，但由於檢測方式太費事，儀器和檢測成本過高，無法普及，其原理在此也不贅述。

常見的基礎代謝檢測機器是身體組成分析儀，其實這種機器測出的結果誤差也較大（原因後面有介紹），它利用的原理是生物電阻分析法。

人體內含有大量的水分，水是很好的導體，同時脂肪中幾乎沒有水，肌肉也是很好的導體，電流通過肌肉和脂肪時導電性是不一樣的，所以這類機器就可以據此推斷出關於你的很多資料，其中一些資料並不是測量出來的，而是透過身高、體重、年齡估算出來的。具體演算法和資料獲取方法，不同品牌的機器也有差異，所以這類基於生物電阻分析法的測量結果，僅僅是估算值。

我們也可以透過公式來估算自己的基礎代謝，而且相關公式很多，例如Schofield公式、Owen公式、H-B公式、Henry公式等，透過基礎代謝公式計算出的結果都只是相對準確的，只是基礎代謝預估值。

比較常見的基礎代謝預估公式是Schofield公式，這是WHO推薦的公式，中國營養學會建議以Schofield公式結果的95％為最終計算值。

表11.1為WHO推薦的Schofield公式。

表11.1 Schofield 公式

男性	計算公式
18～30歲	15.3×體重（公斤）＋679
30～60歲	11.6×體重（公斤）＋879
大於60歲	13.5×體重（公斤）＋487
女性	計算公式
18～30歲	14.7×體重（公斤）＋496
30～60歲	8.7×體重（公斤）＋829
大於60歲	10.5×體重（公斤）＋596

Schofield公式是目前較多地用於計算基礎代謝的公式，但在資料獲取中約有一半受試者是義大利的士兵，亞洲人的資料很少，這也造成了透過Schofield公式計算出的結果對亞洲人可能存在較大誤差。

有研究表明，透過Schofield公式計算得到的結果即便在修

正以後，也比實際測量結果高出10%左右。中國營養學會和一些相關試驗的結論顯示，誤差在5%～10%。

那麼有沒有適合中國人的基礎代謝計算公式呢？

毛德倩公式就是比較適合中國人的基礎代謝計算公式，其計算方法如下。

男：〔48.5×體重（公斤）＋2954.7〕÷4.184

女：〔41.9×體重（公斤）＋2869.1〕÷4.184

由於採集樣本的關係，這個基礎代謝公式僅適合20～45歲的人。

不管用哪個公式，基礎代謝的結果只是參考，我們可以透過不斷修正熱量攝入和支出的數值來減少誤差。總之，如果你在減脂，然而幾週下來體重反而增加了，則說明熱量攝入和支出的計算結果有問題。

對一般人而言，如果自身很少運動，那麼基礎代謝基本占一天當中熱量消耗的60%～80%。

以上主要介紹了基礎代謝的計算。現在假設有一個很少運動的上班族，男性，30歲，體重70公斤。根據上述公式，我們可以算出他的基礎代謝是1500～1600大卡，算上步行和工作，熱量消耗差不多在2000大卡。

因為假設的條件是他很少運動，所以如果體重增加，那麼表明他透過飲食攝入的熱量超過支出的熱量，這個時候他支出的熱量絕大部分來自基礎代謝，剩下的部分主要來自日常活動。

普通人或非健身人群很難達到運動員的熱量消耗。普通人如果每日工作6小時，在工作期間幾乎是不動的，而對於職業運動員來說，這6小時幾乎都在運動。健身愛好者與普通人相比，每週多運動了幾小時，熱量消耗相比普通人來說增加了一些，但依舊與職業運動員有很大的差距。職業運動員因從事的運動項目不同，訓練的方法千差萬別，例如以力量、爆發力訓練為主的舉重運動員和以耐力訓練為主的馬拉松運動員，在同樣的訓練時間內，馬拉松運動員可能消耗的熱量更多。因為投入在運動上的時間存在差異，訓練項目存在差異，所以運動消耗也就存在差異，這本質

上是身體活動等級（Physical Activity Level，PAL）存在差異。一般來說運動員一天運動產生的熱量消耗在1000～2000大卡，這已經是普通人基礎代謝的一半甚至更多。以耐力訓練為主的項目的運動員的熱量消耗更驚人，有研究發現一些運動員每日熱量消耗中基礎代謝僅占 38%～47%，有些運動員甚至可以小於20%。

11.4　什麼因素會影響基礎代謝

- 體表面積。基礎代謝率與人的體表面積成正比。
- 性別。在同一體表面積下，男性的基礎代謝率普遍略高於女性。

- 激素（荷爾蒙）多寡。男女基礎代謝率的差異一部分是因為分泌的激素不同，男性主要分泌雄激素，而女性則主要分泌雌激素。有些激素對基礎代謝率的影響是很大的，例如腎上腺素可以提高基礎代謝率。除此之外，還有甲狀腺激素，甲狀腺激素分泌過多，甲狀腺功能亢進（也就是甲亢）可以讓基礎代謝率明顯提高，甲狀腺激素分泌減退則會降低基礎代謝率。垂體激素透過調節其他激素也可以間接影響基礎代謝率。有些激素則會降低基礎代謝率，例如正腎上腺素。
- 去脂體重（FFM）。男女基礎代謝率的差異，除了和體表面積和激素多寡相關之外，還和去脂體重相關。男性的肌肉量普遍多於女性，一部分原因是雄激素會刺激肌肉的增長（肥大），這也直接導致男性的體表面積大於女性。

有研究表明，即便控制了去脂體重和脂肪，女性的基礎代謝仍低於男性大約100大卡，只有在70～79歲的老年組中沒有顯現差異，也就是說老年人在控制去脂體重和脂肪以後，男女之間的基礎代謝沒有顯著差異。

最後，同樣體重的男性相比，去脂體重高的男性的基礎代謝率也略高一些，這也是為什麼很多文章會告訴你增肌可以提高基礎代謝率。儘管運動可以直接或者間接影響基礎代謝，但是作用十分有限，因為增肌本身就是一個漫長的過程，同時也受到很多

因素的影響，例如個體差異、運動時長、運動類型、運動強度等因素。儘管運動對基礎代謝率的提高作用有限，但是運動可以增加熱量的消耗。

• 溫度。溫度對人體的基礎代謝率有一定影響，在前面講基礎代謝時，我們說了適宜溫度條件，也就是18～25℃（也有文獻提出20～25℃），在這個溫度區間人體的基礎代謝率趨於穩定，而在高溫環境和低溫環境中，人體的基礎代謝率會產生變化。

人是恆溫動物，在高溫環境中由於體溫升高，人會透過出汗散熱，從而降低體溫。在低溫環境中，人會透過打冷顫（肌肉快速收縮）等方式產生熱量，保持體溫。

同樣，一年四季溫度不同，基礎代謝也會有差異。例如人在冬季的基礎代謝率要略高於夏季，但這樣的基礎代謝率差異對於現代人來說影響不大，因為我們有著禦寒和降暑的各種方法。冬季有供暖，夏季有空調，即便是極寒的時候外出，也有保暖性能十分好的外套包裹著身體，所以溫度對現代人基礎代謝率的影響不大。

• 年齡。人的一生中，第一個基礎代謝率較高的階段是嬰兒時期，第二個則是青少年時期，基礎代謝率之所以活躍是因為身體尚未發育成熟，組織器官想要繼續生長，所以對熱量的需求非常多。成年以後隨著年齡的增長，基礎代謝率逐漸降低，從生命的第二個10年開始，到第七個10年，基礎代謝每過10年降低1%～2%，但也存在個體差異。

• 其他因素。情緒波動、恐懼、海拔的變化，以及服用咖啡因、酒精等都會影響基礎代謝。

孕婦、產後女性的熱量需求

孕婦需要更多的熱量供胎兒的生長發育，產婦需要更多的熱量泌乳。

依據台灣衛福部《國人膳食營養素參考攝取量》第八版的建議，懷孕第二、三期女性每天的熱量攝入值比非懷孕女性多300大卡，哺乳期女性每天的熱量攝入比非懷孕女性多500大卡。

一升乳汁的熱量大約為700大卡，乳汁的能量轉化效率大約是80%，所以分泌一升母乳，大約需要900大卡。產後6個月的

嬰兒逐漸增加輔食，加上母乳量減少，產婦所需熱量可以減少400大卡。

鍛鍊無法造就「不易胖體質」

你可能聽過這樣的說法，鍛鍊可以提高基礎代謝率，從而讓你擁有「不易胖體質」。

鍛鍊的確有助於提高基礎代謝，肌肉增加也有助於提高基礎代謝，但這並不足以讓你變成「不易胖體質」。肌肉的增長本身就是一個相對較慢的過程，初期訓練的時候基礎代謝率可能會「應激性」提高，等身體適應以後就會趨於穩定。你如果不想長胖，就要控制熱量的攝入，而且一個健康的人，突然間怎麼吃都吃不胖，並且體重驟減，那大機率是不正常的。

11.5　想過嗎？吃飯也會讓你增加熱量消耗

食物熱效應（Thermic Effect of Food，TEF）是指由進食而引起能量消耗額外增加的現象。我們透過食物獲取熱量，同時食物在體內消化、吸收、利用、運輸、代謝、存儲都需要消耗熱量，這也是食物熱效應的本質，它出現在進食後不久，大約在進食2小時後達到峰值，在進食3～4小時後結束。

食物熱效應通常占每日總消耗熱量的6％～10％，進食碳水化合物消耗的熱量增加5％～6％，進食脂肪消耗的熱量增加4％～5％，而進食蛋白質消耗的熱量增加30％～40％。相比於碳水化合物和脂肪，蛋白質分解成胺基酸再被身體所利用，這一過程比碳水化合物和脂肪直接提供能量更為複雜，所以進食蛋白質消耗的能量更多。

我們每日進食不可能只攝入一種營養素，混合膳食攝入大約可以增加基礎代謝10％的熱量消耗，例如一個人基礎代謝是2000大卡，那麼他食物熱效應消耗大約是200大卡。食物熱效應只能增加體熱的外散，而不能增加可利用的能量。

基礎代謝的「雙胞胎」──靜息代謝

基礎代謝和靜息代謝的測量條件幾乎是相同的，只是靜息代謝測量時要求禁食時間更短，大於2小時即可。結合上面講的食物熱效應，大家也可以把靜息代謝理解為：基礎代謝＋食物熱效應。

承上面的例子，一個人的基礎代謝是2000大卡，食物熱效應產生的熱量大約是200大卡，所以這個人的靜息代謝大約是2200大卡。

11.6　變化空間很大的活動量、運動量

基礎代謝是維持人體基本生命活動所需的最低能量消耗，很難有大的改變，但是活動量、運動量則不同，它們的「變化空間」是極大的，當然這種變化主要取決於你的行動。

很多人想減肥時，就會優先考慮運動，相信你周圍大部分人都辦過健身房的年卡，但使用率極低。運動減肥往往伴隨著衝動消費，所以在考慮增加運動量之前，不如先增加活動量，因為活動的門檻更低。增加活動量最常見的方式就是快走，你如果連走路都不願意，那麼大機率健身房年卡的使用率不高。

增加活動量實際上是很容易讓人忽視的一種熱量消耗方式，走路就是典型的消耗熱量的活動。

如果選擇走路上下班，假設平均步行10分鐘按照1300步左右計算，則可以增加30～40大卡的熱量消耗。如果騎車上班花10分鐘，差不多可以消耗50大卡的熱量。我們可以在不影響工作和生活的前提下，儘量增加活動量，如步行買菜、拿快遞、走路去餐廳、騎車回家、走樓梯等。儘管每次持續時間有限，熱量消耗可能也不多，但不要忘了積少可以成多。

前面提到過，有些職業運動員一天的運動消耗在1000～2000大卡，這樣來看運動消耗的熱量的確是變數極大的。另一個無法忽視的問題則是，運動是很難堅持的，運動消耗1000大卡的熱量是需要時間和體力成本的，普通人一次訓練差不多消耗300～500大卡熱量。所以，如果想增加運動消耗的熱量，應該

MEMO

增加活動量並不是簡單地湊步數，增加活動量是指增加「有效的活動量」。例如，走路相比散步，持續5分鐘或者更長時間的不間斷快走更有效率。

慢慢培養運動的習慣。

　　有些人的工作需要消耗力量（肌肉）、體力，這個時候體力活動則增加了額外的熱量消耗。一般來說，肌肉越發達，體力活動消耗的熱量也越多，同時工作時長和工作強度也會影響熱量的消耗。

　　對於職業運動員來說，運動是職業的一部分，這時可以把體力活動和運動量相提並論。

11.7　如何評估一天的能量消耗

　　準確評估能量消耗的方式就是使用科學儀器測量，目前這種方式無法普及。一些可穿戴設備也可以用於評估能量消耗，這類設備主要參考心率，估算出能量消耗。當然，前提依舊是需要知道你的身高、體重、年齡等。利用可穿戴設備評估能量消耗的優點是方便省事，因為設備會自動採集資料。當然，目前的科技水準有限，這類可穿戴設備依舊無法和科學儀器相提並論。

　　目前普遍利用的是基礎代謝和PAL相乘的結果評估能量消耗，那麼身體活動等級是什麼呢？

　　身體活動等級是指總能量消耗與基礎能量消耗的比值，用以表示身體活動強度。

　　假定有甲、乙兩個人，甲主要坐在辦公室辦公，而乙主要外出送快遞，顯然他們在工作中體力消耗是不一樣的，所以你可以把PAL理解為，對生活中不同工作性質的「分級」，分級的標準則是工作中能量消耗的多少。

　　輕體力活動舉例：大約75％的時間坐著或者站立，25％的時間活動。

　　例如，辦公室工作、售貨員、電器鐘錶修理、酒店服務、化學實驗室操作、講課等。

　　中體力活動舉例：大約40％的時間坐著或者站立，60％的時間做職業活動。

　　例如，學生日常活動（正常課外活動）、機動車駕駛、電工

安裝、車床操作等動手活動參與較多的工種，以及送外賣、快遞等等。

重體力活動舉例：大約25%的時間坐著或者站立，75%的時間做職業活動。

例如，非機械化的農業勞動、煉鋼、舞蹈、體育運動，以及裝卸採集、採礦等重體力勞動。

如果一個人的基礎代謝是2000大卡，某個人是一個辦公室白領，也就是主要從事輕體力活動，那麼他一天的能量需求量（或者消耗量）就是2000大卡×1.5＝3000大卡。

也就是說，他攝入3000大卡會達到能量相對平衡的狀態，少於3000大卡，體重則有可能減少；大於3000大卡，體重則有可能上升。

關於PAL的差異

可能你手頭上有其他營養學書，上面記載的PAL和本書中的資料存在差異。

本書作者採用的資料是中國國家衛健委於2017年發布的最新行業標準，於2018年4月1日開始執行。之前很多書採用的是1985年世衛組織的PAL分級標準。

中國早期參考了WHO的建議，但由此得出的PAL有個很顯然的問題，即1985年的工作、活動情況與現在的差別很大，而且依據WHO的資料計算出的結果會偏高一些，這就導致最終結果很容易高估。綜合考慮，中國國家衛健委給出的PAL的精準度更高。

11.8　如何估算運動消耗的能量

相比於活動消耗的能量，運動消耗的能量則比較好估算，例如簡單且直接地利用可穿戴設備得到結果。現在可穿戴設備還可以預設運動模式，例如你要使用橢圓機，只要調整相對應的模式就會得到相對準確的結果。當然也可以參考表11.2，其中列出了常見的運動消耗。

MEMO
在實際運用中，大部分辦公室白領的活動強度可能低於1.5，所以，通常我採用1.2～1.3這個區間的值與估算出的基礎代謝相乘。

MEMO
由於工作習慣和生活習慣的改變，相比於我們父母那一代人，現代人的PAL值可能是「歷史最低」。在這麼多年內我所接觸的顧客中，辦公室工作人群每日步行步數很少超過六千，其他活動量比如做飯、做家務、爬樓梯、騎自行車上班等也少得可憐。

表11.2　常見的運動消耗

運動名稱	每0.45公斤體重，每分鐘消耗的能量
有氧體操（劇烈）	0.06大卡
籃球（劇烈、全場）	0.09大卡
足球（劇烈）	0.09大卡
騎自行車（速度） 21公里／小時 27公里／小時 34公里／小時 40公里／小時	 0.04大卡 0.05大卡 0.09大卡 0.14大卡
游泳（速度） 18公尺／分鐘 41公尺／分鐘	 0.03大卡 0.05大卡
跑步（速度） 8公里／小時 10公里／小時 12公里／小時 14公里／小時 16公里／小時	 0.05大卡 0.06大卡 0.09大卡 0.1大卡 0.11大卡
划船	0.09大卡
網球	0.03大卡
乒乓球	0.05大卡
步行（速度）6公里／小時	0.04大卡
學習	0.01大卡

在生活中計算熱量消耗時，我們在儘量減小誤差的同時，也不要過於糾結數值是否絕對準確。例如你在執行某個飲食方案，你計算後的結果是熱量的攝入小於支出，但你的身體給你回饋的實際情況並非如此，顯然這時你估算的結果是有誤的。

11.9　熱量的攝入和支出

我們梳理一下熱量的攝入和支出，套用「金融」的概念，攝入熱量好比賺錢，支出熱量相當於花錢。

在現實生活中，一位身材不錯的人，他很可能熱量攝入少，熱量支出較多。

> **MEMO**
> 我們在記錄（估算）熱量的收支的時候，應該注意長週期內的變化，比如一週、四週，甚至更長時間，而不是只注意自己一天攝入了多少，消耗了多少。

「賺錢」方面：主要透過進食攝入熱量。

攝入熱量相當於賺錢，當你賺了很多錢沒花出去，多餘的錢（熱量）就存在銀行（身體）當中。

「花錢」方面

基礎代謝：每日最低消費。

食物熱效應：吃飯開銷。

活動量：最低消費之外的生活必需支出。

運動量：購買非生活必需品、奢侈品。

肥胖的人則很可能攝入可觀的熱量，吝惜各種熱量消費，除了消耗每日最低熱量之外，絕對不浪費1卡的熱量。

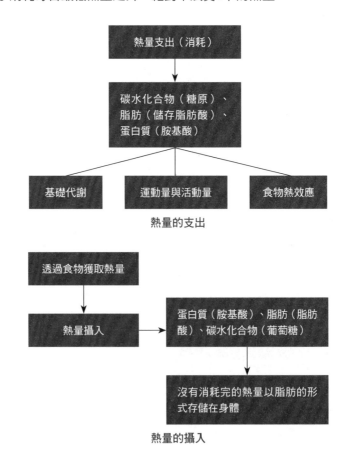

熱量的支出

熱量的攝入

11.10　人體三大能量系統

運動項目不同，主要的供能方式也有差別，如3000公尺跑、舉重、400公尺衝刺，顯然它們屬於不同的運動類型。而人處於不同運動狀態時人體的供能方式也有差異，這裡不得不提人體的三大能量系統。

人體的三大能量系統分別為磷酸原（ATP-CP）能量系統、糖酵解能量系統（乳酸能量系統），以及有氧氧化能量系統，不同能量系統產生ATP的能力不同。

表11.3直觀展示了三大能量系統的特點。

ATP（三磷酸腺苷），人體內能量的「通用貨幣」

人體內只要和能量相關的生理活動都需要ATP，例如肌肉收縮、食物消化吸收等。人體內ATP的來源是供能營養素，即脂肪、碳水化合物、蛋白質。

人體細胞內ATP的濃度很低，安靜狀態下肌肉內ATP的含量為4～6納莫耳／公斤，ATP最大生成率為1.6～3.0納莫耳／（公斤·秒）。

表11.3　三大能量系統的特點

能量系統	底物（用什麼供能）	供能時間	供給ATP恢復的物質和代謝產物	運動過程中可提供的能量
磷酸原能量系統	ATP、CP（磷酸肌酸）	6～8秒，最多30秒	CP CP＋ADP（腺苷二磷酸）→ATP＋C（肌酸）	肌肉中儲存的肌酸只能提供5大卡左右的能量，透過服用肌酸可以增加體內肌酸的儲備量
糖酵解能量系統	肌糖原	平均2分鐘，最多3分鐘	肌糖原→乳酸	肌糖原可提供50～70大卡的能量
有氧氧化能量系統	肌糖原、脂肪、蛋白質	肌糖原：90分鐘左右脂肪：人體內脂肪儲備量較大，理論上供能時間無上限	糖＋氧氣→二氧化碳和水 脂肪＋氧氣→二氧化碳＋水 蛋白質＋氧氣→二氧化碳＋水＋尿素	葡萄糖氧化一般可提供1500～1800大卡的能量 脂肪氧化一般可提供2500～2800大卡的能量

磷酸原能量系統

磷酸原能量系統又稱為ATP-CP能量系統，在供能代謝階段磷酸基團發生轉移。我們在使用爆發力和最大力量階段，主要由磷酸原能量系統供能，例如舉重、健力等對爆發力要求高的運動項目。所以儘管磷酸原能量系統持續時間較短，只有6～8秒，但輸出功率是最大的。

糖酵解能量系統

糖酵解能量系統應該是健身人群和健美愛好者經常用到的能量系統，在抗阻訓練中，骨骼肌中的肌糖原或者葡萄糖在無氧條件下酵解，同時產生乳酸，所以這一能量系統又被稱為乳酸能量系統，該能量系統持續時間一般在兩分鐘。

有氧氧化能量系統

在三種能量系統中，有氧氧化能量系統是輸出功率最低的能量系統，最大輸出功率僅能達到糖酵解能量系統的1/2，但有氧氧化能量系統在長時間運動中起到了重要的作用。人體在肌糖原流失的情況下，有大量的儲存脂肪用於供能，這些都為長時間運動提供了保障。

磷酸原能量系統和糖酵解能量系統因為不需要氧氣的參與，所以叫無氧系統，有氧氧化能量系統則是有氧系統。另外，無氧運動指的是代謝的反應不需要氧氣，而不是指不需要呼吸。

11.11 能量系統和運動能力

三大能量系統針對不同運動類型供能的比例不同，一項運動中並不只由一種供能方式供能，而是由三大能量系統按照比例協同供能。

不同的運動類型、持續時間和運動強度，影響著三種能量系統所占的比例。

100公尺賽跑主要以衝刺、爆發力為主，項目的要求是在最短時間內完成跑步距離，需要肌肉輸出的功率也是很高的，也就

是短時間內消耗的ATP很多，所以以磷酸原能量系統和糖酵解能量系統為主。

　　400公尺賽跑的路程是100公尺的4倍，顯然一直利用磷酸原能量系統衝刺是不大可能的，但依舊以磷酸原能量系統和糖酵解能量系統為主。

　　2000公尺賽跑或者馬拉松運動的運動時長更長，這時儘管有糖酵解能量系統和磷酸原能量系統供能，但整體運動時長決定了能量系統以有氧氧化能量系統為主。

　　很多人所熟悉的健美運動，其本質是抗阻力訓練，主要以磷酸原能量系統和糖酵解能量系統為主，同時力量訓練基本上也是如此。

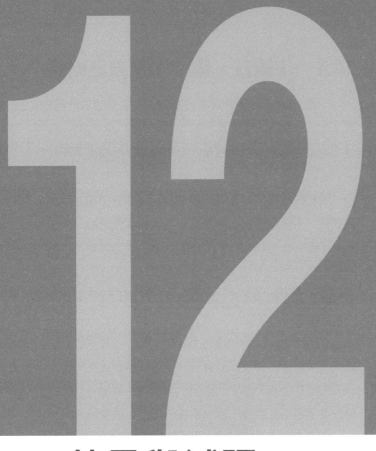

熱量與減肥

第12章

真的有人喝水都能胖？顯然這是不可能的。

生活中我們偶爾看到一些重度肥胖的人，其中一些人屬於病理性肥胖，例如下視丘受損導致的肥胖，或者基因突變導致的肥胖，可即便是肥胖症也無法改變能量守恆定律。

水沒有熱量，喝水還會增加能量的消耗，產生食物熱效應。有研究表明受試對象在飲水後10分鐘的基礎代謝率提高了30%，半小時以後達到了峰值，隨後下降。所以，不要說自己喝水都能胖，絕大多數人的肥胖是因為攝入了太多熱量，說自己喝水都能胖的人本質上只是沒管住嘴。本章就來主要探討一下熱量與減肥。

12.1　下視丘，讓你知道自己吃飽了

　　下視丘的大小只相當於一個杏仁，重量僅占全腦的0.3％左右，儘管不起眼，但功能不容小覷。人類所有文明、繁衍、感知的行為幾乎都和下視丘相關。科學家很早就發現了下視丘對「食欲」的影響力，例如下視丘腹內側核受損可能導致肥胖問題。

　　餓和飽都在下視丘的管轄範圍。曾有科學家在小白鼠身上做過實驗，用微弱的電流刺激其下視丘腹內側核區域，結果小白鼠喪失了感知飢餓的能力，它即便被活活餓死也感覺不到餓，而如果破壞下視丘腹內側核區域，小白鼠的飢餓感就無法控制，即便是吃飽了也會不斷地進食。由此可見，下視丘腹內側核是控制動物感知飢餓能力的關鍵。

　　動物實驗得到的結論也受用於人類，如果下視丘腹內側核被破壞，就會導致無法抑制食欲。儘管胃還有尚未消化完的食物，但大腦依舊傳遞「餓」的信號。可能有人會想，是否可以利用合理的電流刺激該區域，從而解決一部分人的肥胖問題。

　　科學家可以利用小白鼠做實驗來獲得簡單認識，但人的大腦和小白鼠的大腦差異巨大，人腦的神經網路無比複雜，任何一種影響神經核傳遞的行為都有可能導致其他情況的發生。例如下視丘部分區域遭受破壞，影響的可能不僅有食欲，還可能影響性腺，甚至讓人變得殘暴。下視丘區域的確影響了一些人類的生理活動，科學家據此發現了瘦素。

12.2　瘦素可以用來減肥嗎

　　瘦素，顧名思義，能夠防止變胖、抑制食欲、增加能量消耗。這麼看來瘦素似乎是一種十分理想的減肥物質。科學家早在1995年前後就合成出了瘦素，可實際情況並不如你所想得那麼樂觀。

　　早期發現瘦素時，動物實驗得到的結果可謂喜人，但人體實驗結果則喜憂參半，最後甚至證明瘦素無效，這是因為瘦素本身

就是由脂肪細胞所提供的。肥胖人群的脂肪細胞增大（增肥）過程中，瘦素本身也會大量分泌，所以你可以簡單理解為，肥胖人群根本不缺少瘦素。

下面簡單介紹一下變胖的本質，增肥並不是脂肪細胞的數量增加，而是脂肪細胞的體積變大。對瘦素來說，脂肪就相當於它的領導，脂肪風光，瘦素便如魚得水；脂肪減少，瘦素也就偃旗息鼓。

當我們進食的時候，瘦素透過血液循環進入下視丘，然後發揮其功能——抑制食欲，其實這種抑制並不是大眾想像的那種抑制，而是讓你知道自己吃飽了。

當你減肥、節食的時候，脂肪細胞變小，這時瘦素濃度也會下降，下視丘中的神經肽增多，從而引發一系列飢餓的感覺。但大家要知道，這是一種正常的現象，我們的祖先就是靠飢餓的感覺去狩獵、獲取食物的。

儘管瘦素可以抑制食欲，但它的「膽識」很小，因為完全仰仗著脂肪這位領導，所以不可能越界去消滅脂肪。它更像「臥底」，能力受限於脂肪，但實際職責是告訴大腦，脂肪的儲備量是充足的。

這也是為什麼瘦素在臨床試驗階段的結果並不理想，因為肥胖人群的脂肪多，並不缺乏瘦素，這時額外增加瘦素的攝入並不會有理想的情況發生。一些無法控制食欲的肥胖人群體內的瘦素濃度是很高的，但他們的瘦素「罷工」了，這與患第2型糖尿病的人出現的胰島素抵抗很像。你可以理解為，儘管瘦素很多，但它們都不幹活。

未來有關瘦素與肥胖治療也許會有新進展，目前瘦素對減肥沒有幫助，但市面上有很多打著含有瘦素旗號的產品。

影響食欲的物質並非只有瘦素，2017年11月16日在《自然醫學》雜誌上刊登了一項最新研究，該研究顯示一種名為asprosin的激素可以刺激食欲，也許未來我們會發現更多與食欲相關的物質。

我們還不能忽視個體差異，人的肥胖程度一部分取決於基

因，另一部分則取決於所接觸的外部環境，請記住這兩個決定性因素。

假設「喝水都能胖」是個基因問題，理論上攜帶「肥胖基因」的人更容易囤積脂肪，但這並不是一個站得住腳的藉口，因為「肥胖基因」必須和外部環境交互才能被「啟動」，所以減肥成功的人往往都是自律的人，因為他們控制了外部環境對自己的影響。

12.3　為什麼節食減肥很難實施

減肥很容易開始也很容易結束，你周圍也許發生過這樣的情景，某人突然嚷嚷著不吃飯了要減肥，這就是節食行為。節食是一種門檻很低的減肥法，當然也是很難堅持的，除非你身處的環境缺少食物資源。

人體可以儲存脂肪，要歸功於大腦全日無休地對能量平衡的監控，而減肥並不是大腦的職責所在，增肥才是大腦的工作重心。從某種層面上來說，減肥是一種反本能的行為。

在節食減肥時，當大腦監控到你攝入的熱量低於過往的「均值」，它會很自然地開啟「省電模式」，大腦可以從很多角度監控到能量平衡的變化，例如血糖的濃度、脂肪供能多少等。

在「省電模式」下，大腦首先會調節瘦素等激素以增強你對食物的渴望。大部分節食減肥的人在這一步就失敗了，更少的熱量攝入勢必會引發我們對食物更強烈的渴望，如果你靠節食這種單一方法減肥，那具體能堅持多久，完全取決於你的意志力。

同時大腦為了刺激你覓食，會釋放很多信號。有沒有發現飢餓的時候，嗅覺會變得異常敏感？這是大腦在刺激你進食的信號。當胃空空如也的時候，人體就會分泌一種激素蛋白，它的作用就是讓嗅覺敏感、食欲大增。孕婦的嗅覺會異常靈敏，更容易分辨出食物的新鮮程度，以免誤食腐化變質的食物。

在「省電模式」下，並不只有下視丘區域活躍，其他區域也會活躍起來，畢竟單純增加飢餓感對行動力的提升還不夠，所以

可能還會出現情緒波動大、好鬥等行為。大腦這樣安排是單純從爭奪食物，從而獲取熱量的角度考慮的。

這時能量消耗會有什麼變化呢？智慧手機在省電模式下會盡可能關閉耗電的程式，人體也是如此，例如身體會調節骨骼肌（肌肉）的工作效率，如果持續不進食，人體為了維持血糖平衡，糖質新生就會增加，這個時候肌肉分解代謝也會增加。

單純地節食對大腦來說相當於「自殺」，所以它才會努力刺激食欲，同時盡可能減少熱量的消耗，這時一旦進食，大腦也會增加熱量的吸收率。通俗一點說就是，在飢餓狀態下進食，身體更容易囤積脂肪，在完全禁食和極度飢餓的情況下，肌肉會分解。因為對身體來說肌肉屬於「高能耗」的存在，這也是節食減肥反彈後更胖的原因。

如果大腦在發現能量平衡出現問題時開啟「省電模式」，那減肥似乎是一件不可能完成的任務。儘管大腦會利用各種方法「節能」，但這些只是增加了減肥的難度，想要成功減肥，還是有方法的，你需要的就是耐心，先從調整自己的飲食習慣、行為習慣開始。

12.4 減肥：飲食控制是關鍵，運動沒你想得那麼重要

突然決定節食，和突然開始運動，是減肥人群經常做的事。管住嘴和邁開腿確實是有效的減肥方式，但大部分人沒有辦法堅持，主要原因在於，很多人只是在衝動減肥，這很像衝動消費。

首先，沒有人是在短時間內吃胖的，絕大多數人起碼要經過一段時間的努力才會超重，既然長胖是以年為單位計算的，那麼減肥也是如此。我知道很多人減肥的訴求很強烈，但是減肥為什麼要以月為單位計算？應該以年為單位計算，重點是糾正自己的飲食習慣、行為習慣。例如一個人體重70公斤的時候，和體重100公斤的時候，飲食習慣、行為習慣肯定是不同的。

其次，對於重度肥胖的人群，我不建議開始減脂時就增加運

動量，我認為應把重心放在飲食上。相比起攝入500大卡熱量，透過運動消耗500大卡的熱量則顯得困難很多。即便是你大汗淋漓，消耗了500大卡熱量，接下來還要面臨大腦給你的各種考驗，例如忍受飢餓。到達熱量平衡以後，身體還要適應一段時間（所謂的平台期），體重才有可能繼續下降。

並且有研究發現，身體質量指數（BMI）越高、年齡越大的人，運動後越容易出現能量補償的問題。人體的能量補償其實也很好理解，為了生存，人類儲存能量的主要方式就是存儲皮下脂肪。運動量突然增加，脂肪消耗增加以後，身體會想盡辦法把這部分丟失的能量透過其他方式補償回來，例如降低靜息代謝、刺激食欲。但這並不意味BMI高的人不可能透過運動減肥，只是難度略大而已。很多人減肥一開始就控制飲食、增加運動，這沒錯，但是這相當於剛開始減肥就直接進入了高難度模式。不排除少數意志力強大的人最終可以成功，但絕大多數人只會更容易放棄減肥，很多人反復減肥又反復放棄，最終喪失了自信心。

實際上囤積脂肪是人的本能，從某些角度上來說減肥是一件違背人本能的事，所以不要因為減肥失敗就對自己產生懷疑，更不要喪失自信心。減肥需要的是耐心，需要慢慢改變自己的飲食習慣、行為習慣。

最後，我想說的重點是，減肥本身就是一件長期的事，並且減肥的難度取決於你想減成什麼樣，以及你現階段的情況，例如你想練成健身模特兒的身材，顯然需要投入的時間成本是很高的。另外，BMI不同，投入的時間成本也是不同的，顯然重度肥胖的人投入的時間成本要比超重的人多。

運動只是減肥的方式之一，運動的門檻比較高，練好不容易，練傷很常見。絕大多數開始減肥的人往往容易忽略這一點，並且很多人沒有養成運動的習慣，昨天可能還躺在床上打遊戲，今天突然想減肥了，然後突然開始運動。在漫長的人生中，偶爾的運動對減肥整體的效果可以忽略不計，如果沒有形成規律的飲食習慣、行為習慣，運動對減肥並沒有意義，反而只會讓你越來越反感運動。所以如果你準備開始減肥，應將控制飲食放在第一

位，運動可以慢慢來，哪怕從多走幾步開始，重點是循序漸進。

12.5　沒有「垃圾食品」，只有更糟的選擇

　　飲食控制的關鍵在於選擇，這也是本書想傳遞給讀者的核心內容之一。學習營養學的目的是做出更好的食物選擇，哪怕面對兩個很糟的選擇，你也能依據營養學知識做出不那麼糟的選擇。

　　有個有名的紀錄片《麥胖報告》（Super Size Me），主角做了一個瘋狂的實驗，30天只吃麥當勞，結果體重增長了24.5磅（1磅≈0.454公斤），膽固醇上升了65毫克。短短一個月主角從健康人變成了心腦血管疾病和糖尿病高發者，為什麼會這樣呢？就是因為他選擇了更高熱量、更多糖、更多脂肪的食物。並且請大家注意，本質上他這30天改變的是飲食習慣、行為習慣。

　　熱量是我們賴以生存的基礎，食物本身沒有對錯，畢竟沒有人逼著你選擇食物吞下。假如一個人肥胖，那不可能是吃一頓垃圾食品造成的，勢必是他養成了不好的飲食習慣、行為習慣。

　　讓我們看一位選擇在同一餐廳進食的人，他沒有胖，反而瘦了，他是一位美國的中學老師，名叫喬恩・西斯納爾。

　　作為一名中學老師，喬恩・西斯納爾組織學生進行了一次90天只吃麥當勞的實驗，他們需要在了解食物的營養價值後選擇麥當勞餐廳所能提供的食物，並且嚴格控制攝入食物的熱量，並且每日行走45分鐘。透過這種方式他在90天內成功減重15公斤，這個數值在180天後也翻倍。同時，他的健康狀況也得到改善，低密度膽固醇（壞的膽固醇）從173毫克下降到113毫克。

　　這是一個有趣的實驗，因為食物的來源都是麥當勞，只是選擇的品項不同。

　　《麥胖報告》的導演透過30天錯誤的選擇，體重增長了將近25磅，而中學教師喬恩・西斯納爾則透過正確的食物選擇和熱量計算，45天減少了22磅。

12.6 吃不胖？先排除病理性因素

你周圍可能有這樣的人，怎麼都吃不胖，這類人和易胖的人通常互相羨慕對方的體質。

如果你感覺自己怎麼吃都不胖，那麼首先應該排除一下是不是病了。

正如有些肥胖成因是疾病，有些偏瘦原因也有可能是疾病。例如前面講過的影響基礎代謝的甲狀腺功能亢進，這種疾病會導致內分泌紊亂，患者的基礎代謝率也會飆升，同時飢餓感也會增加，但普遍形體消瘦。

一些消化系統疾病也會導致食物無法被很好地吸收或利用，這就好像浪費了一部分食物中的熱量一般，同時給人造成怎麼吃都不胖的假象。

有些寄生蟲也會讓人怎麼吃都不胖，當然還有可能是癌症、腫瘤等疾病，這類情況發生機率很小，患者本身並非是「怎麼吃都不胖」的人群，之前體重都是正常的，只是患病後逐漸消瘦。相較於這種低機率事件，第2型糖尿病讓人「怎麼吃都不胖」則更為常見，通常糖尿病病發時都伴隨著體重短時間內下降，這是因為糖尿病患者無法很好地利用糖（糖代謝紊亂），這時身體會分解脂肪，導致體重突然下降。通常糖尿病都會伴隨著「三多一少」，即吃多、喝多、尿多、體重減少。

不管上述哪種情況都可以去醫院檢查，從而在短時間內得到答案。所以如果你感覺自己怎麼吃都不胖，不妨去做身體檢查。

還有一些非病理性因素，例如生活節奏快導致很多人狼吞虎嚥，這是一個十分不好的習慣。如果食物未被充分咀嚼就下嚥，消化系統就無法很好地處理大的食團，結果就是浪費了一部分食物的熱量。

12.7 吃不胖？可能你天生如此

有很多吃不胖的人，身體沒有健康問題，並且體脂率很低，

平均都在10%左右。目前比較普遍的觀點就是，怎麼吃都不胖的人基本天生如此。

某英國機構在2009年出過一個紀錄片《瘦人為什麼不發胖》（*Why Are Thin People Not Fat*）。該片介紹了一個有趣的實驗，研究者招募了一批吃不胖的人，在一定時間內增加了他們攝入的熱量，結果有一位受試者的脂肪增長速度在中後期開始變緩，但肌肉量增加了，當然這和我們認為的增肌是有區別的，他也不可能只靠吃就輕鬆獲得肌肉。這個結果更像是身體「想盡辦法」代謝掉多餘的熱量，而這主要取決於個體差異，也就是我們開始說的——天生如此。

就像之前說的，BMI越高的人，運動的時候越容易出現代謝補償，而吃不胖的人則更像代謝補償的另一面，他們的身體更傾向於想盡辦法多消耗熱量，這會體現在很多小的細節上，例如增加肌肉的活動（抖腿、抖手）、適應性地增加肌肉量等。總之，這一切的行為和生理變化，是因為攝入的熱量增加了。

換句話說，熱量代謝的差異造就了一部分人怎麼吃都不胖的體質。從人類進化的觀點來看，這種基因在面對飢荒的時候幾乎會被淘汰。顯然，怎麼吃都不胖的人更容易練出讓人羨慕的線條。所以從某些角度來說，怎麼吃都不胖，對於健身來說是一項優勢。

這麼多年來我發現一個有趣的現象，減肥的人往往需要抑制自己的食欲，而很多吃不胖的人，則要痛苦地強迫自己吃飯。面對食物，他們都很痛苦，只是採取的行動大不相同。

12.8 年輕時吃不胖，中年後為何變得臃腫

有些高中、大學時消瘦的人，步入中年以後開始臃腫起來，難道年輕時怎麼都吃不胖的體質改變了嗎？

實際上是有這種可能性的，正如前面所講，人在身體發育階段熱量代謝幾乎處於人生巔峰，不光熱量代謝高，激素分泌量

也處於峰值，這個時候基礎代謝率也高，所以處於青春期發育階段，感覺吃不胖很正常，因為多餘的熱量都供給身體的組織器官生長和發育了。

當你生長、發育結束以後，可能食量並沒有什麼改變，卻日漸肥胖，這一部分是由於身體發育的「福利」喪失，另一部分則是因為生活壓力減小以及外部環境的改變。例如大學階段一部分人除了期末考試，幾乎沒有任何學業壓力，很多人脫離被管束的環境後，幾乎整日休息，所以即便透過飲食攝入和高中階段相同的熱量，但自身基礎代謝率有所下降，同時活動量和運動量減少了，胖是早晚的事。

13

生命的基礎物質——
蛋白質

　　你可以簡單地認為，人就是蛋白質構成的，人長大的過程就是蛋白質不斷「堆砌」的過程。當你接觸運動的時候，蛋白質幾乎是出現頻率最高的詞，對人體來說蛋白質是構造組織和細胞的基本原料，所以很多人才會將蛋白質稱為生命的基礎物質。既然蛋白質如此重要，接下來我們就來好好地介紹一下與蛋白質相關的重要知識。

當你吃進去一塊牛小腿肉，這塊牛小腿肉並不會長在你的小腿上。這是因為人體無法直接利用蛋白質，你以任何形式攝入的蛋白質通常要分解成胺基酸後再被利用，所以你也可以簡單地理解為，人體對蛋白質的需求，本質上是對胺基酸的需求。

13.1 什麼是蛋白質？它有什麼用

除了肌肉之外，心臟、肝臟、腎臟乃至於骨骼和牙齒都含有大量的蛋白質，人體基本上就是蛋白質構成的。

有些蛋白質在不斷更新換代，人體內各個組織細胞的蛋白質就始終在更新中。例如肝臟中大部分蛋白質半衰期為1～8天，有些蛋白質的半衰期很短，只有幾秒，衰減之後就要有新的蛋白質加入，這樣人體才能維持正常，甚至滿足最低的生理需求。人體內的所有含氮類化合物，如嘧啶、嘌呤、肌酸、膽鹼、牛磺酸等都需要蛋白質，所以攝入足夠的蛋白質是十分必要的，它就像構成人體的材料一般。

蛋白質不僅承擔著「生命原材料」的角色，同時還參與生命活動，調節生理功能。蛋白質的種類也有很多，生理功能也不一樣。例如當你運動、活動時，任何一個細微動作都會引起肌肉運動，這個時候肌球蛋白可以調節肌肉收縮。體內的各種酶幾乎都是蛋白質，當氧氣需求功能增加時，就要仰仗血液中的血紅蛋白，因為它負責攜帶和輸送氧氣，血液中的脂蛋白、運鐵蛋白、維生素A結合蛋白負責運輸各種營養。我們在前文聊到的甲狀腺激素、垂體激素、腎上腺素等都是由蛋白質或者蛋白質衍生物構成的。總結成一句話就是——蛋白質有著調節生理功能的重要作用。

13.2 供能只是蛋白質的「兼職」

你可以把蛋白質的「工作」理解為兩大類，一類是合成代謝，另一類是分解代謝。這兩類工作在生物體內是同時進行的，也就是處於動態平衡的。

供能主要由脂肪和碳水化合物負責，前者的存量夠多，後者既可以暫存在肌肉和肝臟中，也可以直接利用。正是因為有它們，蛋白質才可以安心做好本職工作，儘管每時每刻都有供能的兼職做，但大部分情況下工作強度很低，不影響蛋白質的主要工作。很多人會放大蛋白質供能的能力，感覺會掉肌肉，這是不對的。蛋白質在合成的同時也在分解，就像你每天賺錢的同時也要花錢一樣。

人體在攝入蛋白質以後，會把它分解成胺基酸，再將這些胺基酸用於合成體內各種蛋白質，而蛋白質供能基本是一個降解的過程（蛋白質分解成胺基酸）。

大致過程為蛋白質被分解為胺基酸之後，經過脫胺作用生成α-酮酸和氨，然後α-酮酸進一步代謝。脫胺是胺基酸分解代謝的最主要方式，大致有4種，分別是氧化脫胺、非氧化脫胺、聯合脫胺、轉胺基，其中聯合脫胺是最主要的方式。你可以理解為，聯合脫胺＝氧化脫胺＋非氧化脫胺。

胺基酸在分解代謝時，可以直接氧化供給能量，也可以轉化成碳水化合物以及脂類，還可以生成非必需胺基酸（但無法生成必需胺基酸）。

胺基酸經脫胺作用會產生氨，氨是有毒物質，一般情況下人體將氨在肝臟合成尿素解毒（防止氨中毒），少部分氨在腎臟以銨鹽的形式排出。

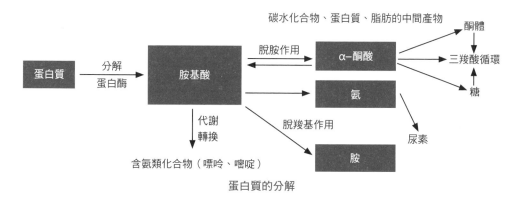

蛋白質的分解

胺基酸經脫羧基作用產生相對應的胺，是人體內神經遞質的

主要來源，例如色胺酸脫羧基產生5-羥色胺（5-HT），麩胺酸脫羧基生成 γ-氨基丁酸（GABA）等。

健康的成年人體內每天有1%～2%的蛋白質用於分解代謝，其中主要是肌肉蛋白。蛋白質分解產生的胺基酸中，有70%～80%會被重新用以合成蛋白質。

13.3　人體需要多少公克蛋白質

蛋白質在體內分解產生的胺基酸，其全職工作主要是合成蛋白質和多肽，除此之外，像腎上腺素、嘌呤、嘧啶這些作用於人體生理功能的活性物質也是由胺基酸參與轉變的。

肽、胺基酸、蛋白質，本質上來說是一樣的，只是數量級有區別，你可以理解為：蛋白質＞肽＞胺基酸。

例如兩個胺基酸構成了一個「小團體」，我們稱之為二肽；三個胺基酸的「小團體」，就是三肽；小於10個胺基酸構成的「小團隊」叫寡肽；10個以上胺基酸構成的「小團體」為多肽。通常將含有30個胺基酸殘基組成的促腎上腺皮質激素稱為多肽，而把含有51個胺基酸殘基的胰島素稱為蛋白質。你也可以理解為多肽和蛋白質的區別，就是胺基酸「數量級」上的差別。

蛋白質分解的過程，就是蛋白酶不斷地把蛋白質拆分，最終變成胺基酸，「拆分」的部分就是胺基酸之間相連的肽鍵。而蛋白質合成的過程，就是這些胺基酸再重新組合成各種蛋白質的過程。

表13.1是WHO對不同年齡組蛋白質安全攝入量的建議。

表13.1　WHO對不同年齡組蛋白質安全攝入量的建議

年齡組	年齡（歲）	安全攝入量 公克（公斤／天）
嬰兒	0.3～0.5	1.47
	0.75～1	1.15
兒童	3～4	1.09
	9～10	0.99

年齡組	年齡（歲）	安全攝入量 公克（公斤／天）
青少年	13～14（女） 13～14（男）	0.94 0.97
成年人	≧18	0.75

　　WHO的這個建議是1985年制定的，結合資料看相信很多人會感覺有些過低了。其實這只是安全攝入量的建議值。每個國家制定的蛋白質建議攝入量有差異，但基本上成年人每公斤體重攝入1公克左右的蛋白質是合理的。

　　WHO要綜合全球情況去考慮蛋白質的攝入量，相對來說是一件複雜的事，因為單純研究蛋白質攝入量所涉及的實驗方法本身就有區別，同時還要考慮每個國家不同的經濟條件和全民整體的生活水準。中國營養學會在2000年制定膳食標準時，就參考了十多個發展中國家關於蛋白質攝入量的研究，還考慮了不同飲食文化下蛋白質攝入量的差異，讓實驗對象進食的蛋白質中有一定豆類蛋白質，最終推算出中國居民（老年人除外）蛋白質參考攝入量是每公斤體重1.16公克。老年人的蛋白質參考攝入量是每公斤體重1.27公克。不論基於什麼研究方法，基本上各國建議的攝入量都差不多。

13.4　運動人群需要多少蛋白質

　　運動人群普遍認為需要攝入更多的蛋白質，網上可以查到的蛋白質每日攝入標準又各不相同。實際上，進行不同的運動的人群對蛋白質的需求略有差異，但基本為每公斤體重攝入1.5～2.0公克蛋白質。

　　目前測量蛋白質合成率採用的普遍方式大致有兩種，一種是利用氮平衡法（NBAL）進行測量，另一種則是FSR法。

　　前者主要利用蛋白質攝入和排出之間的平衡進行測量，後者則需要注入一種同位素進行跟蹤測量。

非運動人群每日每公斤體重攝入蛋白質0.8～1.0公克即可,這個建議的前提是熱量攝入充足。

對於運動人群,不論是進行有氧運動、無氧運動還是進行以爆發力為主的運動,蛋白質需求量都要大於非運動人群,平均蛋白質的建議量是每公斤體重1.5～2.0公克。假定一位男士的體重為70公斤,蛋白質需求量差不多在105～140公克,對於普通健身愛好者來說,每公斤體重1.5公克蛋白質就已經足夠了。

有氧運動對蛋白質的需求。在有氧運動中,供能的主要是肌糖原和脂肪,所以很多人在進行有氧訓練的時候往往忽略蛋白質的攝入,甚至有長跑愛好者認為有氧運動有別於抗阻訓練(例如健美),而忽略了蛋白質的攝入。

從供能的角度來說,肌糖原和脂肪的確比蛋白質重要,但隨著運動時長的增加以及肌糖原的大量消耗,身體蛋白質供能也在增加,這種蛋白質分解代謝的情況與人體在飢餓狀態下的蛋白質分解代謝十分類似,所以進行運動時長較長的有氧運動的人也需要補充蛋白質。組織蛋白分解也會影響停止運動後的肌糖原恢復,同時不論任何形式的運動,本質上我們都不希望蛋白質供能增加,所以有氧運動人群建議的蛋白質攝入量是每公斤體重1.2～1.4公克。有些實驗表明運動後需要每公斤體重攝入1.5公克蛋白質才可以保持蛋白質的正平衡。

力量訓練、健美訓練等對於蛋白質等需求。由於肌肉和蛋白質之間的關係,很多力量訓練和健美運動員過度重視蛋白質的攝入量,實際上每天按照每公斤體重攝入1.5～2.0克蛋白質就足夠,在能量攝入足夠的前提下,額外攝入蛋白質只會增加蛋白質供能。

健美、健身愛好者的蛋白質攝入量建議。健美和健身愛好者往往容易攝入過量營養,其中一部分原因來自網路中的某些健身文章,這些文章容易給讀者造成一種「自己什麼營養素都缺乏,很多食物、補劑對增肌有幫助」的錯覺。實際上大部分健美、健身愛好者一次訓練中消耗的熱量並不多,儘管他們感覺很疲勞。所以我一般建議健美、健身愛好者每公斤體重攝入1.5公克(運動員可以為每公斤體重2公克)優質蛋白質,就可以達到增肌、

保持肌肉的目的。前面我們說過，人體本質上需求的是胺基酸，健美、健身愛好者蛋白質來源往往都是肉、蛋、奶，這些都是胺基酸含量很高的食物。

13.5　為什麼運動和體力活動要增加蛋白質

參照《中國居民膳食指南》不難發現，中國蛋白質需求量是以體力活動量分配的。

體力活動會影響能量的消耗，而當能量供給不足的時候，蛋白質的「兼職」工作就開始增加，所以從某方面來說，能量充足可以減少蛋白質的消耗。同時體力勞動和運動十分類似，例如一個卸貨的工人，肌肉收縮運動時間和頻率肯定比一個辦公室白領高。一方面他消耗了體能，增加了熱量消耗；另一方面，更多的肌肉在收縮做功。在這樣的前提下進行中度體力活動和重度體力活動的人，蛋白質攝入量應該增加。

體力活動和運動其實可以放在一起去討論，因為它們的共同點都是肌肉收縮和做功增加，所以進行體力活動和運動的人需要多攝入一些蛋白質。

蛋白質的攝入量基本上只和體力勞動、運動相關，在《中國居民膳食指南》當中，蛋白質攝入量是按照PAL劃分的。體力勞動強度和運動強度的大小取決於肌肉收縮（做功）。以不同的體力勞動為例，一位工人師傅將一台冰箱背到5樓，和一位外賣送餐員將一包食物送到5樓，產生的肌肉收縮是有差異的。假定他們都工作1小時，顯然工人師傅的勞動強度更大，因為工人師傅的肌肉收縮更多，需要克服的阻力更強。

我們在進行體力勞動或運動時，主要的能量來源是碳水化合物和脂肪，但是在這個過程中，隨著勞動或者運動強度的增加，肌肉需要更多的機械性收縮來對抗外部增加的強度。我們平常鍛鍊的時候，不論是增加強度（重量），還是增加容量（總負載），肌肉都會對外部的刺激產生應激性、適應性變化。例如一個人透

MEMO

從人體結構的角度來說，肌肉並不是為了大或者好看，運動也不是只有減脂、增肌兩個選項。當不同類型的運動占比不同時，肌肉會為了適應不同的運動占比而做出改變。肌肉服務於運動，所以除非你完全放棄力量訓練，否則不用擔心掉肌肉。例如一個人從現在開始，完全放棄力量訓練，然後每天跑20公里，從健美的角度來說，這的確是掉肌肉了，但從人體結構的角度來說，因為運動類型發生了改變，所以肌肉也適應性地做出了改變。

過系統地訓練會產生肌肥大，肌肥大的過程就是肌纖維變粗（增肌）的過程，而肌纖維變粗是為了適應訓練強度，不同項目的運動員身材（肌肉）有差異，是適應不同類型的訓練的結果，但是不論適應哪種類型的訓練，想讓肌纖維增粗都需要蛋白質。

很多人會在減脂階段擔心自己肌肉減少，其實完全不用擔心，除非你放棄做力量訓練。因為身體為了適應阻力訓練，才讓肌纖維變粗，如果你完全不做阻力訓練，改為有氧長跑，那麼肌肉則會為了適應運動類型做出改變。另外，運動會讓蛋白質的分解代謝增加。因此，不論是體力勞動強度增加，還是運動強度增加，都可以適度地增加蛋白質的攝入量。

13.6　什麼會影響蛋白質的需求量

很多健身人群容易攝入過量蛋白質，主要原因在於媒體的宣傳。其實蛋白質從吸收到被身體利用，每個環節都是有最大限度的。儘管蛋白質十分重要，但並不意味著一味增加蛋白質的攝入量就能獲得更多的肌肉。

影響蛋白質需求量的因素有很多，有些因素是不可控因素，例如性別、年齡。

男女有別，主要體現在生殖系統上。男性的睪丸主要分泌雄激素，女性的卵巢則主要分泌雌激素，儘管女性也會分泌雄激素，但分泌量極少，同時雄激素又是男性維持肌肉、蛋白質合成以及性徵的主要激素，所以男性的蛋白質需求量普遍高於女性。

可以參考職業競技健美運動員的蛋白質攝入量嗎

很多人會參考職業競技健美運動員的蛋白質攝入量，例如攝入每公斤體重3克以上的蛋白質，這是非常不可取的。大部分職業競技健美運動員都牽扯違禁藥物的問題（當然其他競技項目也會出現違禁品醜聞），這些違禁藥物是反興奮劑機構明令禁止的，包括合成代謝類固醇以及生長激素、胰島素、IGF-1等肽類激素。

這些藥物絕大多數都是處方藥，在醫學上用於治療一些特殊疾病，例如肌肉萎縮症，治療劑量也都基於人體自然狀態下分泌的劑量。而運動員在使用過程中劑量往往超過治療劑量數倍，並且同時疊加多種藥物，在使用這類違禁藥物期間，他們身體對蛋白質的利用率超出正常人數倍，所以不應該把職業競技健美運動員的蛋白質攝入量當作參考值。

兒童或者青少年對蛋白質的需求量普遍高於成年人，因為身體處於生長發育階段。同樣地，孕婦由於腹中胎兒處於生長、發育階段，所以孕婦對蛋白質的需求量也要高於非孕女性。隨著年齡增加，老年人的咀嚼能力和蛋白質的消化能力下降，尤其是一些患病的老年群體，他們需要額外增加一些易消化的優質蛋白質，只是需要注意整體熱量的攝入，避免肥胖危害健康。

影響蛋白質需求的因素中，有些因素屬於可以調節的因素，例如工作、生活壓力、失眠、身體恢復情況、激素分泌量、攝入的熱量。

在工作壓力大或者失眠等應激情況下，人體蛋白質等需要量增加6%～12%，影響這個浮動區間的主要因素是個體差異。這也不難理解，每個人的抗壓能力是不同的，但是對蛋白質的需求量並沒有增加多少。例如一位體重為55公斤的女性白領，即便是在工作壓力大的情況下，額外增加的蛋白質需求量也僅僅相當於一個雞蛋或者200毫升左右的牛奶。

身體恢復情況和抗壓能力、失眠有著很大的關係，因為機能的恢復、肌肉組織的修復幾乎都是在休息的時候完成的，同時壓力和抗壓能力也會影響身體的恢復，專業運動員也是如此。所以想身體儘快恢復，可以放鬆精神，以及增強心理抗壓能力。

激素水平也是可以調節的，同時也和上述因素高度相關，例如雄激素就可以促進蛋白質的合成。這也是為什麼一些睪酮類激素及其衍生物會被濫用。

但在這裡我們講的激素水平是自身分泌的激素水平。對於健身愛好者來說，維持良好的內分泌環境尤為重要。但當你面對

壓力以及睡眠不足或者訓練過度的時候，自身激素水平也會應激性下降，所以良好的抗壓能力、心理健康以及合理的休息，對運動、健身人群來說尤為重要。

熱量攝入也是十分重要的，我們談及的任何蛋白質攝入量建議，都建立在熱量攝入充足的前提下。有些人習慣用減少攝入熱量和碳水化合物的方式減肥，往往這個時候蛋白質攝入量就會增加。各種流行飲食方案我們會在後文中詳解。

和運動相關的影響蛋白質需求量的因素有：運動時長、運動強度、運動頻次、運動技巧和經驗。

13.7 蛋白質的品質也會影響攝入量

人體必須把蛋白質分解成胺基酸後再利用。

對於人體來說有8種必需胺基酸十分重要，對於嬰兒來說有9種，多了組胺酸。所謂必需胺基酸就是人體自身無法合成的，或者合成速度不夠快的，主要從食物中攝取的胺基酸，而非必需胺基酸基是人體可以合成，並不是必須從食物中攝取的胺基酸。

除了必需胺基酸和非必需胺基酸外，還有條件必需胺基酸。

條件必需胺基酸最大的特點是通常需要其他胺基酸的輔助才能合成。

自然界中胺基酸有300多種，但是組成人體蛋白質的胺基酸只有20種，營養學中將組成人體蛋白質的胺基酸大致分為三種

必需胺基酸	只能從食物中攝入，因為人體無法合成或者合成速度不夠快
非必需胺基酸	體內可以合成，並不是必須從食物中攝入
條件必需胺基酸	例如半胱胺酸、酪胺酸。這兩種胺基酸在體內分別由蛋胺酸和苯丙胺酸轉變而成。如果飲食中半胱胺酸和酪胺酸含量豐富，那麼就可以直接供給人體，同時人體對蛋胺酸和苯丙胺酸的需要量可以減少30％和50％，所以這兩種胺基酸是條件必需胺基酸

表13.2為必需胺基酸、非必需胺基酸和條件必需胺基酸的種類。

表13.2　必需胺基酸、非必需胺基酸和條件必需胺基酸

必需胺基酸
白胺酸、異白胺酸、纈胺酸
甲硫胺酸（蛋胺酸）、色胺酸、苯丙胺酸
蘇胺酸、離胺酸、組胺酸（對嬰兒來說是必需胺基酸）
非必需胺基酸
丙胺酸、麩胺酸、絲胺酸
瓜胺酸、天門冬胺酸、天門冬醯胺
甘胺酸、絲胺酸
條件必需胺基酸
精胺酸、組胺酸、牛磺酸
胱氨酸（半胱胺酸）、脯胺酸
麩醯胺酸、酪胺酸

米飯這類食物中也有蛋白質，為什麼不能當作蛋白質的主要來源？這個問題就與必需胺基酸和非必需胺基酸有關。米飯中缺少必需胺基酸，並且整體蛋白質含量偏少，這就導致米飯中蛋白質雖然可以被吸收，但是利用率不高，通常植物蛋白的利用率都低於動物蛋白，動物蛋白普遍利用率都在90％以上。

怎樣知道蛋白質的價值

　　還記得前面講過的吸收和利用的差別嗎？當人體攝入一種蛋白質以後，消化系統（消化道與消化腺）透過酶把蛋白質分解成胺基酸的過程就是蛋白質被吸收的過程，蛋白質的利用率則是蛋白質吸收以後被人體利用的程度。認為米飯的蛋白質利用率低是基於對「胺基酸價值」的測試，常見的就是胺基酸評分（Amino Acid Score，AAS）。應用AAS時首先分析的就是蛋白質中各種必需胺基酸的組成和含量，然後與參考蛋白中的胺基酸做比較，顯然必需胺基酸含量低或者缺少必需胺基酸的蛋白質AAS也會低。

　　雞蛋的胺基酸最接近人體，所以一般把雞蛋當作參考蛋白質。

還有兩種常見的測定蛋白質優劣的指標，一種是蛋白質效率（Protein Efficiency Ratio，PRE），透過動物餵養實驗測定蛋白質和參考蛋白質，然後觀察重量的增加，這種實驗也可以用於測定生物價，也就是透過計算攝入氮和代謝氮來判斷蛋白質的利用率。

另一種常見的評測蛋白質的指標為蛋白質消化率校正後的胺基酸評分（Protein Digestibility Corrected Amino Acids Score，PDCAAS）。該指標考慮到食物中胺基酸的組成，也考慮到了消化率和吸收率，在計算PDCAAS時，結果高於1.0的都計為1.0。小麥的PDCAAS是0.43，雞蛋、牛奶這些生活中常見的食物是1.0。

相對來說，動物蛋白的胺基酸價值更高，這實際上指的是必需胺基酸的數量（EAAs）。假定一個人需要100公克蛋白質，顯然必需胺基酸含量越高的食物，其價值越高。

但這並不意味著植物蛋白不好，相反，營養學界主流的建議是蛋白質來源中要有一定的植物蛋白，並且植物蛋白和動物蛋白混合食用的時候，因為動物蛋白的必需胺基酸是足夠的，同餐攝入的時候可以補齊胺基酸，增加植物蛋白的利用率（植物蛋白中離胺酸、蛋胺酸、蘇胺酸的含量相對較低）。

13.8　蛋白質的消化吸收與利用

食物通過食道進入胃以後，隨著胃酸的增加，胃蛋白酶原逐漸轉變為有活性的胃蛋白酶，它可以對食物中的蛋白質進行簡單的分解，形成蛋白腖、游離胺基酸等。蛋白質的消化起始於胃，但主要消化場所在小腸，小腸內蛋白質的消化主要由胰腺分泌的蛋白酶完成。

人體吸收蛋白質的能力是有限的（主要取決於消化腺分泌的消化液），蛋白質攝入過量，消化系統處理不完，消化腺工作超量，那麼未被吸收利用的蛋白質就會在大腸內發酵。過量攝入蛋白質的人的屁會特別臭，就是因為未被吸收的蛋白質分解後產生了硫化氫 、糞臭素等物質。對屁的感受有味道和氣體，決定味

道的主要就是蛋白質，而決定氣體的則是碳水化合物。

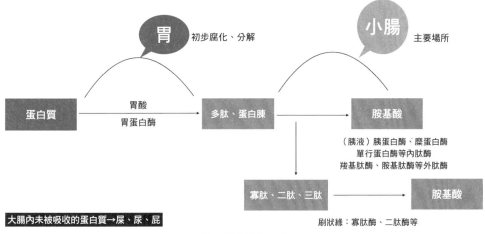

蛋白質的消化吸收

大部分蛋白質分解成胺基酸後都會進入胺基酸代謝庫，進入胺基酸代謝庫的胺基酸被稱為游離胺基酸。胺基酸代謝庫就相當於胺基酸的「待業中心」，在這裡胺基酸等待著人體發出「工作信號」，然後參與合成代謝或者分解代謝。

游離胺基酸來自食物中被吸收的胺基酸，以及身體內組織蛋白分解產生的胺基酸，這些「待業」的胺基酸並不集中在一個地方，因為胺基酸本身無法自由通過細胞膜，所以在身體內也不是均勻分布的。通常肌肉中的胺基酸占比在50%以上，肝臟中的胺基酸占比大約10%，腎臟中的占比大約4%，血漿中有1%～6%。

身體消化吸收的胺基酸大多數在肝臟分解，但是支鏈胺基酸（白胺酸、異白胺酸、纈胺酸）的分解代謝則主要在肌肉中進行，換句話說，支鏈胺基酸可以作為肌肉合成的蛋白質原料，也可以給分解代謝的氧化供能。

當機體需要蛋白質供能的時候，肌肉會釋放出部分胺基酸，同樣胺基酸代謝庫也會調動部分胺基酸，而組織蛋白質也會分解成胺基酸。例如有些胺基酸可以勝任碳水化合物的工作，我們稱之為生糖胺基酸；有些可以完成「脂肪」的部分工作，我們稱之為生酮胺基酸；有些多變一些，我們稱之為生酮生糖胺基酸。

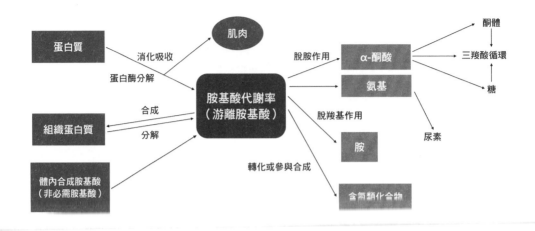

13.9　高蛋白飲食傷腎嗎

　　高蛋白傷腎的說法最早源於巴里・布倫納於1982年發表的論文，當時他提出一種假說，即超量攝入蛋白質可能會導致腎小球壓力增加，從而導致腎臟損傷的風險增加。但是其研究是基於已經患有腎病的人群，而並非基於腎臟健康人群。

　　對於已經患有腎臟疾病或者相關代謝類疾病的人群，營養干預中的確要注意蛋白質的攝入。但對於腎臟健康的人來說，目前沒有證據證明增加蛋白質攝入量或者說高蛋白攝入量，會引發腎臟疾病，有研究認為兩者之間並無相關性。

　　有一種說法是高蛋白飲食會增加腎臟的代謝壓力，但代謝壓力的增加並不代表會得腎病，正如上文講的，起碼目前在健康人群身上無法證明這一點。即便在只有一個腎臟的人（接受過腎臟切除手術）身上，也無法證明這一點。只有一個腎臟的人顯然代謝壓力要比兩個腎臟的人大。總結為一句話就是：相關研究很多，但目前無法證明對於健康人來說，高蛋白飲食和腎臟疾病之間有相關性。

　　相比起討論高蛋白質飲食是否傷腎，我們更應該注意的是碳水化合物尤其是游離糖的攝入，因為這會增加患第2型糖尿病的風險，而第2型糖尿病確實會造成腎臟損傷，同時肥胖也會增加患各種代謝類疾病和腎病的風險。

14

甜蜜的誘惑——
碳水化合物

第14章

　　碳水化合物又稱醣類，我們幾乎每天都會接觸碳水化合物。麵包、麥片、蜂蜜、米飯、麵條、水果等都含有碳水化合物。本章就來講講碳水化合物這一「甜蜜的誘惑」。

在大自然中，植物透過光合作用產生了各種碳水化合物。如果不考慮水分含量，植物的乾物質七成左右是由碳水化合物構成的。從食物鏈的角度來看，光合作用下的植物是草食動物的口糧，草食動物又是肉食動物的盤中餐，而人類則處於食物鏈的頂端。

14.1　生活中碳水化合物的種類

儘管碳水化合物看似種類繁雜，但整體來說，它分為4類，即單醣、雙醣、寡醣和多醣。

單醣：從名稱上就很容易判斷，它是最簡單的醣類分子。一般來說單醣是不能繼續被水解的，因為它已經是分子結構最小的醣了。

單醣是自然界中分布最廣泛的醣，目前已知的單醣超過200種。營養學中的單醣，通常指的是葡萄糖、果糖和半乳糖，我們熟悉的單醣應該就是葡萄糖。當你攝入不同的碳水化合物以後，它們最終會在各種澱粉酶的作用下分解成單醣（也就是葡萄糖）後被吸收，然後再利用。利用的途徑通常有3條。

一是直接被當作能量運用。

二是以糖原的形式存儲在肌肉和肝臟中。

三是透過轉化成脂肪的形式儲蓄能量。

單醣家族——果糖：因為果糖大量存在於水果中，所以果糖的名稱十分好理解，同時果糖也是單醣中最甜的（甜度最高）。

單醣家族——半乳糖：自然界中沒有游離存在的半乳糖，它與葡萄糖結合形成乳糖，乳糖大量存在於哺乳動物的乳汁中。

雙醣：兩個單醣結合在一起。

寡醣：寡醣又稱低聚醣，它是由3～9個單醣分子構成的聚合物，連接單醣分子的部分叫醣苷鍵。低聚醣的甜度為蔗糖的40%～60%，在人類膳食中它的主要來源是蔬菜和豆科植物。

常見的低聚醣有棉子糖、水蘇糖、低聚果糖、大豆低聚糖、甘露低聚糖等。由於缺少一些關鍵酶，一些人在食用豆製品的時候會腹脹，這通常是由大豆低聚糖引起的。

儘管都屬於單醣，但果糖和葡萄糖的吸收略有差別。小腸可以直接吸收葡萄糖，但無法直接利用果糖，而是先要經過肝臟轉化，這也使得果糖的吸收比葡萄糖要慢得多，同時對胰島素的影響較小。

從穩定血糖角度來說，果糖有著明顯的優勢，因為它的甜度更高，也就意味著在同樣的甜度下，透過果糖攝入的碳水化合物也許會更少。

由於果糖的消化吸收要先經過肝臟，也就意味著果糖的吸收比蔗糖和葡萄糖慢很多，所以也不會引起胰島素大的波動。據此理論，有觀點認為補充果糖可以為身體持續供給能量，但目前這樣的說法還未得到充分的論證。實際上也有人在攝入果糖含量高的飲料後產生腹瀉、腸胃不適等狀況，所以目前不建議長時間運動後補充果糖。

另外，果糖和痛風之間似乎有著一些聯繫，主流觀點認為果糖在消化吸收過程中經過肝臟，這會與嘌呤代謝產生競爭，有可能導致嘌呤代謝異常。

果糖大量存在於水果中，但這不代表水果內全部是果糖，水果是優質的維生素和膳食纖維的來源，適當攝入對人體很有好處。營養素的來源不應單一，也不應過量攝入營養素。

蔗糖：很常見的雙醣，由一分子葡萄糖和果糖構成。人體只吸收利用單醣，所以在吸收階段，在酶的作用下，蔗糖分解成一分子葡萄糖和一分子果糖，葡萄糖在小腸內直接被吸收，而果糖則需要經過肝臟後才被吸收利用。日常生活中你可能很少見到蔗糖的字眼，實際上我們熟悉的白糖或者砂糖都是蔗糖，它天然存在於大多數富含碳水化合物的食物中，例如甘蔗、甜菜。從某種角度來說蜂蜜也是一種蔗糖，由於它的果糖含量高，所以甜度比普通砂糖要高。

乳糖：選擇牛奶時你會發現，即便是成分表中沒有白砂糖，但牛奶中依舊有碳水化合物，這其實就是乳糖。乳糖是天然存在於乳製品中的糖，也是雙醣中甜度最低的。有的人喝牛奶後會腸胃不適、腹瀉，主要原因是乳糖不耐，即人體在消化乳糖階段缺少一種將乳糖分解為葡萄糖和半乳糖的酶。其實乳糖已經是雙醣

了，它只需一步裂解就可以變成單醣，但乳糖不耐的人恰恰缺少乳糖酶，或者乳糖酶的活性不夠高，導致人體無法吸收利用，同時碳水化合物在吸收階段的任何環節出現問題都會導致腸胃問題。人本身是哺乳動物，不大可能缺少乳糖酶，但是一些人成年後就沒有服用乳製品的習慣了，所以體內的乳糖酶逐漸失去活性。

麥芽糖：由兩個葡萄糖分子組成的雙醣。由於其常見於穀物、發酵穀物（啤酒）和發芽的種子中，所以被稱為麥芽糖，它在人類膳食結構中占比不高。注意，麥芽糖和麥乳精、麥芽糊精不是一類物質。

多醣在性質上和其他糖有很大的不同，它一般不溶於水，沒有甜味，也不具備還原性，不形成結晶。在酶或者酸的作用下，多醣可被水解成單醣殘基不等的片段，最終成為單醣。在講解營養學知識時，我習慣把多醣分為兩大類——澱粉和纖維。

澱粉類多醣並非單指用於烹飪的澱粉，你可以把澱粉類多醣理解為常說的主食。澱粉類多醣大量存在於穀物、根莖類植物中，和其他糖類一樣，澱粉類多醣也由葡萄糖聚合形成，但由於聚合方式不同，所以分為直鏈澱粉和支鏈澱粉。

可能讀到這你已經有些暈，實際上你只需知道它們的聚合方式不同就行。含有相對較多支鏈澱粉的食物能夠迅速被消化和吸收，而含有相對較多直鏈澱粉的食物，水解速度就較慢。它們對食物的口感也有一定影響。以米飯為例，不同品種的大米中既有直鏈澱粉也有支鏈澱粉，而這兩類澱粉的比例則在某種程度上影響了米飯的口感。很多人喜歡軟糯一些的米飯（粳米），它的直鏈澱粉含量就較少，支鏈澱粉含量就多；反之韌性口感較低，彈性較低的米飯（秈米），則其直鏈澱粉含量較多。所以，澱粉類食物如果糯性較大，一般其支鏈澱粉含量較多。

14.2 抗性澱粉和纖維

抗性澱粉和纖維（膳食纖維）在某些方面類似，不同的是纖維屬於非澱粉結構的多醣。

先說抗性澱粉，實際上它的另外一個名字聽起來會更好理解——抗消化澱粉，你可以理解為，這類澱粉不好消化。

這一概念最早是由英國科學家提出的，早期觀點只認為這部分澱粉屬於不被腸道酶降解消化的部分。隨後英國科學家根據澱粉酶水解時間的長短，透過模擬腸胃消化環境試驗，將抗性澱粉的概念進一步詳細，將在20分鐘內水解的澱粉稱為快消化澱粉，在20～120分鐘水解的澱粉稱為慢消化澱粉，120分鐘以後仍然沒有水解的澱粉稱為抗性澱粉。

值得注意的是，抗性澱粉並不是一類完全相同的物質，也就是說即便是同類食物，它的抗消化性也會有差異，這種差異主要和食物本身的天然來源以及加工方式有著很大的關係，同時也和支鏈澱粉、直鏈澱粉比例有關。一般來說，抗消化性差異如表14.1所示。

表14.1　澱粉類型和消化

澱粉類型	食物的形式	在小腸中的消化
快消化澱粉	新鮮煮熟的食物	迅速完全消化
慢消化澱粉	多數為生的穀物類，或者高溫糊化的乾燥粉	緩慢，但完全消化
抗性澱粉一型	全部或部分研磨（超加工）的穀類和豆類	部分消化
抗性澱粉二型	未煮熟的馬鈴薯和青香蕉	部分消化
抗性澱粉三型	放冷的熟馬鈴薯、穀類食物	部分消化

抗性澱粉的所有益處都與可溶性膳食纖維類似，例如抗性澱粉沒有辦法在小腸中繼續水解，這就使得它在接下來的吸收中變成腸道有益菌的食物，從而改善腸道菌群；同時抗性澱粉的抗吸收性又可以適度降低食物的升糖指數（GI）。正是基於這些，最近幾年抗性澱粉的概念才會被引入減肥和第2型糖尿病人的食譜。但並非把食物放涼了就絕對會降低GI，食物的升糖指數（GI）與食物中天然含有的抗性澱粉有關，並且和食物的加工方式也有著密切的關係（例如超加工）。

纖維是指纖維素或者膳食纖維，因為人體沒有分解纖維的消化酶，所以人體無法把它當作營養素利用，在很長一段時間內纖維的作用未被重視。

纖維屬於非澱粉性多醣。對人體來說纖維具有以下幾個作用。

• 人體沒有針對纖維的消化酶，所以纖維不能被直接吸收利用，但同時部分纖維又是腸道內細菌的食物，這有益於腸道菌群的平衡，這一點與抗性澱粉類似；同時，細菌發酵後的產物可以參與人體代謝，例如膳食纖維可被分解成短鏈脂肪酸，它是給腸道黏膜組織供能的重要物質之一。

• 纖維可以吸附大量水分，因此可以讓大腸騰出更多的空間容納食物殘渣，並且可以增加糞便體積，通常可以增加40%～100%的糞便體積。纖維有助於腸道蠕動，同時結合或者減少有害物質，並且抑制其活性，縮短食物殘渣通過消化道的時間。

• 富含纖維的食物通常需要長時間的咀嚼，這在一定程度上會增加進食的時間以及減慢胃排空的速度，從某些方面說這會增強飽腹感，對減重來說是有益的。

綜上，纖維對保護腸道健康有著積極的作用。

纖維除了對腸道的健康有幫助之外，還可以影響血清膽固醇。一些研究表明高纖維燕麥有助於改善中老年人低密度膽固醇（LDL-C）顆粒的大小和數量，並且不會影響血液中的三酸甘油酯以及高密度膽固醇（HDL-C）的濃度。實際上纖維是透過什麼機制影響膽固醇的目前尚不明確，成因也許多種多樣。值得注意的是，富含纖維的食物幾乎都存在於大眾普遍認為的健康食品中，例如粗糧、輕加工食品、蔬菜、水果、堅果等。纖維的攝入還對穩定血糖有著一定作用。

14.3　我們需要多少膳食纖維

儘管膳食纖維有著重要的作用，但也並非多多益善，例如過量攝入膳食纖維則有可能導致便秘，甚至會影響其他營養素的吸收和利用，尤其是微量元素（維生素和礦物質）。那麼我們究竟需要多少膳食纖維呢？

整體來說，膳食纖維分為兩大類，根據是否溶解於水，分為水溶性膳食纖維和非水溶性膳食纖維。

水溶性膳食纖維具有黏性，因為可溶於水，所以能在腸道中大量吸收水分，使糞便保持柔軟狀態，並且能夠促進有益菌大量繁殖。我們攝入的果膠（常見於水果中）、魔芋（蒟蒻）等中都有水溶性膳食纖維。魔芋盛產於雲貴川地區，主要成分為葡甘露聚醣，是一種可溶性膳食纖維，能量很低，吸水性強。

非水溶性膳食纖維來源於全穀類糧食，也就是粗糧，例如麥片、麥麩、糙米等。非水溶性膳食纖維有助於促進胃腸道蠕動，加快食物通過胃腸道，減少吸收。

那麼我們究竟需要攝入多少膳食纖維呢？WHO和營養學界的主流觀點，認為每人每天攝入量在25～35公克膳食纖維是合適的，如表14.2所示。一些慢性病人群的攝入量略高一些，例如美國糖尿病學會建議糖尿病患者每天攝入量在45～55公克，美國癌症協會（ACS）推薦標準是每人每天30～40公克，FAO建議正常人攝入量是每人每天27公克，歐洲共同體食品科學委員會推薦標準是每人每天30公克。中國營養學會的建議與WHO的一致。台灣衛福部國民健康署的建議為25公克。

那麼具體攝入多少膳食纖維呢？根據《中國居民膳食纖維攝入白皮書》中的建議。

表14.2　膳食纖維推薦量

熱量攝入	建議的膳食纖維推薦量
低熱量飲食（1800大卡／天）	25公克／天
中等熱量飲食（2400大卡／天）	30公克／天
高熱量飲食（2800大卡／天）	35公克／天

運動人群往往注重蛋白質的攝入，容易忽視蔬菜、水果、粗加工食品。依據《中國居民膳食纖維攝入白皮書》，中國成人平均每人每日攝入膳食纖維為13.3公克，其中最少11.5公克，中等為13.2公克，最多14.5公克。中國居民膳食纖維攝入普遍不足，且呈下降的趨勢，整體來說與《中國居民膳食營養素參考攝入量》中膳食纖維的推薦量相比，能達到推薦攝入量（25公克／天）的人群不足5%。

14.4　碳水化合物有什麼用

　　碳水化合物最主要的作用就是供能，每公克葡萄糖在體內氧化可以產生4大卡的能量。比較有趣的一點是，人的大腦只「認」醣，也就是說碳水化合物是大腦直接用以供能的營養素。單從供能的角度說，碳水化合物是利用率最高的，同時也是最為經濟實惠的，因為它廣泛存在於自然界。

　　人體有兩個存儲碳水化合物的「倉庫」，分別是肝臟和肌肉。存儲在肝臟中的碳水化合物被稱為肝糖原，以一位體重為80公斤的成年健康男性為例，他的肝糖原中有90～100公克的碳水化合物，占肝臟重量的3%～7%。存儲在肌肉中的碳水化合物被稱為肌糖原，大約有400公克。除了肝糖原和肌糖原外，人體有2～3公克的葡萄糖存儲在血液中，每公克葡萄糖大約含4大卡的能量，所以正常人透過碳水化合物儲備的能量是1500～2000大卡，這可以支撐一個人跑20公里。

　　下圖為人體碳水化合物分布情況（以體重80公斤的健康成年男性為例）。

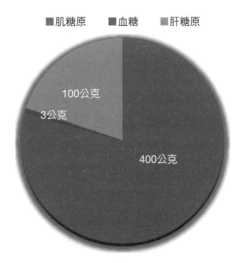

　　脂肪和糖（碳水化合物）都是人體可利用和儲存的能量，和脂肪不同的是，人體糖原的儲備量是有限的，人體糖原的儲備量上限為每公斤體重15公克，如果一位男性的體重為70公斤，那

麼他儲備的糖原上限大約為1050公克，當然這是一個理論值。

　　當糖原儲備充足，沒有消耗利用完的糖，就會轉化成脂肪儲存在體內，以備不時之需。影響糖原儲備的主要因素有飲食，例如24小時內禁食，或者採用生酮飲食、低碳飲食，會明顯減少糖原儲備量。糖原的消耗主要有兩個途徑：一是限制飲食（減少碳水化合物的攝入），這一點十分容易理解；二是運動（活動量增加）。

　　調節肝糖原和肌糖原存儲量的則是胰島素，作為一種可控制循環血糖濃度的激素，當人體血糖濃度升高以後，胰島β細胞就自動釋放胰島素，且釋放量最終會讓血糖維持在生理濃度範圍內，不會過高也不會過低。

　　胰島α細胞則會分泌另外一種激素——升糖素（胰高血糖素），它與胰島素的作用相拮抗。你可以理解「拮抗」為同一個生理效應的相反作用。例如胰島素可以降血糖，讓它回到正常的生理濃度範圍，而升糖素則會在人體血糖低於正常值的時候，透過肝臟糖原分解和糖質新生使血糖恢復到正常水準。

　　什麼是糖質新生？

　　糖質新生可以理解為：機體為了維持血糖的正常生理水準，在機體內「糖原料」不足的情況下，將胺基酸（生糖胺基酸）、乳酸、甘油等非糖物質，轉化成葡萄糖的過程。

　　接下來讓我們回顧一下碳水化合物的作用。

　　第一，人體可以在肝臟和肌肉中儲存碳水化合物。肌糖原和肝糖原的主要功能不同：肌糖原主要用於肌肉收縮，在做力量訓練時，它是糖酵解能量系統的代謝底物；而肝糖原則用於維持血糖平衡，當血糖濃度低於生理濃度時，肝糖原釋放，以此維持血糖平衡，防止低血糖的情況出現。

　　第二，每個細胞都含有碳水化合物，含量為2％～10％，它是構成機體組織的重要物質，並且參與細胞的組成和多種活動。

　　第三，節約蛋白質。

　　第四，預防酮症，幫助脂肪氧化。

　　第五，經糖醛酸途徑生成的葡糖醛酸，是體內一種重要的解毒劑。

碳水化合物是如何節約蛋白質的

碳水化合物的主要工作是供能，而蛋白質的主要工作是合成代謝，供能是它的兼職。但在一些特殊情況下，蛋白質的兼職工作量會增加，常見的是在飢餓狀態下。

在主動減少攝入碳水化合物的初期，蛋白質供能會增加，例如在低碳、極低碳水飲食初期。

當機體處於長期劇烈運動的狀態，糖原儲備量逐漸減少和血糖濃度降低，蛋白質會收到「求救信號」，這時不光蛋白質供能會增加，脂肪供能也會增加。

既然碳水化合物發出了「求救信號」，脂肪和蛋白質就必須披著碳水化合物的「工作服」去工作，這一「代班」過程就是前述的糖質新生。

糖質新生的本質作用是在維持正常的血糖濃度，這背後服務的主要對象是大腦。長期低血糖會引發意識喪失（昏迷），從而對大腦造成不可逆的損傷。

糖質新生本身並無危害，但在極端的情況下糖質新生會減少瘦體重，也就是很多人擔心的肌肉分解。

碳水化合物是如何幫助脂肪氧化的

適當攝入碳水化合物有助於脂肪氧化。

所謂的減肥，指的是脂肪被氧化，同時產生二氧化碳和水，這一過程需要透過三羧酸循環，它是蛋白質、碳水化合物、脂肪氧化的通路。

在這一循環中，脂肪在體內分解代謝的中間產物是乙醯輔酶A，但乙醯輔酶A必須和草醯乙酸結合才能進入三羧酸循環，最終被徹底氧化，所以與草醯乙酸結合是關鍵。但是草醯乙酸需要醣在體內分解代謝才會產生，當膳食中碳水化合物供應不足時，草醯乙酸也就相應減少，脂肪酸就無法徹底氧化，從而酮體增加。如果酮體蓄積過多，超過閾值，則會導致酮血症和酮尿症。

總的來說，糖分解代謝的中間產物是脂肪酸完全氧化的載體，也就是說碳水化合物分解代謝的產物是脂肪分解代謝引物的底物，也就是說脂肪分解代謝的產物和碳水化合物分解代謝的產物結合更利於脂肪的完全氧化。

14.5　碳水化合物和糖代謝紊亂

　　糖尿病患者會出現糖代謝紊亂，糖代謝紊亂在運動人群中也會出現。那麼先讓我們來認識一下糖代謝紊亂。

　　檢查自己是否患有糖尿病的直接方式就是去醫院做檢查。糖尿病主要分為第1型糖尿病、第2型糖尿病。下面簡單講解一下這兩種糖尿病。

　　第1型糖尿病患者自身分泌胰島素的功能喪失，所以必須依賴胰島素注射，否則會有生命危險。

　　第2型糖尿病患者不依賴胰島素。第2型糖尿病患者占糖尿病患者總數的90%，也就是說大部分糖尿病患者是第2型糖尿病。因為大部分第2型糖尿病無明顯病症表現，所以容易被人們忽略。

　　當我們吃了含有碳水化合物的食物之後，這些食物最終會被分解成葡萄糖並釋放在血液中，這時胰島β細胞釋放胰島素，胰島素的重要功能之一就是降低血液中的葡萄糖濃度。

　　如果把血糖比喻成行駛中車輛，胰島β細胞就像指揮中心，而胰島素則像交通警察有序地控制著血液中的葡萄糖濃度。第1型糖尿病患者的指揮中心出了問題，所以只能從外面「請」（注射）胰島素來維持血液中的葡萄糖濃度；第2型糖尿病患者則像指揮中心和交通警察都在低效率工作。所以這兩種類型的糖尿病的最終表現都是血糖異常升高。而處在糖尿病前期的病人則像指揮中心和執勤交警都在崗，只是工作壓力較大，有些應付不過來工作，所以血糖也會異常，只是不會像第1型和第2型糖尿病那樣嚴重。

除了胰島素，影響人體血糖平衡的其他因素

　　首先，當人體處於飢餓狀態或者血糖較低的時候，人體會透過糖質新生來提高血糖濃度。

　　其次，神經系統尤其是中樞神經系統對調節血糖也起到了關鍵作用，例如飽腹和飢餓這兩種不同的狀態對血糖都有影響，同時交感神經和副交感神經對血糖也有影響。交感神經可以抑制胰島素的分泌，其結果就是血糖濃度升高。而副

交感神經可以刺激胰島素分泌，使血糖濃度下降。你不用擔心它們會同時起作用，因為交感神經和副交感神經是對立的，二者是此消彼長的關係。

最後，內分泌系統中除了胰島素還有其他激素可以影響血糖，胰島素是目前為止人們發現的唯一可以讓血糖濃度降低的激素。讓血糖濃度升高的激素有：升糖素、糖皮質素（常用於抗炎）、腎上腺素、生長激素等。

所以不難發現，糖代謝是一個非常複雜的過程，主要由肝臟、神經和內分泌相互協作完成。

14.6　GI（升糖指數）和碳水化合物升糖速度的「快」與「慢」

在14.5節中，我們把血糖比喻成行駛中的汽車，而食物的升糖指數就好比車速，換句話說，有些碳水化合物在血液內的「車速」很快，有些碳水化合物在血液內的「車速」較慢，有些碳水化合物在血液內的「車速」適中，車速就是GI。你也可以將GI理解為澱粉類食物在體內轉化成葡萄糖的速度。

依照食物中碳水化合物在血液內的「速度」不同，將食物分為3類：GI值大於70的，稱為高GI食物；GI值在55～70的，稱為中等GI食物；GI值小於55的，稱為低GI食物。

糖尿病與升糖指數

發現食物升糖指數的過程和糖尿病有著密不可分的關係，這裡不得不提到加拿大多倫多大學的營養學教授大衛・詹金斯。

早期人們發現了糖尿病，並且觀察到它與攝入的碳水化合物有著必然聯繫，但並未提出升糖指數的概念。當時採用的方案很簡單，就是直接利用食物營養成分資料來控糖。1981年，詹金斯博士在屢次為糖尿病患者控糖失敗後，對當時學界的普遍認知有了質疑，他認為肯定有一種食物和血糖之間的關係還沒有被發現，於是他著手做了試驗。試驗方式和今天檢測血糖耐受的方法一樣，也就是記

錄試驗者的空腹血糖，然後讓試驗者吃下食物，再分別記錄試驗者在吃下食物後幾段時間內的血糖情況。他把葡萄糖當作參考，設定為100，然後將所有食物從0到100開始劃分，結果不同食物在同樣的時間內升糖速度不同，食物的升糖指數也就此被發現。

　　詹金斯博士測試了幾十種食物，得到了一些顛覆傳統認知的結果。例如，以前人們認為簡單的碳水化合物如蔗糖會比複雜的碳水化合物更糟，結果發現有的澱粉類碳水化合物比白糖引起的血糖波動還大，並且同樣的食物採用不同的加工方式引發的血糖反應也不同。

14.7　升糖指數的實際運用

　　在實際運用中可以直接查詢食物的GI值，但食物的GI值不是一直不變的，主要原因是資料來源的差異，這是本書沒有提供大量的食物GI值的原因。

　　因為食物來源和種類過於豐富，所以很難準確獲取單一食品的升糖指數。例如麥片，有些即食麥片的加工方式和添加劑導致GI值趨於中、高。總體來說，避免超加工和過度烹飪的食物是不錯的選擇。表14.3是常見食物的升糖指數。

表14.3　常見食物的升糖指數

食物種類	食物名稱	升糖指數（GI）
糖類	葡萄糖	100
	綿白糖	84
	蔗糖	65
	果糖	23
	蜂蜜	73
	方糖	65
穀物類及其製品	小麥（整顆水煮）	41
	小麥粉麵條（濕）	81

食物種類	食物名稱	升糖指數（GI）
穀物類及其製品	硬質小麥麵條	55
	饅頭	88
	烙餅	80
	油條	75
	米飯（支鏈澱粉含量多）	88
	米飯（直鏈澱粉含量多）	50
	白米粥	69
	黑米飯	55
薯類及其澱粉製品	馬鈴薯（煮食）	66
	馬鈴薯泥	73
	馬鈴薯條	14
	炸馬鈴薯片	60
豆類及其製品	煮黃豆	18
	燉豆腐	32
	凍豆腐	22
	豆乾	24
蔬菜類	胡蘿蔔	71
	南瓜	75
	青花菜、芹菜、蘆筍、黃瓜、菠菜、番茄、生菜、青椒、茄子	小於15
水果	蘋果	36
	桃	28
	梨	36
	櫻桃	22
	葡萄	43
	葡萄乾	64
	奇異果	52
	西瓜	72
	香蕉（熟）	52
	柚子	25
	鳳梨	66
乳品和含乳飲料及其製品	牛奶	28
	巧克力奶（可可奶）	34
	優酪乳（加糖）	48

食物種類	食物名稱	升糖指數（GI）
方便食品	燕麥片	83
	白麵包	87
	全麥麵包	69
	黑麥麵包	65
	麵包（50%～80%碎小麥粒）	52
	麵包（75%～80%大麥粒）	34
	麵包（80%～100%大麥粉）	66
	麵包（45%～50%燕麥麩）	47
	燕麥粗粉餅乾	55
	小麥餅乾	70
	蘇打餅乾	72
	格子鬆餅	76

　　很多人在第一次看食物升糖指數的時候會很吃驚，有些食物的升糖指數比自己想像的高很多，難道很多食物從此就不能吃嗎？這些食物可以吃，例如升糖指數高的食物在運動尤其是耐力運動中有著很大的作用，這些問題在後文中會詳細講解。

　　營養學是為了讓我們更好地了解食物，知道食物的屬性，而升糖指數只是食物眾多屬性之一，合理利用它才是關鍵。例如葡萄糖的升糖指數是100，那麼一個人吃5公克葡萄糖，和吃50公克葡萄糖，乃至吃100公克葡萄糖，對機體的影響顯然是不同的。這裡就要提出另外一個概念——血糖負荷（GL）。

　　知道食物每百公克的碳水化合物含量以及它的升糖指數，就可以估算出血糖負荷。

　　食物的血糖負荷＝升糖指數×碳水化合物含量÷100

　　GL值>20的，被稱為高GL食物。

　　GL值在10～20的，被稱為中GL食物。

　　GL值<10的，被稱為低GL食物。

　　一般來說，當你減肥或者需要控制體重的時候，原則上儘量避免攝入高GI食物，但並不是所有高GI食物對你的影響都很大。由GL的公式不難發現，食物對整體血糖的波動影響除了取決於

GI值之外，還與它本身含有的碳水化合物相關。

例如，西瓜的GI值為72，屬於高GI食物，但西瓜每100公克碳水化合物含量只有5.5，大部分是水分，所以它的GL值＝72×5.5÷100＝3.96，也就是說吃100公克西瓜，血糖的負荷是較小的。

目前為止本書所有關於血糖和碳水化合物的討論都基於單一食物，但我們一餐當中攝入的食物並不是單一的，而是十分複雜的，有些營養師面對這樣的情況就會估算一餐當中的總GI值。

例如，某人的早餐為1個雞蛋、250毫升牛奶、50公克燕麥片、一小勺橄欖油，以及一份以生菜和番茄為主的疏菜沙拉，這份早餐的總GI值如何估算呢？

我們需要知道相應食物的升糖指數和碳水化合物含量。

雞蛋主要提供蛋白質，橄欖油主要由脂肪酸構成，而生菜和番茄只有3%左右的碳水化合物，並且升糖指數都低於15，所以以上均可以忽略不計，只需記錄實際攝入燕麥片和牛奶的碳水化合物含量，這兩種食物都是包裝食品，碳水化合物含量都在營養標示表上。

100毫升牛奶的碳水化合物含量為3.4公克，實際攝入了250毫升牛奶，也就是透過牛奶攝入了8.5公克碳水化合物。

100公克燕麥片碳水化合物含量為60公克，實際攝入了50公克，也就是透過燕麥片攝入了30公克碳水化合物。

這一餐中碳水化合物攝入總量是30＋8.5＝38.5（公克）。

牛奶占一餐中碳水化合物的百分比為（8.5÷38.5）×100%≈22.1%。

燕麥片占一餐中碳水化合物的百分比為（30÷38.5）×100%≈77.9%。

牛奶的GI值為28，燕麥片的GI值為83，將它們的GI值與占一餐中碳水化合物的百分比相乘，得到的結果就是該食物一餐GI的數值，分別為28×22.1%≈6.2，83×77.9%≈64.7。再將它們相加，得到6.2＋64.7＝70.9，這個數值就是估算出來的一餐總GI值。

為了方便大家理解，我將上述過程簡化成表14.4。

MEMO

相信有很多讀者會認為這樣計算好麻煩，首次計算的時候確實特別繁瑣，因為一切資料都是陌生的。你不用刻意地記憶GI值，多查詢幾次，慢慢就熟悉了，而且我們日常吃的食物不會在365天內有365種變化，每個人喜歡吃的食物基本上是類似的，你現在就可以回憶一下最近一週吃的主食，你是吃米飯次數多或吃麵條次數多，還是吃其他食物次數多，所以在了解了自己習慣吃的食物的GI值後，其實需要查詢的資料並沒有多少。更何況熟能生巧，不要嫌麻煩，多查詢幾次就能自然地掌握。

表14.4 一餐總GI值的計算

食物	攝入的量	碳水化合物含量／公克	占一餐總碳水化合物百分比／%	食物的升糖指數GI	一餐的總GI值
牛奶	250毫升	8.5	22.1	28	6.2
燕麥片	50公克	30	77.9	83	64.7
雞蛋	1個	無	無	無	無
橄欖油	10公克	無	無	無	無
生菜、番茄	各100公克	無	無	無	無
一餐一共攝入		38.5			70.9

這是營養師常用的演算法，前提是資料來源可靠。大家只需了解，實際運用中儘量少吃高GI食物，增加中低GI食物的攝入，尤其是增加低GI食物的攝入。

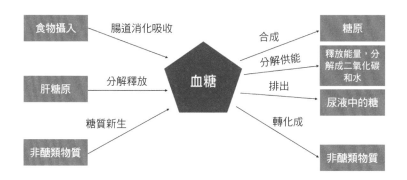

14.8 米飯是垃圾食品嗎？從食物環境角度思考「糖」

之所以把這個問題放在這裡討論是因為食物本身沒有對錯，我們只是從「米飯是不是垃圾食品」這個話題展開，讓大家對食物有更多的思考，而不是單純地考慮營養素、熱量。

首先，可以說米飯是垃圾食品，也可以說它不是垃圾食品。為什麼會出現這樣的悖論呢？因為影響食物升糖指數的首要因素就是食物的來源和加工方式。

持米飯是垃圾食品觀點的人，基本都認為米飯只能提供單一

的營養素──碳水化合物，同時米飯的升糖指數很高。

持有不同觀點的人可能會有這樣的疑惑，難道我們的祖輩不吃米嗎？怎麼現在就變成垃圾食品了？實際上我們今天吃的米，和我們的祖輩吃的米確實有些區別，主要區別在於超加工。所謂白米的超加工，指的是糙米透過碾白、拋光等技術手段進一步去除糠層和胚芽，超加工程度是影響白米皮層和胚芽保留率的直接影響因素。換句話來說，超加工程度和營養損失成正相關，超加工程度越高，營養流失越多。

白米中60%～70%的蛋白質、脂肪、維生素、礦物質、膳食纖維、必需胺基酸都聚集在皮層和胚芽中，所以從某些角度來說，由超加工米做的米飯，確實和垃圾食品很像，因為它只能提供單一的營養素──碳水化合物。

那麼你可能會想，不如只吃糙米。但糙米相比起精米口感很差。我們可以透過混合一定比例的糙米與精米來增加米飯的營養價值。這也增加了膳食纖維的攝入量，如果再多吃一些蔬菜，那麼對降低升糖指數是有幫助的。

米的品種也會影響升糖指數，我們常吃的白米有兩大類──籼米和粳米，它們的直鏈澱粉和支鏈澱粉含量是有差異的。籼米是由籼米稻產出的，比較適合南方濕熱的氣候，所以南方米多為籼米（長條狀），它的直鏈澱粉含量高一些，所以黏性差一點兒，升糖指數略低一些。北方則以粳米為主，粳米是粳米稻產出的，比較適合北方的氣候，支鏈澱粉含量高一些，升糖指數略高。

另外，加工方式也會影響食物的升糖指數。烹飪可以影響食物的消化程度，對於澱粉類碳水化合物來說，稱食物的消化程度為食物的糊化程度。不考慮食材、來源，越好消化的主食，其升糖指數也就越高。如果把一碗生米的糊化程度定為0，那麼粥的糊化程度就是100。

至此，我們以米飯為例總結了碳水化合物的升糖特性，最後讓我們總結影響食物升糖指數的因素（見表14.5）。。

表14.5 影響食物升糖指數的因素

影響食物升糖指數的因素	作用原理	過去	現在
食物的加工方式	超加工破壞了食物本身的結構，例如破壞了膳食纖維，或者破壞了食物本身的細胞壁，讓食物更容易消化	主要甜味來源就是糖、蜂蜜、水果，添加糖的成本較高	糖變得廉價，出現富含游離糖的飲料，可樂成為世界上低價且流行的高糖飲料。游離糖也常見於各種包裝食品和烹飪中
糊化程度（烹飪）	烹飪改變了澱粉的結構，提高了澱粉的糊化程度，讓食物更容易消化	糙米或者幾乎不研磨脫殼的米，保留了大量營養素和纖維	精製米，多次研磨脫殼，流失了大量營養素、纖維，升糖指數高
支鏈澱粉和直鏈澱粉的比例	食物中支鏈澱粉含量越多，食物越容易消化	蒸、煮、烤馬鈴薯，利用馬鈴薯製作澱粉和粉條	由於食用油變得廉價，以及速食流行，炸薯條和膨化食品變得普遍
膳食纖維	膳食纖維可以減慢澱粉酶對食物的分解速度，從而在一定程度上影響了食物的消化速度	將硬質穀物小麥製作成主食，包括麵條、麵包	將超加工麵粉製作成麵包、麵條
抗性澱粉	與食材、溫度相關，作用類似膳食纖維	直接食用新鮮水果	榨汁，捨棄部分果肉，丟失了膳食纖維
酸度	類似醋、檸檬汁等酸性物質、調味品、食材，降低了胃排空的能力，從而降低了消化率		
脂肪	脂肪會降低胃排空的能力，從而減慢了澱粉類食物的消化速度		

14.9 似糖非糖的代糖

代糖有甜味，但對血糖沒有影響。發達國家最早發現了游離糖攝入過多的問題，因為糖尿病人群和肥胖率激增，一些國家限

制游離糖的攝入量，WHO更是建議「成人和兒童都應該減少日常游離糖的攝入量，要低於日常攝入總熱量的10%」。

我們已經在前面介紹了食品標籤，面對包裝食品時，相信你可以很輕鬆地從營養標示表和成分表中發現游離糖。

顯然額外的「甜蜜」會影響健康，WHO表示：「我們有確鑿的證據表明，將游離糖的攝入量保持在總熱量攝入的10%以下，可以降低超重、肥胖和蛀牙發生的可能。」這句話的言外之意就是，游離糖的攝入量對肥胖有著明確的影響，在這樣的背景下代糖逐漸成了主角。

什麼是代糖呢？通俗地解釋，代糖就是既有類似糖的甜味，但不會像其他碳水化合物那樣引起血糖的波動，大部分代糖都不屬於碳水化合物（糖醇類除外）。

代糖是如何被發現的

世界上第一個代糖的發現源於一次偶然事件。1879年在美國約翰霍普金斯大學的一個實驗室正在進行煤焦油衍生物的研究，當時參與研究的化學家法勒伯格回家吃飯時發現妻子做的餅乾比平時甜很多，結果發現是因為自己飯前沒有洗手，煤焦油實驗中的衍生物殘留沾到了食物上，第一個代糖由此被發現。

隨後化學家法勒伯格將這一發現告訴了某油衍生物實驗的負責教授雷姆森，二人經過仔細研究，發明了一套從煤焦油中提取甲苯，然後經過硫酸、五氯化磷和氨處理，最後與高錳酸鉀作用氧化結晶脫水的工藝，二人將其命名為saccharine，糖精就此產生。

相比起真正的糖，代糖的優勢是甜度高，價格低。糖精的這一特性在1900年左右很快被食品廠商注意，並考慮用它替代蔗糖或者甜菜糖，1902年糖精的應用在德國已經十分普遍。

- 代糖和甜度。食品的甜度以蔗糖的甜度為參考，將蔗糖的甜度設定為100％，據此得到其他甜味物質的甜度。例如果糖比蔗糖甜了30％，所以果糖的甜度是130％。幾乎所有人工合成代糖的甜度都是蔗糖的上百倍，例如糖精的甜度是蔗糖的400倍，阿斯巴甜和安賽蜜的甜度是蔗糖的200倍。

- 代糖的分類。代糖按照使用的功能分為多種類型，但大體可以分為甜味素和營養型代糖。其實區分它們十分簡單，甜味素不含有熱量或者熱量低到可以忽略不計，而營養型代糖例如木糖醇，每公克的熱量是2.6大卡，其甜度與蔗糖差不多。

另外，代糖也被分為人工代糖和天然代糖。人工代糖就是透過人工化學合成的代糖，而天然代糖則是從天然的食材中提取的代糖，例如甜菊糖、羅漢果糖、赤藻糖醇。品牌廠商更喜歡人工代糖，因為甜度更高，原材料更便宜；消費者更喜歡天然代糖，但是其甜度通常和蔗糖類似，原材料價格也更高。

14.10　代糖安全嗎

首先要釐清一個概念——代糖是食品添加劑，而食品添加劑在上市前需要經過大量的實驗論證，論證內容包括安全劑量。如果一種代糖要被批准使用，除了要滿足食品安全條件之外，還需要具備其他已經被批准使用的代糖所不具備的功能。

說到這你可能有些疑惑，代糖的功能不就是增加甜度嗎？具備這一條件不就可以嗎？實際上並非如此，每個代糖的特性是有差異的，例如阿斯巴甜儘管甜度十分高，但是甜味僅僅是接近蔗糖，同時它的甜度還會受到溫度的影響，很多人笑稱零卡可樂沒有「靈魂」，其實指的就是它的甜味嘗起來有點怪。

作為食品添加劑，每一種甜味劑的屬性是不同的，一種新的甜味劑想要上市就必須具備市面上甜味劑所不具備的特點。

任何添加劑都有食用的安全範圍，代糖也是如此。阿斯巴甜的允許使用量為每公斤體重60毫克，並且必須標注含有苯（因為患某罕見疾病的人無法代謝苯丙胺酸）。糖精的安全劑量是每

公斤體重5毫克。不同國家（地區）對添加劑的允許使用量的規定有差異。以阿斯巴甜為例，歐盟的標準要求高一些，每公斤體重日均攝入量不超過40毫克，50公斤的成年人的日均攝入量上限是2000毫克。

美國本土無糖可樂的阿斯巴甜風波

某則新聞曾在國內引發了討論，這則新聞的核心內容是美國本土生產的無糖可樂將棄用阿斯巴甜。實際上飲料生產企業這麼做主要是迫於消費者的投訴壓力，因為有研究者透過動物實驗發現攝入一定劑量的阿斯巴甜會增加患上某種癌症的機率。

阿斯巴甜的確不適合兒童食用，但目前現有的證據表明對成年人是無害的，所以很多國家並未限制阿斯巴甜的使用。

從這個事件中我們可以思考一些問題。例如，美國本土生產的無糖可樂不添加阿斯巴甜，但是無糖可樂依舊存在，所以廠商做的只是把一種代糖換成了另外一種代糖。美國本土採用的替代添加劑是三氯蔗糖，它的甜度是蔗糖的600倍左右，味道十分接近蔗糖，作為一種添加劑，它依舊有著使用範圍。中國國標GB2760—2014就規定了三氯蔗糖在不同食品中允許使用的範圍。

其實這個事件帶給我們更深層次的思考應該是，為什麼會糾結無糖飲料中的代糖是什麼呢？

你為什麼會喝可樂？因為它便宜、口感好，當然還受到行銷的影響。實際上一些人第一次喝可樂的時候感覺很難喝，一旦習慣了以後就無法自拔。當WHO和各國營養學會專家提醒大家注意游離糖攝入時，可樂公司又推出了添加代糖的無糖飲料，表面上看無糖可樂似乎是一個更健康的選擇，實際上消費者戒不掉這類碳酸飲料的味道，你買含糖飲料或無糖飲料，可能選擇的是同一家公司的產品。而這些企業之所以生產無糖飲料，是因為市場有需求。大家在糾結無糖飲料危害的時候，有沒有想過，最好的「飲料」就是水。

14.11 代糖和減肥

代糖幾乎不含熱量，也不會引起血糖大的波動，它只提供甜

味，衡量的單位則是甜度，所以依照它這個屬性，對標的就是食品中的糖。

我們日常生活中很難吃到特別甜的固體食物，蛋糕等食品添加代糖的也不多，即便添加了代糖，也只是增加甜味，本身這類食物中糖並不是主要的碳水化合物來源。所以說代糖和減肥如果有關係的話，只是解決甜度問題，減少的能量來自添加糖，因為代糖本質上不會引起血糖波動。

圍繞著代糖是否有助於減肥這個問題有過很多爭論，甚至透過實驗得到的結論都兩極分化。有的實驗證明代糖對減肥有幫助，有的實驗則證明代糖不能幫助減肥，有的實驗證明代糖又可能有其他不好的影響。接下來我們就了解一下各種說法的出發點，從而讓你對代糖、減肥、安全性有一個比較直觀的了解。

• 代糖對減肥有幫助。

WHO對游離糖攝入量的建議是「成人和兒童都應該減少日常游離糖的攝入量，要低於日常攝入總熱量的10%」，這相當於什麼概念呢？一瓶100毫升含糖可樂中糖的NRV%是10%，一個瓶裝可樂大約500毫升，也就是一瓶可樂的含糖量就已經達到了日常攝入總熱量的10%。

假定設計讓兩組人每天都喝2瓶可樂，其中一瓶是含糖的占NRV20%，另一瓶則是不含糖的可樂，也就是幾乎沒有熱量，其他飲食熱量攝入情況一樣，活動量和運動量也相同。服用代糖飲料人群的體重肯定是可以得到控制的，一直到熱量攝入和支出趨於一個動態平衡的時候。

• 代糖對減肥沒有幫助，還存在一定風險。

儘管代糖不含能量，但其含有的甜味有可能具有刺激食欲的作用，認為代糖可以減肥往往只考慮了「結果」。代糖儘管不含能量，但甜味本身可以刺激大腦對「甜」做出反應，從而刺激腸胃、胰腺做出反應，例如釋放胰島素，但目前相關的實驗設計還不夠完善。例如，一項實驗對象是17名確診為糖尿病的人，讓他們攝入葡萄糖以後再攝入三氯蔗糖，結果血糖濃度的峰值增加了，也平均上升了20%。

儘管實驗人群是糖尿病人群，相關的實驗也不多，但也從另一個角度告訴我們代糖並非百分百的安全，可能存在一定未知風險，所以不要肆無忌憚地攝入代糖類產品。

另外，有實驗證明代糖對於食欲有刺激作用，但這類實驗通常結論是矛盾的，也就是有些實驗證明代糖是可以刺激食欲的，有些則證明代糖沒有刺激食欲的作用，這也是關於代糖的一個爭議點。

簡單來說，如果你想減重，飲食目標明確，那麼代糖僅僅是你飲食中替代甜味的那一部分，其他營養素包括熱量的攝入應該是有節制的。如果你毫無節制地攝入食物，只是單純地認為代糖沒有熱量，那麼代糖對你來說也許就是促進食欲的甜味來源。

每一種添加劑都有使用的安全範圍，如果你追求更安全，那麼就儘量不吃。健身愛好者或者正在減肥的人是有可能代糖攝入過量的，很多打著健康旗號的食品實際上都添加了代糖，同時健身愛好者又習慣性地購買補劑，除了膠囊類補劑之外，幾乎所有粉狀的沖泡類補劑都含代糖（請看成分表）。單獨服用一種食品相對來說安全性還可以，但健身愛好者實際上服用的並非一種食品，有的人可能攝入四五種含有代糖的食品，並且長期服用，這很容易造成代糖總量超標，並且嗜甜。畢竟你的大腦不知道那個不是糖，你的感受器只能感受到代糖的甜味，從而調節你的消化道和消化腺。

目前對於代糖的安全性研究都是建立在毒理學的基礎上，並且出於「道德」因素，這類添加劑不方便直接招募受試者進行長期研究，所以每一種證明其安全或者有害的研究都具有一定的局限性，所以未來很有可能某個代糖突然就被禁止使用，或者對其添加量進行限制。關於代糖長期大量食用的安全性目前沒有任何確定的結論。消費者應該深知一點，代糖並不可以肆無忌憚地攝入，相比起同等甜度的同類食品，它只是相對過量攝入游離糖來說，更安全一點。

所以，考慮代糖是否安全本身就是一個誤區，代糖的產生是因為人們逐漸發現了糖攝入對健康的威脅，當飲食習慣無法改變

MEMO

代糖是一類食品添加劑的總稱，從目前的研究來看，天然來源的代糖會更好一些，非營養性代糖有可能會影響腸道菌群，但是這些研究結果一部分來自動物實驗，學界目前還無統一定論，並且所有的風險和攝入量、持續時間是相關的。我更希望大家理解的是，代糖的出現是因為消費者嗜甜，所以廠商為了迎合消費者的需求，生產了各種代糖；吃糖不代表不健康，吃代糖也並不意味著健康，偶爾吃糖或者代糖對於健康的影響不大。我們需要警惕的是，把吃糖或者代糖類食品，長期持續地加入到飲食行為中，變成一種習慣。

的時候，代糖只是採用一種「備選方案」，你對甜味的渴望是沒有變的，所以代糖類的食品本身「對標」的就是高糖食品，例如你面對高糖飲料和與它口味類似的代糖飲料，選擇後者相對安全一些。

最後，對於兒童來說，正確的思維應該是減少膳食中的游離糖，而不是用代糖替代游離糖。中國國家衛健委發布了《健康口腔行動方案（2019—2025）》，指出中小學校及托幼機構限制銷售高糖飲料和零食，食堂減少含糖飲料和高糖食品的供應。台灣教育部發布了《校園飲品及點心販售範圍》，指出國中以下學校校園飲品及點心販售應遵循相關法規規定，詳見下列教育部法規內容網址：https://reurl.cc/0dvv2b。

第14章 甜蜜的誘惑——碳水化合物

15

讓你又愛又恨的脂肪

　　Lipids（脂類）主要源於希臘語lipos，和詞素lip組成的詞很多
都和脂肪有關。營養學中講到脂類主要指三種物質，分別是三酸甘
油酯、磷脂和固醇類物質，我們吃的食物中脂類幾乎都是三酸甘油
酯，其餘的是其他脂類。而讓大家厭惡的贅肉，幾乎都是三酸甘油
酯。本章我們來聊聊這些讓你又愛又恨的脂肪。

MEMO

健美運動（body-building）它源於人們對力量的追求，但是健美真正發展起來則是發生在近現代。從食物獲取方面來說，健美只能出現在近現代，因為我們獲取熱量變得容易了，健美運動追求最少的脂肪和最大的肌肉，這在食不果腹的年代是無法想像的，同樣在那個年代也幾乎不存在減肥問題。以前「膀大腰圓」被用來形容一個人強壯，現在被用來形容腹部皮下脂肪太多；以前消瘦到有腹肌是貧窮的人的特點，現在是大眾普遍能接受的審美。從某些角度來說，能量的獲取方式影響我們的生活、審美、運動，也讓我們忽略了脂肪的重要性，很多人會煩惱一吃就胖，其實人類能夠進化到今天就是因為我們可以透過「變胖」來存儲能量，只有生病的時候（例如糖尿病早期、癌症）才會莫名其妙地變瘦。

現代人可能無法體會脂肪的重要性，我們祖先大多希望自己的皮下脂肪多一些，因為這與生活品質和壽命息息相關。今天有一項耳熟能詳的運動項目——健美，健美運動員追求肌肉最大限度健壯的同時，還要儘量保持更少的皮下脂肪。

15.1　認識脂肪

先說說讓你痛恨的脂肪。

想想看我們是如何對待脂肪的吧，我們透過節食來把脂肪逼走，透過運動消耗脂肪，甚至吃各種減肥藥，總之我們利用各種手段對抗脂肪。儘管遭受如此的「虐待」，脂肪總會在你放鬆警惕的時候悄悄回到你的身上，它只為了完成它的本職工作——存儲熱量。

「常駐」身體的脂肪占了脂類的95%，我們形象地稱之為脂庫，其主要分布於皮下，其次分布於大網膜（一部分連於胃的腹膜結構）、腸繫膜以及腎周圍的脂肪組織中。從某些角度來說，脂庫中的脂肪都是「釘子戶」，因為脂肪細胞是常駐的，當機體能量消耗較多，同時食物營養（熱量）供給不足的時候，脂庫中的脂肪就要消耗自己提供能量，俗稱被氧化消耗。反之，當身體攝入的熱量沒有被消耗完，那麼人體就會將脂肪儲存起來，豐富脂庫，這時候你就變胖了。

脂庫中的脂肪主要分為兩類，一類是白色脂肪，另一類則是褐色脂肪。嬰兒時期褐色脂肪占比較高，而成年人體內褐色脂肪一般占比小於等於2%。關於褐色脂肪和減肥之間的聯繫目前還在研究（沒有定論）。人體內大部分脂肪是白色脂肪，隨著年齡增長白色脂肪逐漸增多，在青春期發育階段到達高峰，然後基本保持不變，這也是為什麼需要重視青少年肥胖問題。變胖實際上是脂肪細胞增多，脂肪細胞變大。你可以理解為你吃胖了，脂肪細胞就跟著你變大了；你減脂，脂肪細胞就跟著你變小了。也就是脂肪細胞只是「體積」變大、變小。對於絕大多數人來說，成年後脂肪細胞數量基本保持不變，但如果過度肥胖，脂肪細胞則

有可能增多。

　　身體脂肪堆積部分取決於遺傳因素，有些人感覺自己某些部位更容易囤積脂肪，這主要受到遺傳基因的影響。另外，脂肪的堆積也受到激素的影響，例如男女脂肪分布就有區別，女性的脂肪更容易囤積在大腿、臀部、小腹，男性則更容易囤積在上腹部和腰部。

　　那麼我們有什麼方法可以減少脂肪細胞嗎？其實抽脂手術就是一種破壞脂肪細胞的方法，但這種方法治標不治本。人體內脂肪細胞有幾百億個，透過手術取走的部分十分有限，且抽走太多會有風險，還有更為重要的一點是，脂肪細胞數量減少，但是餘下的脂肪細胞還是可能會增大體積以儲存熱量，脂肪的工作能力和工作性質是不會改變的。目前來看人類脂肪堆積似乎是沒有上限的。

15.2　了解脂肪家族

　　我們說的脂類（lipids）是脂肪（fat）和類脂（lipoids）的總稱，脂類的特點是不溶於水而溶於有機溶劑。

　　脂肪酸可以從不同角度分類，可以以碳鏈長度分類，也可以按照人體必需脂肪酸的生理功能分類，還可以按照飽和與不飽和分類。但不論從哪個角度分類，描述的對象都是脂肪。

　　表15.1是脂類的一般分類。

表15.1　脂類的一般分類

脂類的類型	舉例說明
1. 簡單脂類	
中性脂肪	三酸甘油酯（三醯甘油）
2. 複合脂類	
磷脂	卵磷脂、肌醇磷脂、心磷脂
糖脂	腦苷脂、神經節苷脂
脂蛋白	高密度脂蛋白（HDL）
低密度脂蛋白（LDL）	

脂類的類型	舉例說明
極低密度脂蛋白（VLDL）	
乳糜微粒	
3. 衍生脂類	
脂肪酸	油酸、亞油酸、棕櫚酸
類固醇	膽固醇、皮質醇、雌激素、雄激素、孕激素
碳氫化合物	萜烯

簡單脂肪也就是我們說的中性脂肪，由於其化學架構主要是由甘油與脂肪酸形成的酯，所以又稱三酸甘油酯或三醯甘油，它是脂肪在脂肪組織細胞中的主要存儲形式。

脂肪有多種分類方式，例如我們攝入的脂肪按照動植物來源分為動物脂肪和植物脂肪，動物脂肪我們通常稱為脂，而植物脂肪通常稱為油。

動物脂肪又分為兩大類，水產動物脂肪和陸生動物脂肪。很多人當補品吃的魚油就屬於水產動物脂肪，除了魚類之外還有螃蟹、蝦、貝殼類等。水產動物脂肪酸大部分是不飽和脂肪酸，這類脂肪的熔點較低，也比較容易消化。而陸生動物脂肪中大部分是飽和脂肪酸（少量不飽和脂肪酸），當然動物性來源中不飽和脂肪酸的含量與養殖、飼養方式關係很大，放養的普遍比圈養的不飽和脂肪酸含量多。

植物脂肪相當常見，例如：橄欖油、花生油、大豆油、瓜籽油、菜籽油等，其脂肪中主要含有不飽和脂肪酸，而且多不飽和脂肪酸（亞油酸）含量高，占總脂肪的30%～50%。當然並非所有植物脂肪都是不飽和脂肪酸，例如椰子油中主要的脂肪酸就是飽和脂肪酸，棕櫚油的飽和脂肪酸也高於一般的植物性脂肪酸。

你可能聽過長鏈脂肪酸（碳鏈中碳原子超過12個）、中鏈脂肪酸（碳鏈中碳原子6～12個）、短鏈脂肪酸（碳鏈中碳原子小於6個），其實這是按照脂肪酸碳鏈長度來劃分的。例如奶類脂肪中除了含有飽和脂肪酸與不飽和脂肪酸之外，還有大量

短鏈脂肪酸。健身、減肥人群較熟悉的可能是中鏈三酸甘油酯（MCT）。椰子油中就含有中鏈三酸甘油酯。中鏈脂肪酸主要用於供給能量，而不是優先用於囤積脂肪。

飽和脂肪酸與不飽和脂肪酸

根據脂肪酸的飽和程度，我們將它分為飽和脂肪酸與不飽和脂肪酸，不飽和脂肪酸又分為單不飽和脂肪酸、多不飽和脂肪酸。

飽和脂肪酸。飽和脂肪酸常溫下基本呈現固態，但也有例外，例如由牛奶中的「乳脂」分離出來的奶油在常溫下就是固態的，但牛奶中的「乳脂」在常溫下呈液態的微小球狀。

曾經飽和脂肪酸被認為與心臟病、高血壓、高血脂、中風、糖尿病、癌症等疾病的罹患相關，被認為是一種不健康的脂肪酸，但隨著相關研究不斷深入，人們發現飽和脂肪酸並不是一種不健康的脂肪酸，相反還發現了一些飽和脂肪酸有益的證據。

一些人可能認為低脂等於健康，進而儘量避免攝入脂肪。實際上脂肪酸是人體必需且十分重要的物質，起碼按照目前研究來看，飽和脂肪酸的攝入量超過膳食指南標準總供能的5%～10%對進行耐力訓練的人群是沒有健康影響的（普通人建議不超過總供能的10%）。但是對健美和健身愛好者來說沒有必要刻意增加飽和脂肪酸的攝入量，因為這兩項訓練的方法以及供能方式有別於耐力型運動，而且健美和健身愛好者在日常飲食中透過牛奶、魚類、肉類攝入的飽和脂肪酸已經足夠，能保證自身睪酮激素的水平。對於不運動以及缺乏運動的人群，過量攝入飽和脂肪酸對於健康依舊是有危害的。

不飽和脂肪酸。不飽和脂肪酸在常溫下呈液態，如果把脂肪酸比喻成一間教室，裡面的桌椅就是碳鏈骨架，飽和脂肪酸的所有位置（點位）都被氫原子坐滿了，而不飽和脂肪酸則留有餘位，單不飽和脂肪酸則留有一（單）個氫原子的位置，多不飽和脂肪酸則留有多個氫原子的位置。

單不飽和脂肪酸。實際上我們獲得單不飽和脂肪酸的途徑有很多，例如吃堅果。總之，單不飽和脂肪酸是我們十分容易從飲食中獲取的脂肪酸。對於健身人群來說，單不飽和脂肪酸可以更好地維持甚至增加血清中的游離睪酮數量。在一項針對沒有運動習慣人群的實驗中，採用低脂、高碳（高纖維）飲食方案，脂肪

酸以單不飽和脂肪酸為主，配合訓練後發現其下半身脂肪減少得更多，當然一部分原因是實驗對象都是非健身人群。

讓單不飽和脂肪酸揚名的是地中海飲食（Mediterranean diet），其飲食特點是富含單不飽和脂肪酸（以及多不飽和脂肪酸）以及膳食纖維，這也使得橄欖油家喻戶曉。相關單不飽和脂肪酸減少患高血壓和動脈硬化風險的研究有很多，大部分也都是證明單不飽和脂肪酸是有絕對益處的，尤其是以地中海飲食為主的研究。可這類研究中有相當一部分是觀察研究，換句話說研究的是地中海飲食結構和觀察對象的生活方式。但某些媒體在宣傳時往往只是借用了「地中海飲食」的殼，把所有研究結果歸功於橄欖油這類商品。其實改善脂肪酸攝入的比例並不絕對能夠治病或者變得健康，因為採用「地中海飲食」的當地居民同樣也喜歡運動，我們應該看到的是一個整體的生活、運動、飲食結構，而不是孤立地看他們吃了什麼。

多不飽和脂肪酸。碳鏈上多個位置沒有被氫原子占據的脂肪酸是多不飽和脂肪酸。多不飽和脂肪酸可分為 ω-3脂肪酸和 ω-6脂肪酸等兩大類，這兩種脂肪酸的名稱你肯定有聽過，尤其是在食品廣告中，例如亞麻酸和亞油酸，它們分別屬於 ω-3脂肪酸和 ω-6脂肪酸，人體不能自身合成。ω-3脂肪酸主要來源於深海魚類，例如鮭魚，其植物性來源主要有亞麻籽和奇亞籽。

中鏈脂肪酸

在營養學和生物化學中，中鏈脂肪酸的定義是包含8～12個碳原子的飽和脂肪酸，這裡主要指辛酸（包含8個碳原子）和癸酸（包含10個碳原子）。在有機化學中，中鏈脂肪酸的定義則是包含6～12個碳原子的飽和脂肪酸。

關於中鏈脂肪酸的研究最早可以追溯到二十世紀五六十年代，因為它不依賴左旋肉鹼，所以最初的研究方向是替代長鏈脂肪，用於脂肪吸收障礙人群的營養干預。

從消化吸收角度來說，中鏈脂肪酸對胃排空的速度沒有影響，對膽鹽和胰脂肪酶依賴很小，並且透過肝門靜脈直接轉運至肝臟，所以消化吸收速度快，並且不依賴肉鹼轉運系統，能直接透過粒線體膜進行氧化分解供能。中鏈脂肪酸的消化代謝速度和葡萄糖差不多，但產生的能量卻是葡萄糖的兩倍（8大卡，比長鏈脂

肪少1大卡，也是碳水化合物的2倍），它基本上以供能為主，不容易囤積脂肪。

中鏈脂肪酸和椰子油：最近幾年興起的椰子油主要成分就是中鏈脂肪酸，其實不只椰子油中含有中鏈脂肪酸（椰子油中58%是中鏈脂肪），棕櫚仁油（54%是中鏈脂肪酸），牛奶及其製品，以及母乳中（中鏈脂肪酸約占總脂肪比15%）都有中鏈脂肪酸。椰子油的問題在於，C12的月桂酸含量太高，這就導致長期、大量服用椰子油有可能對血脂和膽固醇產生一定的影響（C12的月桂酸代謝過程更像長鏈脂肪酸代謝過程），而椰子油中的中鏈脂肪酸，通常是C8、C10的中鏈脂肪酸，換句話說，中鏈三酸甘油酯（MCT）油不等於椰子油，椰子油只是含有MCT。椰子油對血脂、膽固醇產生影響，需要長期、大量攝入，如果脂肪酸攝入很合理，那麼偶爾攝入一次椰子油是沒有什麼影響的，椰子油具有一定的風味，以飽和脂肪酸為主，所以比較適合時間較長的高溫烹飪。

另外一種被稱為「防彈咖啡」的「生酮咖啡」，也使用了椰子油，它是用椰子油、無水奶油，2～4小杯濃縮美式和適量的水混合，有的人還會撒上一些堅果碎，如果你在低碳、生酮期間，可以偶爾嘗試一下生酮咖啡。

中鏈脂肪酸和飽腹感：攝入中鏈脂肪酸會增加體內的酮體，所以中鏈脂肪酸類的產品在宣傳的時候經常和生酮、低碳這類名詞綁定，一方面是因為中鏈脂肪酸對血糖影響很小，另一方面則是酮體升高以後，飽腹感會增強，或者說食慾會下降，但是以下幾點你必須知道。

第一，中鏈脂肪酸並不會導致酮中毒，酮體升高到一定數值以後就會慢慢下降，並不會毫無節制地上升。

第二，有研究發現攝入一定量的中鏈脂肪酸確實可以增強飽腹感，但連續服用幾週後人體就慢慢適應，飽腹感也就隨之下降。現實中也確實遇見過很多這樣的情況，所以我個人建議中鏈脂肪酸的攝入依據飲訓練計畫調整（因為健身人群的飲食計畫是根據訓練內容設計的），例如在耐力訓練時增加有氧，這個時候飲食計畫以低碳、生酮為主，可以用中鏈脂肪酸替代部分其他攝入脂肪。

第三，目前來看MCT的安全劑量是每日1公斤體重攝入1公克，適宜攝入量則是每天20～30公克，而中鏈脂肪酸的攝入量建議是10公克，過量攝入中鏈脂肪酸（例如攝入50～70公克）則有可能出現腹痛、腹瀉的情況。

中鏈脂肪酸和減肥：嚴格來說中鏈脂肪酸和減肥並沒有什麼直接關聯，你不可能因為使用了含有中鏈脂肪酸的產品而變瘦，目前可查閱到的研究基本上都是

動物實驗，也有部分人體實驗，主要方法是用中鏈脂肪酸替代了部分膳食中其他脂肪酸，但試驗週期普遍過短，例如被引用較多次的一篇刊登在《肥胖研究》期刊上的試驗，整個試驗週期只有4週，受試者只有24人（都是中度肥胖人群）。

這類實驗更大的意義在於，證明了中鏈脂肪酸在短期內的一些作用，以及前面介紹過的一些消化、吸收代謝上的特點。偶爾進行控制碳水的飲食的時候，中鏈脂肪是一種不錯的脂肪。

中鏈脂肪酸和運動：有的運動員在空腹有氧（備賽減脂期間）或者訓練前會攝入一部分中鏈脂肪酸，前文提到了中鏈脂肪酸有生酮的作用，不僅可以增加飽腹感（短時間幾週內），而且生成的酮體也可以當作長時間運動時肌肉以及大腦的能量物質。

我們能夠接觸到的中鏈脂肪酸產品以MCT為主，產品內的脂肪主要是C8和C10的中鏈脂肪。目前來看，主要研究的是耐力型的運動項目，而且尚無統一結論，整體來說短期內補充，例如4週的時間，或者偶爾幾次，對於節約糖原以及提高耐力型運動項目的運動表現有一定幫助。健美運動員備賽週期短（一般是三個月），在這段時間內攝入碳水較少，運動量較大，又擔心長脂肪，可以選擇增加一些中鏈脂肪酸的攝入。對於需要控制碳水攝入的人群來說，也可以適當的增加一些中鏈脂肪酸，個人建議整體攝入量在10公克左右即可，因為攝入量突然增加可能會引起腹瀉，同時有研究表明中鏈脂肪酸在耐力運動中消耗比例一般，耐力訓練中每小時中鏈脂肪酸的消耗在6～9公克。

15.3　必需脂肪酸

必需脂肪酸（Essential Fatty Acid，EFA），指的是人體不可缺少而又不能自身合成的，必須透過攝入食物獲得的脂肪酸。這個概念和必需胺基酸是類似的，例如前文提到的ω-3和ω-6系列，提到了α-亞麻酸、亞油酸這兩種必需脂肪酸，其實這兩個系列中花生四烯酸、二十二碳六烯酸（DHA）等都是人體不可缺少的脂肪酸，但人體也可以利用亞油酸或者α-亞麻酸來合成。

日常生活中，只要不進行嚴格的脂肪控制，合理地從魚類、肉類、禽蛋類、堅果當中攝入脂肪，那就不大可能缺乏必需脂肪酸。

15.4 膽固醇——類固醇的原料

膽固醇是衍生脂類中較為常見的，目前已知膽固醇僅存在於動物體內。健身人群十分熟悉膽固醇，但提及膽固醇時往往擔心膽固醇過高。其實膽固醇的作用十分重要，它是體內合成類固醇的原料，這裡的類固醇不僅包括健身人群關心的睪酮激素，還包括維生素D、膽鹽、腎上腺皮質激素等。

我們可以透過進食直接獲取膽固醇，例如吃雞蛋。透過進食攝入的膽固醇稱為外源性膽固醇。人體自身合成的膽固醇則是內源性膽固醇。

人體內的膽固醇主要是內源性膽固醇，大約70%的膽固醇由人體自身合成，理論上即便一個人完全不攝入膽固醇，人體每天合成的內源性膽固醇也維持在0.5～2.0公克。所以除了嬰兒和孕婦人群之外，正常的健康人群即便暫時減少膽固醇的攝入量也不會對身體造成危害。

HMG-COA還原酶（羥甲基戊二酸單醯輔酶A），它是膽固醇合成代謝中的關鍵酶，HMG-COA還原酶是膽固醇合成的限速酶，它的活性可以影響（調節）膽固醇的合成速率。例如，當食物中膽固醇的含量增加，可以影響HMG-COA還原酶的合成，從而使膽固醇的合成減少；反之，如果食物中膽固醇的含量減少，則會增加膽固醇的合成。

禁食或者感到飢餓，則可以使HMG-COA還原酶合成減少、活性降低；反之，如果攝入高糖、高飽和脂肪酸食物後，HMG-COA還原酶的活性則會增強，膽固醇合成也會增加。胰島素可以使HMG-COA還原酶活性增強，升糖素可以使HMG-COA還原酶的活性減弱，所以胰島素可以促進膽固醇的合成，甲狀腺激素也可以促進HMG-COA還原酶的合成，同時甲狀腺激素還可以促進膽固醇的轉化（膽汁酸）。

現在許多國家都放開了對雞蛋攝入量的限制，以往認為雞蛋的膽固醇含量過高，每日攝入超過兩個就會超出上限，因為會增加患心腦血管疾病的風險。但隨著更多研究開展，人們更新了這

一認知，正如前文所講，外源性膽固醇攝入並不主要決定體內膽固醇量，人體利用膽固醇的能力也是有限的，並且高糖、高飽和脂肪酸都會影響膽固醇，並非局限於某種食物，而關乎整體的膳食結構。但這並不意味著我們可以肆無忌憚地攝入，例如飽和脂肪酸的增加會讓內源性膽固醇合成增加，這也是為什麼很多肥胖人群同時也是心腦血管疾病的高發人群。

綜上所述，並不是只有雞蛋當中有膽固醇，我們更應該關注日常飲食行為和習慣，例如高糖、高飽和脂肪酸攝入，本身也會影響體內膽固醇的情況。

我們應該關注自己的膽固醇數值，在體檢時有些機構只會給出總膽固醇量，實際上除了關注總膽固醇量之外，還應該注意高密度膽固醇和低密度膽固醇，也就是HDL-C和LDL-C。HDL-C數值較低，一般被認為心臟病風險較高；LDL-C數值較高，心臟病風險也會增加。而HDL-C數值較高、LDL-C數值較低是比較好的。這裡說的高、低指的是膽固醇數值正常範圍內的高低。

15.5　脂肪與糖誰是健康「殺手」

讓我們簡述一下近現代人們的飲食結構變化。

人類曾經長期處於食不果腹的飢餓狀態，1931年以後，美國和歐洲一些國家的居民逐漸過上衣食無憂的生活。美國早在1914年就開始把維生素放入食品中，二十世紀六七十年代，西方早期發達國家的人對營養品已經十分了解，例如心臟有問題時應該吃什麼，吃什麼有助於睡眠等，這些知識大部分都是從廣告中獲得的。當時大部分人是不缺少營養素的，隨之而來的肥胖、心腦血管疾病、代謝類疾病也逐漸凸顯。人們開始意識到有可能是攝入營養的問題，最終鎖定了在脂肪和糖兩種營養素上，最終脂肪「背了這個鍋」。

我不敢妄言這段歷史影響了糖與脂肪的「爭鬥」，但起碼我們對於脂肪的「恐懼」，以及認為碳水化合物「無害」與這些有著必然的聯繫，所以在很長一段時間低脂飲食幾乎等同於健康飲

食，同時健康飲食也標榜著自己低脂肪。

二十世紀七十年代，一本名為《阿特金斯飲食法》的書流行起來，與當時「談脂色變」不同的是，《阿特金斯飲食法》並不認為脂肪可怕，反而認為碳水化合物會引起肥胖。《阿特金斯飲食法》甚至不建議攝入乳糖，由於這樣的膳食結構會引起血酮增加，所以又被稱為生酮飲食，同時由於不限制肉類的攝入，又被稱為吃肉減肥法。

現如今面對糖與脂肪的爭論，你會發現人們很容易從一個極端走向另一個極端。我向來不提倡任何極端的飲食方案，僅從目前可查到的研究給出如下建議。

首先，在脂肪和蛋白質的學習之中，介紹過必需胺基酸和必需脂肪酸，但從未提過必需碳水化合物，這樣看來碳水化合似乎不是必需的營養素。實際上持有類似觀點的人不在少數，但目前並沒有答案，人類的飲食習慣和行為習慣是一代代延續下來的，受到內部自身基因的影響，也受到外部環境、文化的影響。對營養、食物、疾病的研究還在繼續，所以妄下結論是不符合科學精神的。我們之前討論過米飯為什麼變成了垃圾食品，本質的原因是加工得過於精細，以及人體攝入的游離糖增加。因此應該減少超加工食物的攝入，並且減少或者儘量不吃游離糖。

其次，每日攝入的脂肪酸占營養素攝入量的百分比是多少，目前沒有統一答案，最合適的脂肪酸攝入量也沒有統一標準，現有的研究對象樣本也不夠充分，每個研究的出發點差別也很大。當然未來不排除人們會依據個體差異，例如根據遺傳學、基因情況等針對一類人給出膳食營養結構建議。目前來看，飽和脂肪酸沒有想像中那麼不健康，但也沒有有力的長期研究顯示它可以被無節制地攝入。對於習慣耐力運動的健身人群來說，適度增加飽和脂肪酸的攝入是可以的，日常生活中我們不應該從單一管道攝入脂肪酸，而應該從魚類、堅果類、乳製品等多管道攝入。我不建議過少地攝入脂肪，這會影響內分泌平衡，同時也會影響脂溶性維生素的攝入。一般健身愛好者維持每日的訓練量除了要額外增加一些蛋白質，對其他營養素的需求和正常人差異不大。我們

可以根據定期身體檢查來看自己體內營養素的流失情況，再補充體內缺乏的營養素，優先考慮透過食物補充體內缺乏的營養素。

顯然以往的認知讓我們對脂肪產生了恐懼，實際上，體內脂肪過少與脂肪過多都有危害，目前主流的觀點認為脂肪供能占一天膳食供能的20%～35%，飽和脂肪供能不超過10%，同時脂肪食物來源豐富一些。

表15.2介紹了膳食脂肪分類。

表15.2　膳食脂肪分類

類別	碳原子數量	食物來源
飽和脂肪酸		
丁酸	4	牛奶、奶油
MCT、中鏈脂肪酸	6～12	椰子油、堅果
軟脂酸	16	棕櫚油、動物脂肪
硬脂酸	18	動物脂肪、可可類製品（代可可脂、巧克力製品）
單不飽和脂肪酸		
油酸（順式結構，n-9）	18	花生油、橄欖油、菜籽油、芝麻油、堅果（核桃、開心果、腰果、榛子、杏仁、夏威夷果等）
反式脂肪酸（反式結構，n-9）	18	易出現於由人造奶油、氫化植物油製作的糕點、甜品、炸製食品中，但存在氫化植物油，並不一定存在反式脂肪酸
多不飽和脂肪酸		
亞油酸（必需脂肪酸）	18	幾乎所有植物油都含有亞油酸，在動物脂肪中含量較低
亞麻酸（必需脂肪酸）	18	菜籽油、大豆油、核桃油、亞麻油等

類別	碳原子數量	食物來源
共軛亞油酸（CLA）	18	乳製品、牛肉、膳食補充劑
二十碳五烯酸（EPA）	20	魚類（鯡魚、沙丁魚、鮭魚）、魚油
二十二碳六烯酸（DHA）	22	同二十碳五烯酸

15.6 脂肪消化吸收遷移

下面是脂肪消化、吸收的過程。

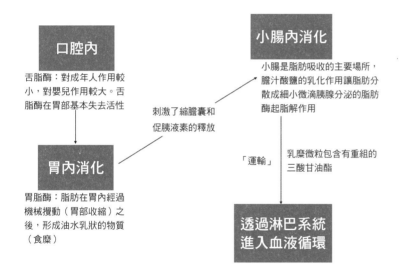

口腔內

舌脂酶：對成年人作用較小，對嬰兒作用較大。舌脂酶在胃部基本失去活性

刺激了縮膽囊和促胰液素的釋放

小腸內消化

小腸是脂肪吸收的主要場所，膽汁酸鹽的乳化作用讓脂肪分散成細小微滴胰腺分泌的脂肪酶起脂解作用

胃內消化

胃脂酶：脂肪在胃內經過機械攪動（胃部收縮）之後，形成油水乳狀的物質（食糜）

「運輸」

乳糜微粒包含有重組的三酸甘油酯

透過淋巴系統進入血液循環

15.7 排油的減肥藥

蛋白質、脂肪、碳水化合物需要經消化酶作用才能被吸收、利用，換句話說，如果可以阻止消化酶起作用，就可以影響食物熱量的吸收。奧利司他的作用原理就是影響脂肪酶，使得進食攝入的脂肪基本上只在消化道走一遭，從嘴進入，從肛門排出。

奧利司他（羅氏鮮Xenical）是真正意義上的減肥藥，屬於非處方藥，這樣看來似乎奧利司他真的有助於減肥。其實並沒有

MEMO

從科學角度來講，奧利司他是一種有效的減肥藥，因為它影響了脂肪酶，所以隨餐吃進去的脂肪並沒有被消化吸收，而是隨著糞便排泄出去。但從心理角度，這類藥物並不解決本質問題，有些廣告把這類產品粉飾成「大餐救星」，讓消費者感覺吃了它就可以安心地大吃大喝。如果你抱有同樣的幻想，那我希望你醒一醒。你有沒有想過，暴飲暴食、大吃大喝，毫無節制地吃東西，本身就是一種心理問題，且不說奧利司他只能影響攝入的脂肪，對於碳水化合物和蛋白質是無效的，僅從大腦的回饋機制來說，你依舊暴飲暴食，對於食物的貪欲只增不減，並且從經濟的角度來說，藥錢你也出了，餐費一分沒少。吃奧利司他這種「後悔藥」的行為，是對自己的消化系統「化學攻擊」，對自己的錢包「物理攻擊」，對自己的心理健康「魔法攻擊」。

那麼簡單。

首先，奧利司他針對人群是：已進行適度飲食控制和運動鍛鍊的肥胖症患者和超重者，以及已經出現與肥胖相關的危險因素（糖尿病、高血壓、血脂異常等）的患者。肥胖症患者和超重者指的是BMI達到肥胖和超重的人群。

其次，有些人不想控制飲食，認為吃了奧利司他以後就算不控制飲食也可以減重，這種想法是很天真的，因為奧利司他只對攝入的脂肪有作用，也就是說你頂多可以忽略一部分脂肪產生的熱量。本書已經介紹過，跟熱量相關的營養素不只有脂肪，還有碳水化合物、蛋白質。

再次，脂肪沒有被吸收和利用，但它具有潤滑的作用，潤滑到什麼程度呢？你可能會出現尷尬的漏便、漏油問題，這不是括約肌所能控制的，因為太滑了，而且脂肪攝入得越多，摩擦力越小，糞便不受控制滑出來的機率就越大。

最後，想要透過奧利司他減肥，可能性是很小的。它之所以能被批准上市，是因為在臨床階段安全性相對較高。當然，奧利司他對已進行適度飲食控制和運動鍛鍊的肥胖症患者和超重者有一定的輔助減脂的作用，但是當患者的BMI正常以後，奧利司他的作用則不大了。另外，任何阻止營養吸收的行為肯定會影響營養的吸收，例如奧利司他會影響一些脂溶性維生素的吸收。

16

女性健身

　　男女在生理上的不同決定了女性與男性在很多方面都有著差異。女性應該詳細了解自身的情況，從而走出健身的誤區。

16.1 　女性的運動生理學特點

- 在哪個階段最適合鍛鍊？

女性的生理週期分為5個階段，分別是黃體期、卵泡期、排卵期、經前期以及月經期。生理週期的階段性差異，導致女性在各個階段的內分泌情況也略有差異。有研究認為在黃體期女性的工作能力和運動能力最強，卵泡期和排卵期次之，經前期和月經期相對較弱，但這種說法沒有得到普遍的論證。《運動生理學》也認為女性在黃體期的運動能力和工作能力最強。

- 並不是越瘦越好。

卵巢主要分泌雌激素，而雌激素容易讓脂肪囤積。女性適宜的體脂含量應該要占體重的20％左右，並且主要分布在胸部、臀部、腰腹部、大腿等部位的皮下，女性的皮下脂肪約為男性的2倍，所以我們不難看出女性更容易囤積脂肪。脂肪對女性來說十分重要，在人類漫長的進化過程中，女性在繁衍方面起到了決定性的作用，而脂肪則是儲存能量的載體。前文提過，女性在哺乳和懷孕階段對能量的需求是增加的，在食物資源匱乏的年代，脂肪在保證女性生理週期正常、生育、分泌母乳等方面起到了重要作用。女性能量攝入不足或者過度節食，會導致生理週期不規律、不正常。

有研究認為女性為了維持正常的生理週期，身體脂肪最少為體重的17％，很多女性認為20％的皮下脂肪有些高了，實際上這是正常的，過低則會影響生育以及內分泌系統。

- 正常情況下你不會練成「金剛芭比」。

由於激素分泌的情況不同，女性的肌肉量為男性的80％～89％，同時由於女性肌肉中存在琥珀酸去氫酶，肉鹼軟脂醯轉移酶的活性相對於男性來說較低，所以脂肪氧化能力也相對弱一些。但有研究表明女性在中等強度運動中脂肪氧化程度更高，但整體來說男女的脂肪氧化能力差異並不大。

男性主要分泌雄激素，而女性主要分泌雌激素，雄激素的主要作用就是使肌肉變得肥大，這使得男性更容易獲得肌肉，女

性雖然也分泌雄激素，且雄激素對女性維持正常生理狀況十分重要，但女性的雄激素整體量過低，不及男性最低值的一半，所以女性正常情況下肌肉沒有男性肥大。同時女性分泌的雌激素也使得女性的柔韌性普遍優於男性，這樣的優勢在運動中表現為女性關節活動範圍更大，在柔美舒展的運動中表現出色。

在日常生活中見到的女性「金剛芭比」，要麼是天賦異稟，要麼是經過了長時間的科學訓練。如果肌肉過於肥大，也不排除用了一些外源性的合成類固醇（例如雄激素）。

16.2 在月經期間能不能運動

月經是一種正常的生理現象，在月經期間可以運動，但需要注意以下問題。

第一，你如果痛經，請一定不要運動。

第二，有些女生並不是每次在月經期間都會痛經，或者其疼痛感不強，幾乎不影響運動，但是在這種情況下我依然建議你休息，如果要運動，應該注意控制整體運動強度，同時不建議做增加腹壓的動作，例如深蹲、捲腹等。

第三，在月經期間儘量避免做新動作，應該選擇自己熟悉的動作，同時也不要增加運動強度。在月經期間，整體運動強度應該低於日常訓練強度，個人建議僅為日常訓練強度的70%。

第四，在月經期間外陰和子宮會充血，所以應該避免或者儘量不做騎行這類運動。

第五，實際上在月經期間是可以游泳的，我曾諮詢過女性游泳運動員，她們在月經期間的運動強度會減半，只做適應性訓練。對於普通女性來說，你可以在月經期間游泳，但我不建議在月經期間游泳，除了眾所周知的不方便因素之外，也會增加感染的風險，這完全取決於泳池水的潔淨程度，這是不可控的因素。

第六，有些人擔心在月經期間運動會導致所謂的「經血逆流」，從而引發子宮內膜異位症。目前並無確鑿證據表明運動和子宮內膜異位症有關，經血逆流只是子宮內膜異位症的假說之

一，我們不妨想一想，如果「經血逆流」的說法成立，那麼在日常生活中，躺在床上時大部分動作都有可能導致經血逆流，並且持續時間比運動久，如果經血逆流和子宮內膜異位症有必然的因果聯繫，那麼子宮內膜異位症會成為每個女生常患的疾病。目前已知和子宮內膜異位症有因果性和相關性的有遺傳因素、內分泌因素、環境因素、免疫缺陷等。

如果你真的擔心某些動作會導致子宮內膜異位症，那就儘量避免做這些動作，或者乾脆在月經期間不運動。

MEMO

如果女性在排卵後懷孕，那麼整個生理週期（月經）就「暫停」。正常、規律的生理週期代表著女性身體處於「準備孕育」的狀態，所以女性往往對於外部的環境變化較為敏感，壓力過大、飲食不規律、熱量攝入過少、脂肪攝入不足等問題出現時，女性就有可能生理週期不規律。單從進化的角度來說，女性生理週期對於外部環境「敏感」，有助於人類的繁衍，因為生理週期不規律意味著懷孕的機率下降。

16.3　運動以後為什麼生理週期不規律

生理週期不規律一般體現為，月經提前到或者月經推遲，甚至短暫性閉經。運動以後生理週期不正常的主要原因歸納為三點：飲食因素、運動因素、心理壓力。

飲食因素。生理週期不規律大都與飲食不規律或者極端飲食有關，例如突然間減少熱量的攝入。在現實生活中比較常見的例子就是，一些女性只服用某些減脂類代餐包，只攝入低熱量。在熱量長期攝入不足的情況下，女性自然無法維持正常的生理週期。

一般來說，飲食不規律和不合理造成的生理週期不規律，在恢復正常飲食4週左右後，月經也會逐漸恢復，如果沒有恢復，應該及時去醫院進行專項檢查。

還有一種飲食因素則是營養結構不合理，例如脂肪攝入不足，過於追求低脂肪（低熱量），脂類的攝入量與體內的內分泌息息相關，如果過於嚴苛地限制脂肪攝入也會造成生理週期不規律的情況，最常見的就是月經推遲或者不來月經。

運動因素。適度的運動反而對生理週期的恢復有幫助，但飲食和運動不當則有可能造成心理壓力。我個人接觸比較多的就是女性運動員三聯症。

心理壓力。心理壓力一般和運動、減肥無關，大多是生活因素導致的，從而影響了生理週期。

女性運動員三聯症由美國運動醫學會（ACSM）提出，主要

指的進食功能障礙、生理週期不規律（閉經）、骨質疏鬆這三種症狀。通常這三種症狀並不會同時出現，但它們之間有一些關聯性。例如熱量攝入過低導致閉經，或者過量運動導致生理週期不規律，節食（熱量攝入過少）導致閉經，同時由於熱量攝入過低，營養素攝入也會相應地受到影響，再加上運動因素，則有可能導致骨質疏鬆等問題的出現。總之，女性運動員三聯症與不良飲食、過量運動相關，並非只出現在女性運動員身上。

儘管這種女性運動員三聯症也會出現在男性身上，但相比之下在女性身上更容易出現，並且廣泛來說它不僅限於運動員，大眾健身人群也有可能出現女性運動員三聯症，例如為了減肥嚴苛運動，訓練過度或者過勞，或者突然增加訓練強度都有可能導致生理週期不規律，從而導致下視丘的垂體功能障礙，甚至導致閉經。換句話說，當運動變成一種有負擔或者功利心很強的行為時，它帶來的額外的壓力則有可能損害身體健康。

進食功能障礙則是源於另外一種壓力，是指減肥控制飲食時，由於缺乏專業的指導或者自身心理問題，進食時會產生一種負罪感，或者偶爾暴食後催吐。

16.4　為什麼有些人可以在產後快速恢復

很多健身場所會提供「產後恢復」服務，實際上產後除了一些病理性因素，是不需要額外恢復的，如果你變胖了，產後恢復本質上就是減肥，和普通人減肥沒有任何區別。

為什麼有些人在產後能很快恢復身材？實際上產後身材恢復是有技巧的，並非一件不可能完成的事情，只需做到以下兩點。

第一，產後身材恢復的關鍵是孕前體重在正常範圍內。

觀察那些產後很快恢復身材的人不難發現，她們孕前體重就很正常，所謂的產後身材恢復快，指的是她們生產後身材很快恢復到生產前。所以如果產前體重70公斤，那麼產後體重恢復到70公斤是不難的，如果想將體重變到70公斤以下，那麼和普通人減肥沒有任何區別。

這裡給一些額外的建議，BMI在正常範圍的女性備孕是最好的、體重過輕或者過重（孕前）都會增加生產的風險。所以如果體重過輕的女性，應該在備孕階段開始攝入一些營養；而體重過重的女性，建議控制好飲食，然後適度運動，讓體重降到正常範圍，然後再備孕。

第二，孕期體重不要增加過多。

懷孕期間，每個階段都要去醫院做影像學檢查，並且會有專業醫生跟蹤你的營養情況，所以請注意，這裡指的孕期體重增長，是在腹中胎兒生長發育足月、達標的前提下。

在孕早期（1～15週），孕婦體重增長範圍在1～1.5公斤，剛懷孕時體重變化很小，這個時期腹中胎兒生長發育相對緩慢。

到了孕中期（16～27週），在各種激素的刺激下，孕婦對食物可能會敏感，當然食欲也會激增，這個時候每週孕婦體重增長的合理範圍是0.3～0.5公斤。

到了孕晚期（28週到分娩），胎兒發育加速，這個時期孕婦每週每公斤體重增長0.5公斤左右。

整個懷孕期間，在胎兒發育正常的前提下，孕婦體重的合理增長範圍是11～13公斤，生完孩子以後，正常來說半年內體重、身材都可以恢復到懷孕前。

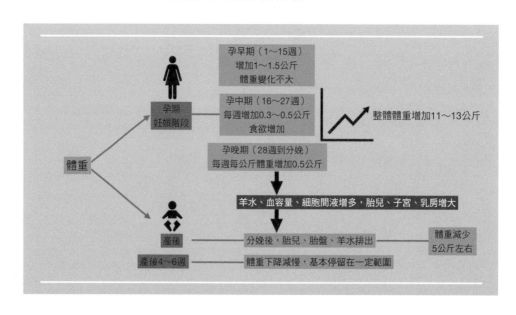

孕期整體體重增加

組織	10週	20週	30週	40週
胎兒、胎盤、羊水	55公克	720公克	2530公克	4750公克
子宮、乳房	170公克	765公克	1170公克	1300公克
血液	100公克	600公克	1300公克	1250公克
細胞外液	—	—	—	1200公克
脂肪和其他	325公克	1915公克	3500公克	4000公克
合計	650公克	4000公克	8500公克	12500公克

綜上，懷孕前保持正常體重，懷孕期間體重合理增長，那麼產後你就可以很快恢復身材。不論是懷孕前體重過重，還是懷孕期間體重增長過多，都會影響產後身材的恢復。

16.5 懷孕時能運動嗎

其實懷孕期間是可以運動的，但要注意以下幾點。

- 懷孕前有運動習慣的，懷孕後保持即可，但要注意難度和強度。孕婦身體重心以及靈活程度與懷孕前有差別，不要嘗試新動作、新強度、新計畫，做熟悉的運動即可。

- 懷孕前沒有運動習慣的，懷孕後就沒有必要刻意去運動，對於沒有運動習慣的孕婦來說，最好的運動就是散步。除非有專業人士指導，否則不要獨自進行瑜伽、皮拉提斯、器械訓練等運動，即便在專業人士指導下，也需要牢記一點，孕期的運動能力有限。

- 懷孕期間，是否適合運動，適合什麼樣的運動，要聽醫生的建議，運動中如果出現不適要立即停止運動。

16.6　產後何時可以運動（減肥）

自然分娩和剖腹產的情況是不一樣的，如果是後者，可以運動的時間需要詳細諮詢醫生，因為存在傷口癒合的問題。你在諮詢醫生的時候要釐清3個問題。

- 讓醫生觀察傷口恢復情況，然後詢問是否可以運動。
- 如果可以運動，運動強度上應該注意什麼。
- 哪些運動（動作）是不建議做的。

總之，得到醫生的建議後再開始運動，但不論是自然分娩的女性還是剖腹產的女性，一般開始運動的最佳時刻是孩子開始增加輔食以後，在孩子添加輔食之前，我不建議採取過量運動（減肥）的行為，注意這裡主要指的是以減肥為目的的過量運動，並不是指一動不動。

因為在母乳餵養階段，女性為了泌乳，本身就需要更多的熱量，平均產生1毫升的乳汁，就需要消耗0.67大卡的熱量，也就是說如果每天分泌母乳1000毫升，則額外需要將近700大卡的熱量。所以母乳餵養階段顯然不適合控制飲食，為了保證母乳的質與量，還要注意均衡膳食。

另外，產後女性需要注意的一點是，運動會導致乳酸（肌糖原消耗產生乳酸）增加，一些研究認為這會影響母乳的口感，導致孩子不喜歡吃，所以即便開始運動，也要考慮到這點。

如果在母乳期控制飲食，勢必會減少熱量的攝入，從而間接影響母乳。我遇見過很多產後的顧客群體，在這個「特殊時期」很難調整心態，這是很多沒有經歷過育嬰的人無法理解的，雖然有了初為人母的喜悅，但畢竟毫無經驗，一時間生活節奏被打亂很多，每日可謂是精疲力竭，這個時候需要的是家人更多的寬容和諒解，只要你有信心和時間，減肥只是時間的問題。

MEMO

有些運動機構會將產後3至6個月定義為產後身材恢復的「黃金期」，實際上影響產後恢復的相關因素很多，包括孕前體重、孕中增加的體重、產後體重等，並不存在「黃金期」的說法。產後3個月時，女性可以適當地進行低強度的運動，或是增加活動量。這個階段進行運動可以緩解產後可能會出現的心理問題，暫時換個環境進行一些運動，例如戶外散步或者低強度的瑜伽，有利於放鬆心情。到了產後6個月，這個階段可以適度增加運動強度、時長和內容，因為通常在這個階段，孩子開始添加輔食，所以女性的母乳壓力降低，身體機能也開始慢慢地恢復。

16.7 「產後恢復」

這裡將產後恢復一詞打上了引號，是因為本質上來說產後不需要「恢復」，人類分娩的歷史是伴隨著進化的整個歷程，自然分娩是很正常的事，分娩後身體機能也會自然恢復，如果無法恢復，人類這個物種也不可能演化到今日。

所謂的產後恢復概念是最近幾年才興起的。我作為一名健身教練培訓師，在上課過程中很多學生都會提到產後恢復的問題，本質上這部分內容對於教練來說只涉及3個方面，分別是形體恢復、盆底肌恢復，以及腹直肌分離恢復。

形體恢復方面。在前文已經講過，如果產後體重增長過多，所謂的「產後恢復」和一般的減肥沒有任何本質的區別，在此不贅述。

盆底肌恢復方面。盆底肌位於恥骨和尾骨之間，像一張網兜住了整個骨盆底部。很多女性在懷孕期間以及產後會出現尿失禁或者憋不住尿的情況，懷孕期間出現該問題有可能和子宮增大壓迫膀胱有關，也有可能和盆底肌過度伸展有關。當然最常見的還是產後出現該問題，因為分娩有可能造成盆底肌損傷，但大部分人在產後是可以逐漸恢復盆底肌功能的。

如果恢復得不理想，那麼請閱讀下面的文字。

• 盆底肌必須也只能由專業醫生檢查，任何教練或者不具有相關醫療資質的人（包括作者本人）不具備為私人進行盆底肌檢查的資格。

• 教練能指導的盆底肌恢復訓練就是凱格爾運動，這是一系列鍛鍊核心區的運動，同時要配合呼吸進行。一般堅持做凱格爾運動2～3週就會見到成效。凱格爾運動中很多細節和動作與皮拉提斯類似，但要在專業人士指導下進行。再次強調，教練能做到的也只是各種「凱格爾運動」的計畫安排，同時凱格爾運動一天只需花10～15分鐘。

• 如果做凱格爾運動時感覺盆腔疼痛，這種疼痛應該明顯有別於腹肌疲勞下的肌肉痠痛，一旦出現盆腔疼痛，就要及時停止

> **MEMO**
>
> 以凱格爾運動為主的盆底肌鍛鍊，並不是練腹肌或者練核心，很多人對於盆底肌是陌生的，實際上日常生活中我們每天都要用到盆底肌，比如憋尿（或大便）時，用到的就是盆底肌。在進行盆底肌訓練的時候，可以想像自己在憋尿，或者想像在排尿的過程中中止排尿，中止排尿時可以想像在左右的方向上，左右兩側坐骨互相靠近，在前後的方向上，恥骨聯合與尾骨互相靠近。

凱格爾運動，疼痛原因不排除陰道脫垂或者盆底肌過度緊張，這時做凱格爾運動只會讓情況更糟，而判斷你屬於哪種情況的必須也只能是醫生。

- 在恢復階段並不建議做下蹲（深蹲）訓練。

腹直肌分離恢復方面。女性、男性都可能出現腹直肌分離，也並不單純出現在妊娠女性身上，只是在孕婦以及產後女性身上較為常見，一部分女性在孕中期就會出現腹直肌分離的情況。

一般來說，產後的腹直肌分離會逐漸地自我恢復，腹直肌分離常用手指來判斷。實際上用手指來判斷腹直肌分離是參考分離間距有幾個手指寬，計算出兩側腹直肌之間的距離（一指約等於1公分）。腹直肌的分離程度最好由專業人士評估，如果自我評估，大致方法如下。

- 仰臥。
- 屈膝。
- 將手指放在肚臍上方，然後做一個捲腹動作。
- 捲腹幅度不要太大，到肩胛骨離開地面即可。
- 觀察腹直肌之間的距離大約為幾根手指寬。

另外，在兩側腹直肌之間的距離恢復兩指以內之前，在缺乏專業人士指導下，不建議做所有腹部的訓練，尤其是捲腹，這可能會讓腹直肌分離情況更糟，因為腹直肌並未恢復正常的功能。

一旦被確診為腹直肌分離，並且沒有很好地恢復，一定要到專業機構治療，當腹直肌分離大於5公分就應該前往醫院諮詢。

16.8 無深蹲不翹臀？怎麼練出「蜜桃臀」

想要練出好看的臀線可以深蹲也可以不深蹲，這取決於你對自己身材的要求。深蹲的過程中臀大肌的確會參與，並且十分活躍，但不只有臀大肌參與，股四頭肌、內收肌、股二頭肌都會參與，其他涉及的肌肉還有豎脊肌、腹直肌、前鋸肌、岡上肌等，主要負責支撐身體等。總之，對於健身愛好者來說，深蹲是一項門檻很高的動作，完成它需要一定的技巧，並且身體多個肌肉群

都會參與。缺乏鍛鍊的人通常只能模仿深蹲做一個下蹲的動作，本質上並不標準。所以「無深蹲，不翹臀」的說法並不科學，因為深蹲做標準了難度大，做不標準那就是在自損身體。

網上有很多所謂教你練出「蜜桃臀」的文章、影片，但我想說，並非所有人都能練出「蜜桃臀」。

蜜桃臀實際上指的是一種臀形，臀形大致上分為以下4種，即方形、圓形、桃心形以及V形，顯然所謂的蜜桃臀指的是最後一種。

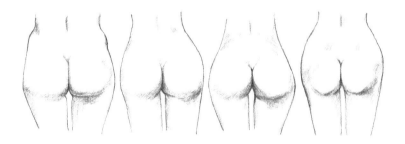

臀部的基礎形狀是天生的，後天可以改變的是臀部的肌肉，就像用肌肉進行臀部填充一般。在實際教學中，V形和方形臀看起來更飽滿，很難甚至不可能變成桃心形，而圓形是最接近桃心形的，區別主要在於臀部下面的脂肪分布，透過肌肉鍛鍊可以讓臀部下方變得飽滿。

除了臀形之外，腰臀比也是一大重點，蜜桃臀往往需要較寬的髖骨，並且從髖骨外側到腰身的曲線較大，說得直白一些就是腰要細，髖骨要寬一些，腰臀比要合適。

16.9　束腰是否有助於減肥

束腰的使用歷史很久，源於一種畸形審美，就是簡單粗暴地用器具「物理性」改變腰圍。

今天在網上，我們會看到各類的塑身衣、塑腰，也有男性束腰，一些廣告中暗示用了這個產品以後腰圍立馬就小了，並且可以讓你吃得更少。實際上早在19世紀就出現了束腰，當時甚至

> **MEMO**
>
> 力量訓練時佩戴的腰帶和束腰有本質上的區別。首先，力量訓練並不會長期佩戴腰帶，其次力量腰帶的面積不大，基本上繞肚臍一圈，以保護腰椎為元。並且腰帶硬度較大，力量腰帶的硬度和厚度還要更高一些，主要是為了配合「瓦式呼吸」。瓦式呼吸是力量訓練時常會用的呼吸方式，目的是為了在試舉過程中，透過增加胸內壓和腹內壓，從而增強整個脊柱的穩定性。束腰的材料延展性很好，這意味著保護性偏弱，並且會限制呼吸肌的收縮，大部分佩戴束腰的人，本質上只想要把肚子勒小一點。可以把束腰當作一種穿搭配件，鍛鍊完在拍照時使用。

還有針對兒童的束腰。

時至今日，束腰仍有其受眾，實際上束腰自產生以後從未消失過。

很多人篤信穿束腰可以局部減脂，實際上束腰無法讓你的腹部脂肪減少，它只不過勒緊了腰腹而已，本質上來講束腰的「原理」從未改變，幾百年的演化差別僅在於材質。

束腰不適合在運動中穿，儘管有產品宣傳它在運動中能起到支撐的作用，但目前市面上的束腰本身支撐性就比較差，還會抑制運動中的順暢呼吸。在運動過程中呼吸本身就會增強，不同的運動項目、強度、時長都會影響呼吸，呼吸都需要膈肌的參與，呼吸中最為重要的就是膈肌。但是束腰在一定程度上減弱了膈肌（以及腹橫肌）的收縮力，反而增加了膈肌的負荷，並且使用束腰之後腹腔的面積變小，如果穿的時間過長還會影響腹壁肌群的正常活動。

16.10 「暴汗服」是否有助於減肥

暴汗服早期造型十分難看，近幾年推出的造型增加了時尚元素，但本質上暴汗服只是一種透氣性差的服裝。

人是恆溫動物，儘管運動的時候體溫略有提高但也在人體承受範圍內，同時人體為了維持體溫恆定會進行一系列散熱行為。在運動中體溫提高以後，身體會透過散熱的形式來降溫，同時脂肪、碳水化合物、蛋白質在氧化分解之後也會產生水，這個時候穿著暴汗服會使身體無法很好地散熱，導致體溫升高，為了維持體溫在安全值人體就會不斷地出汗散熱，但這期間流失最多的就是水分，脂肪氧化供能並不會增加。

競技運動員在減重的期間會使用暴汗服，但這只是為了脫水減重，從而讓體重達到比賽的量級，一些運動員在進行模擬訓練（高溫）時，也會穿著暴汗服，但目的是讓身體適應某種環境。總之，暴汗服對減肥沒有任何幫助，對脫水的幫助比較大，很多人穿著暴汗服以後體重輕了，主要原因就是脫水。

16.11　皮拉提斯、瑜伽有什麼區別

很多人會把瑜伽、皮拉提斯混為一談，感覺都是在墊子上做運動，實際上二者還是有區別的。

皮拉提斯主要鍛鍊人體深層肌肉、核心區，從而讓身體的平衡、控制、呼吸等多個方面得到發展，很多人練習皮拉提斯，讓髖關節、脊柱、肩關節等「自我修正」，增加身體各個關節、關節複合體的穩定性。

瑜伽和皮拉提斯同樣重視呼吸以及伸展，對於輕微的不良體態也有糾正作用。相比之下，皮拉提斯更注重鍛鍊核心，幾乎所有動作都是在鍛鍊核心的基礎上保持平衡、呼吸，而瑜伽雖然也重視鍛鍊核心，但動作上更傾向於保持整個身體的平衡。

16.12　瑜伽是一項安全的運動嗎

瑜伽本身並不是高風險的運動，在面對一些難度較高的動作時不要操之過急，循序漸進地掌握動作技巧。

任何運動都必定存在一定風險，但這個風險是完全可控的。一般來說，運動中的傷病與運動狀態相關，同時也和運動項目自身難度、運動時長有關。運動本身難度越大，運動風險也就越高，即便是低難度的運動，運動時長過長，訓練者也會因為體力不支或者精神無法集中而增加運動風險，這並不單指瑜伽，而是所有運動項目。

另外，不論是瑜伽還是皮拉提斯，運動風險與對運動的認知都和授課老師有很大的關係。對訓練者來說，透過瑜伽或者皮拉提斯可以減壓、收穫健康，其目的就達到了。

16.13　腋下的小肉球是副乳，還是肥肉

很多人認為副乳指的是女性在穿內衣的時候，從腋下到上胸位置多（擠）出來的一團肉，實際上這並不是副乳，只是副乳經

常出現在這裡。副乳也不一定只會出現在女性身上，男性身上也有可能會有副乳。

可以想像一下，沿著乳頭的位置畫兩條垂直於地面的線，從鎖骨到腹股溝幾乎都有可能形成副乳。

在胚胎時期，從腋窩到腹股溝的兩條線上有6～8對乳腺的原基，出生前除了胸前的一對之外，其他副乳腺基本都退化了，當然也有可能出現不可控的意外，那就是乳腺的原基並未完全退化，結果就有可能是——患上多乳症。男性也有可能存在副乳腺點問題。

很多女性實際上並不存在副乳問題，確認自己是不是真的有副乳很簡單，副乳在生理期也會發脹，隨著生理週期結束副乳也會縮小，而脂肪是不可能在幾天之內變大或變小的。如果你確實有副乳，應該找醫生諮詢，這不是什麼大問題，不用擔心。

16.14　穿高跟鞋對形體有什麼影響

高跟鞋的作用是將腳後跟墊高，只讓前腳掌著地，很多女性第一次穿著高跟鞋走路很困難就是因為不適應著地時的重心。

穿高跟鞋可以將臀部墊高，同時大腿後側肌肉群緊張程度也增加，小腿（腓腸肌、比目魚肌）處於緊張的狀態，如果步行，膝關節和踝關節承受的壓力也比平時大很多，所以穿高跟鞋走路時間久了的話，腳踝會感覺不舒服，同時小腿也會痠脹。很多女性小腿肌肉發達就與長期穿高跟鞋有關。長期穿高跟鞋還會增加患膝關節炎的風險，因為脛骨和腓骨的扭矩增加了，這意味著股骨下端和髕骨的摩擦也會增加。

同時由於高跟鞋讓身體處於前傾的狀態，為了更好地保持平衡，骨盆就要相應地進行調整，腰背部肌肉群和臀部幾乎都處於緊張狀態，例如腹直肌很難在這個時候收緊，即便收緊了腰背部壓力也會成倍增加。所以穿高跟鞋久了會覺得腰背痠痛。

在日常生活中，很多女性穿高跟鞋也會出現跟腱炎的情況，這依舊是由於不正常的重心和小腿肌肉群的受力增加，跟腱的受

MEMO

這裡說的長期穿高跟鞋，並不單純地指穿高跟鞋的時間長，還需要考慮其他影響因素。你可以這樣理解，體重50公斤和體重60公斤的兩個人，同時穿一小時高跟鞋，高跟鞋對於他們的影響顯然是有區別的。即便是同樣體重的兩個人，一個人工作的時候60%的時間在步行，另一個人60%的時間在站立或者坐著，高跟鞋對他們的影響顯然也是有區別的。從審美角度來說，高跟鞋是合理的，但它不符合人體的生物力學。

力也增加，尤其在步行階段。

一些人如果需要穿高跟鞋，我給你的建議如下。

• 別穿太高的高跟鞋，要選擇合適的鞋跟高度（大約3公分左右）。

• 鞋頭不要過窄，尤其是有拇外翻的女性，高跟鞋已經讓前腳掌著地了，如果鞋頭再過窄，那麼穿這雙鞋會讓你非常難受。

• 準備一雙平底鞋，平時儘量減少穿高跟鞋的次數

16.15　是否可以局部減脂

大多數研究證明不存在局部減脂，其研究的除了諸如仰臥起坐一類的透過運動局部減脂之外，還包括一些聲稱可以透過塗抹某種產品實現局部減脂的，目前來看都缺乏足夠有效的證明。在一項長達27天的實驗中，受試者一天做140個仰臥起坐，然後每日遞增個數，到第27天，仰臥起坐的個數增加到336個，但是腹部脂肪並未出現局部減少的情況。

人體集中儲存脂肪的部位都差不多，差異在於某些人可能某個部位更容易囤積脂肪，某些部位更容易分解脂肪，簡單來說就是身體有些部位的脂肪更容易被分解，有些則更難被分解。一些實驗表明上半身的脂肪和腹部深層脂肪（腹肌以下的內臟脂肪）相對其他部位來說更快也更容易減少，腹部的皮下脂肪減少則需要更久的時間，大腿（股骨周圍的脂肪）以及臀部的皮下脂肪最難減少，尤其對於女性來說更難減少。曾有研究發現女性臀部、大腿脂肪多更有助於維持良好的內分泌平衡，有可能因為這個女性更難減少臀、腿的皮下脂肪。

MEMO

你可能曾聽過一個概念——「頑固脂肪」，實際上這並不是營養學、生理學或醫學的概念，這只是一個商業概念。脂肪是人體為了生存所儲備的能量，在缺乏食物資源的情況下，脂肪的多少幾乎等於生命的長度，所以脂肪本就是「頑固」的，只有生病的人才會突然出現脂肪分解增加的情況。

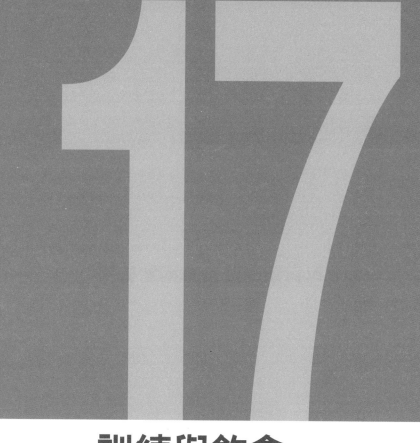

訓練與飲食

健身圈有個說法，「三分練、七分吃」，儘管我對這個說法並不贊同，但飲食對訓練的幫助的確是巨大的。一次完整的訓練基本上包括3個部分，分別是訓練、飲食和休息。本章將介紹訓練與飲食的相關話題。

第17章

訓練、飲食、休息可以說是同等重要的，在食物資源豐富的今天，人們研究出了各種各樣的流行飲食法。前面簡單聊過阿特金斯飲食法，本章則詳細列出了常見「流行飲食法」，每種飲食方案的優劣都盡可能地介紹給大家。對於飲食方案，我基於個人的經驗給出的建議是——不要極端飲食，同時也希望讀者清楚每一種流行飲食法的結構和原理。

最後，沒有最好的飲食法，只有在均衡膳食的前提下選擇更適合自己現階段的飲食方案。

17.1　可持續的飲食方案才有用

首先介紹LEARN減肥法，它兼顧了減肥中的執行性和可操作性。LEARN由5個英文單詞首字母構成，分別是Life Style（生活方式）、Exercise（運動）、Attitude（態度）、Relationship（社交關係）、Nutrition（營養），這一減肥理念顯然考慮了減肥的整體可能性，反過來說，一個人肥胖的成因不可能只是營養攝入或者態度問題，而是涉及很多方面的問題，同樣減肥也要兼顧所有的屬性，這樣才能增強減肥的執行力和可操作性。

我們之所以會考慮各種飲食方案，本質上是因為我們所處的環境中的食物種類過於豐富，在我接觸的眾多運動人群和非運動人群中，幾乎所有人都知道什麼食物是健康的，例如很多人都清楚多吃菜有好處，都知道吃粗糧比吃超加工糧食好。我曾經做過一些簡單的測試，給出20張烹飪製品的圖片讓測試人員分辨哪些屬於相對健康的食品，哪種長期吃對身體不好，儘管我只測試了21名人員，但結論是所有人都知道什麼食物是相對健康的。

換而言之，儘管多數人沒有系統學習過營養學，但基本上都知道怎麼吃會危害健康，肥胖人群也十分清楚影響自己健康的那一部分脂肪是怎麼獲得的。

飲食方面決定執行力的因素比較直觀，面對好吃的食物，執行力就強；面對不好吃的食物，執行力就相應地變弱。就像前面提到的很多人都知道多吃蔬菜好，可僅僅知道這一點意義是不大

的，因為一些人不愛吃菜，短時間內多吃蔬菜是容易做到的，難的是把這種飲食行為培養成一個習慣。

一個人的飲食習慣往往受到環境因素的影響較大。

環境因素。一個人的飲食習慣很大程度上受到家庭整體飲食行為的影響，例如嬰兒在添加輔食階段就開始受到飲食習慣的影響，嬰兒時期到青少年時期大部分飲食行為是跟隨家人一起的，所以說整個家庭的飲食習慣會影響一個人成年以後的飲食習慣。

兒童肥胖的主因在家長。在日常生活中我經常遇到未成年人減肥，在課程中我並不建議直接給這些未成年人制訂健身、飲食計畫，而是先觀察未成年人和其家長的體型是否趨同，然後再詢問孩子平時的飲食情況，如果父母肥胖或父母一方肥胖，更應該重視減肥的是父母，而不是已經有肥胖問題的未成年人。理由很簡單，未成年人還沒有獨立生活，他的飲食行為是受到家裡影響的，顯然這個時候需要「教育」的是孩子的父母，他們改變觀念才可能影響孩子減肥。換句話說，如果真的執行一個有效的塑身方案，應該把重心放在肥胖的父母身上。

宗教因素。有些食物對於一些信宗教的人來說是禁止攝入的，但這對現代社會來說並不是大問題，即便以素食為主，也並不意味著營養會缺乏。

總之，一個飲食方案是否適合自己，首要考慮的是能否長期執行，只有長期可執行的飲食營養方案才是有效的方案。反過來思考一下，除了中毒之外，任何不良飲食行為也不會因為偶爾一次就造成危害。

17.2　飲食行為習慣的養成

首先，很多人在開始減脂或者增肌的時候，飲食行為習慣改變過大。例如一些減肥人群可能昨天一整天攝入了4000大卡熱量，今天突然只攝入不到2000大卡熱量，昨天吃垃圾食品，今天吃水煮蔬菜和肉，這樣的改變過於極端，即便在短時間內可以咬牙堅持，但長期來看，很大機率會中途放棄。

MEMO

環境因素對於飲食的影響很複雜，例如「南甜北鹹」。不同地區的人飲食習慣不同，這與氣候、地理條件、人口流動有關。一個家庭或家族也是環境因素，例如孩子的飲食習慣從小就受父母影響，父母不愛吃菜，孩子也很難喜歡蔬菜。而工作和生活條件也是很重要且複雜的環境因素，例如計程車司機較容易患便秘和胃腸疾病，這是因為他們吃飯的時間不規律，所以不好的飲食行為習慣一旦養成，就容易促成某些「職業病」。還有一個不容忽視的方面就是抗壓能力，每個人面對環境時的抗壓能力也對飲食行為習慣有影響，例如不規律的飲食行為、節食行為、暴食行為等，通常都是人們面對工作、生活壓力時做出的選擇。總之，環境因素是最容易忽視也最容易影響飲食習慣的因素。大多數人都知道很多減肥方法，但無法堅持的主因是單純、單一的飲食方案，無法適應現階段的工作、生活環境。

- 改變飲食行為，先從少吃開始。

過於極端的飲食控制加運動減肥，很容易造成能量補償的出現，所以一開始應該慢慢地改變自己的飲食行為習慣，前兩週可以先從少吃開始，例如以前吃兩碗飯，現在少吃半碗，這樣的飲食行為改變，對減重的影響並不大，兩週下來體重差不多只減少0.5公斤左右。這是一個適應期，你慢慢開始主動減少進食量了，但是整體飲食結構不用改變。

- 增加一些健康食材。

上一個階段可能持續2週，或者4週，然後開始增加一些健康的食物，如果不知道怎麼選擇，可以記住一些關鍵字：輕加工、富含膳食纖維、蔬菜。你可能完全不愛吃這些食物，那麼可以試著在一餐中增加一些你既不喜歡也不討厭的食物，然後減少一些會讓你增肥的食物，這個階段持續大約4週。

到此為止，你可以理解為，你為減肥或者更健康的飲食方式做好了準備，接下來需要制定目標了。

不論做任何事情，我們很容易制定一個大的目標，尤其在你躊躇滿志的時候，但往往這種目標很可能無法有效地實現，我將這些不可持續、難以實現的目標，稱為衝動目標。

絕大多數的行為習慣都是長期養成的，不論你是減重還是塑形、增肌，都應該以年為單位計算。為何有的人可以堅持長期運動？因為他樂在其中，他的內部動機強烈。

運動心理學中有兩個核心名詞——內部動機和外部動機，這幾乎可以解釋一切運動與動機的問題。

什麼是外部動機呢？所有導致動機加強的外部因素都可以稱為外部動機。例如一個人給你3萬元，需要你每天跑10公里，持續3個月，這3萬元就是外部動機，而當這個外部動機消失以後，你大機率不會每天跑10公里了。

什麼是內部動機呢？簡單來說就是自發性地喜歡，例如你去運動，然後發現了運動的樂趣，進而有規律地持續運動，你對運動的喜歡就是內部動機，這是你自發的。

儘管網上有很多體重超重人群減肥的勵志案例，但體重超重

人群進行嚴格飲食加上刻苦訓練的可行性是很低的。一部分原因在於體重過重導致關節負荷大，運動中很容易造成傷病；另一部分原因則是難以堅持，即便是開始揮汗如雨加上嚴格進行飲食控制，一旦到達臨界點之後，放棄減肥、體重反彈的機率大。

同時，很多人從正常體重到超重體重經歷了一個漫長的過程，短時間內減肥也不現實。之前美國有個減肥真人秀《超級減肥王》（*The Biggest Loser*），所有選手都超重，他們在專業健身人士的帶領下運動，飲食方案也由營養師團隊制定，吃的食物都是低熱量的健康食物，表面上看減脂效果的確很好，這些參賽的減肥選手也掌握了運動技巧和飲食方法。但一項針對2009年第八季14名選手長達6年的追蹤研究發現，只有一名選手保持了身材。其他選手不僅出現了體重反彈的問題，還出現了基礎代謝率下降的問題，顯然這些都和極端的脂肪減少有一定的關係。

減肥本質上改變的是習慣，這種改變需要不斷地增加內部動機，例如在《超級減肥王》這樣的減肥真人秀當中，因為選手在攝影機的監督下鍛鍊，比賽機制為末尾淘汰制，所以選手之間有很強的競爭。另外，選手吃的是品牌方贊助的健康食物，指導參賽選手的都是知名的教練，這幾乎就是完美的減肥條件，這些都屬於外部動機。很多人參加封閉管理的減肥訓練營，當環境受限制，生活受約束，同時滿足外部動機和內部動機的時候，大部分人都能減肥成功，但是一旦脫離開這種環境以後，大部分人就很難堅持了。

外部動機和內部動機的區別在於，外部動機不容易讓人堅持，而內部動機更容易讓人養成習慣。大多數參賽選手的體重反彈，有的甚至比之前還胖，這其中一部分原因就是外部動機的刺激結束，內部動機幾乎喪失。所以減肥或者養成運動習慣背後的關鍵就是——增強內部動機。

要如何增強內部動機呢？這需要我們制定一個較為現實的目標。我經常見到一些衝動目標，例如一個月我要瘦到××公斤，三個月內我要……有這樣的目標是好事，可實現過程應經過客觀評估。幾乎所有想要減肥的人群都有自己的生活和工作，而減肥

補償行為，這會對心理健康有一定影響，所以儘量避免在飢餓的狀態下進食，即便在飢餓的狀態下進食，也試著性一點，少吃一點，本著細嚼慢嚥的原則，讓身體（大腦）慢慢地知道自己飽了，當然這個過程可能不是一次可以實現的，同樣需要你克制，多嘗試幾次。請記住，任何一個飲食行為習慣，都不大可能一次養成。

表17.1 逐步改善飲食行為習慣的示例

階段	時間	飲食	目標	熱量缺口	實際情況	其他
第一階段	3～4週	晚餐減少20%～30%的食物量 增加20%～30%的蔬菜，主食中加入30%的粗糧（混合） 增加活動量（步行）	體重下降到100公斤以下，不影響工作的前提下適應現階段飲食行為習慣	3～4週預計飲食缺口為6300～8400大卡 活動量缺口為1890～2520大卡 總共熱量缺口為8190～10920大卡	3週體重到達98公斤，第四週無變化	無暴飲暴食情況，不影響工作、生活
第二階段	4週	飲食結構基本與上一階段保持，每週有兩餐雞腿肉蔬菜沙拉⋯⋯基礎上增加一週一次運動量	最低目標是保持現階段體重理想目標是下降1～2公斤	4週預計總缺口（飲食＋活動量）維持在10920大卡 運動量缺口為2000～2800大卡 總熱量缺口為11120～13720大卡	第二週體重下降0.7公斤，到第四週一共下降1.3公斤	第一次運動後肌肉延遲性痠痛明顯，疼痛持續4天，在第二週訓練時疼痛基本消失，第四次訓練後基本適應強度，不影響工作與生活。實際飲食比預期少一些，飲食習慣初步養成
第三階段	4週	飲食結構不變（與第二階段一致），整體食物量適度減少（考慮到工作性質，以早餐和午餐減量為主），熱量減少5%～10%	最低目標是保證階段體重，形體有一定的變化理想目標是體重下降1～2公斤	4週預計總熱量缺口為16000大卡左右	體重下降1.7公斤	因感受到減脂的好處，內部動機增強，執行力增強，步行數（活動量）大於預期
第四階段	4～8週	進入訓練加速期，保持之前的飲食習慣，第一個月（前四週）增加一次訓練，第二個月（後四週）嘗試在此基礎上再增加一次訓練	最低目標是保持飲食結構，體重下降1～2公斤理想目標是體重下降3～5公斤	4～8週預計總熱量缺口為40000大卡左右	體重下降4.3公斤	前四週增加了運動強度和次數，並未出現不適，後四週又增加了一次運動，以肌肉鍛鍊的抗阻訓練為主，狀態良好，並未出現不適以及未影響工作和休息
第五階段	4週	每週不間隔地進行兩天輕斷食（「5＋2」輕斷食），在某個輕斷食日增加一次快走或者橢圓機訓練，時間為40分鐘～1小時 一週一共運動3次，主要為力量訓練，其中一次為力量訓練＋快走45分鐘	最低目標是保持飲食結構，體重下降1～2公斤理想目標是體重下降3～5公斤	4週預計總熱量缺口為30000大卡	體重下降0.7公斤	四週並未達成目標，但身體線條明顯清晰，運動能力提升，肌肉量增加，顧客的內部動機（熱情）並沒有減弱

階段	時間	飲食	目標	熱量缺口	實際情況	其他
第六階段	8週	力量訓練中有一次訓練強度較大，所以在力量訓練前一天，適度增加了碳水化合物攝入量（300公克），其餘時間依舊保持「5+2」輕斷食前四週，保持每週3次力量訓練＋1次有氧訓練，後四週增加一次力量訓練或者有氧訓練	最低目標是保持飲食結構，體重下降1～2公斤理想目標是體重下降3～5公斤	8週預計總熱量缺口為50000大卡	體重下降4.1公斤	經過幾個月的摸索，顧客基本知道自己喜歡並且適合什麼類型的運動，塑形目標基本達成，由於外形的改變增強了內部動機，運動習慣已經基本養成，並且沒有影響到工作和生活當試了生酮飲食，對工作影響較大，訓練狀態不好，所以及時停止
第七階段	4週	開始調整飲食結構，增加每週一次的「放縱餐」，因為飲食結構已經趨於健康，所以以地中海飲食結構為基礎，也就是粗加工食物為主，適度減少紅肉，增加蔬菜以及豆類、堅果	最低目標是可以初步看到腹肌的輪廓理想目標是體重下降3～5公斤	4週預計總熱量缺口為30000大卡	體重下降2.3公斤，可以看到腹肌輪廓，但並不算清晰	本月比較擔心飲食結構的改變造成暴食、體重反彈，但由於前期內部動機的增強，安排的「放縱餐」計畫顧客並沒有執行，自律性特別強，他主動要求增加運動量，但出於整體考慮並沒有增加
第八階段	4週	飲食結構不變，由於假期的到來，增加運動時長，每週嘗試增加2次空腹有氧訓練（快走），訓練後1.5小時吃第一餐，其餘計畫照舊	最低目標是保持飲食結構，體重下降1～2公斤理想目標是體重下降3～5公斤	4週預計總熱量缺口為30000大卡	體重下降1.1公斤	實際熱量缺口＞預估熱量缺口，顧客主動增加了運動量，並且主動減少了食物的攝入量，可能由於運動強度的增加，在第二週的第三天出現了感冒，在此期間胃口不佳，食物攝入更少，每日預估為500～800大卡，持續了3天，在第三週才開始恢復訓練

階段	時間	飲食	目標	熱量缺口	實際情況	其他
第九階段	4週	在無監督狀態下獨立完成飲食、訓練	最低目標是體重不反彈 理想目標是養成習慣、體重不反彈	維持現階段的熱量收支平衡或者使熱量更低	體重下降0.8公斤	養成了運動習慣，這四週，每日平均步數為9700步，每週2次休息，1次有氧訓練，1次戶外運動（顧客個人愛好打籃球），3次力量訓練，飲食行為習慣基本養成

只占了他們生活的一小部分，很多人在制定衝動目標的時候，往往沒有考慮過時間成本等。所以在制定目標的時候，我們應該以大的目標為前提，然後理性思考，將它細化為無數個可實現的小目標，這樣逐漸接近大目標的時候，對內部動機的增強是有很大幫助的。

以我接觸的一個顧客為參考，他的原始體重是103公斤，工作是地產經紀人，定的大目標是減重至75公斤。接下來將這個大目標細化為小目標（見表17.1），當然他已經經歷過前面4週的準備階段了。

整體總結：飲食行為習慣的養成，應該循序漸進。有減肥、塑形需求的人是類似的，都是衝動開始，很難實現目標，畢竟絕大多數人除了運動之外還有其他社交活動，運動時間有限，儘管我們都知道應該適度運動。

也有人會出現內部動機喪失的情況，尤其是在面臨生活壓力的時候。每個人所處環境和性格特點是有差異的，但希望大家明白的是，要實現任何目標，都需要付出相應的時間成本，以及增強抗壓能力。

17.3　和減脂相關的因素

和減脂相關的因素如表17.2所示。

表17.2　和減脂相關的因素

飲食	<ul><li>食物攝入總熱量影響整體減重</li><li>食物種類選擇影響脂肪代謝，特別是碳水化合物攝入過量，有可能降低脂肪氧化能力（過量和不足都會有影響）</li><li>可以長期執行的飲食方案才是有效的方案</li><li>相比起運動，飲食的有效控制對於長期體重管理意義更大</li></ul>
運動強度	運動時長越長，脂肪的氧化速度也就越快，器械訓練（阻力訓練）與有氧運動組合，更有利於塑形，這並不意味著你要每天進行器械後再進行有氧運動，可以把兩種訓練安排在一個運動週期內
性別	拋去其他因素，單純看脂肪氧化速度，女性比男性更快一點，但沒有太大的生理意義
環境	儘管高溫和低溫環境下人體的代謝率會有所升高，但對於運動來說，炎熱環境下會增加糖原的消耗，並且降低脂肪的氧化速度，在極度寒冷的狀態下情況也差不多
其他	情緒、壓力、睡眠等都會直接、間接地影響一個人的能量代謝或者內分泌

　　飲食對於減脂的重要性在本書中多次提及，所以在此不贅述，僅總結以下幾點。

　　• 整體來說，碳水化合物的攝入量尤其是游離糖的攝入量要控制，進行高強度耐力訓練的人的碳水化合物攝入量在下文有講述。

　　• 流行飲食法有很多，嚴格來說短期內選擇任意一種適合自己的飲食法都可以，但請記住，一個無法長期執行的飲食方案基本上是無效的，反復減脂則有可能形成「溜溜球效應」（減肥反彈），對於減脂人士的身心都是一種打擊，所以不妨依據自身情況，交替執行多種減肥方案。

　　• 學習營養學的目的是更好地認識和了解食物，當你知道一頓吃多了以後，你會明確地知道接下來如何處理，而不是產生焦慮，或者過量運動。

　　• 不要過度飢餓，這很容易造成暴食，也不要在飢餓感很強的情況下點餐，這很容易吃得過多。

　　然後讓我們聊一聊運動強度。

　　在一系列研究實驗中，可以確定的是脂肪氧化的速度隨著運動強度的增加而提高，但是如果運動強度再增加，脂肪氧化的速度就會下降。對於不經常訓練的人群來說，50%的最大攝氧量

就可以使脂肪氧化速度達到最優（強度更低），當然這樣的情況不可能一直保持，這種低運動強度下的脂肪氧化比例增加更像是人體的應激反應，隨著運動水準的不斷提升，脂肪氧化比例會下降，這種情況也有可能和肥胖以及胰島素抵抗有關。

但對於經常訓練的人群，以最大攝氧量為例，中等強度的訓練，也就是達到最大攝氧量的62%左右，脂肪氧化比例最大，這裡存在一定的個體差異，範圍在最大攝氧量的45%～70%，我們也可以理解為，運動對於減脂效率的影響是存在一定的個體差異的，同時心率在最大心率的70%～75%這個區間，是氧化脂肪的最佳心率。

另外，關於哪種運動對於減肥幫助更大的研究很少，從現實角度考慮，這類研究的意義也不大。每個人習慣的有氧運動方式不同，對於非職業運動員人群來說，能夠長期規律執行的運動方案才是有效的方案。

還有一個容易忽視的問題，就是訓練素質會提高。例如一個人在跑步機上以坡度5速度6快走，剛開始心率可能維持在最大心率的60%～70%，但隨著訓練時間的延長，例如一個月後，以同樣的坡度和速度訓練，心率可能會下降。所以應該定期改變運動習慣，或者直接增加運動強度。

不論採用何種減肥方法，隨著身體脂肪的減少，減肥難度會增加。在尚無真正有效、健康的解決方案時，面對所謂的減肥瓶頸期，你只能儘量減少從食物中攝入的熱量，或者增加運動量，抑或者兩者同時進行。如果你想獲得低體脂率（5%～7%），那麼你必須明白，要使體脂率小於10%，難度非常大，由於脂肪減少至接近安全值，代謝率會出於保護身體的目的而下降，並且維持起來十分困難，一旦恢復飲食，基本上只需一半的減脂時間就會恢復體重。

減肥要循序漸進，並且你要釐清一個基礎的事實，減肥是有難度之分的，最簡單的就是減掉影響你健康的那一部分脂肪，男生從體脂率15%，女生從體脂率20%開始，每下降1個百分點，難度都增加一倍，需要付出的時間成本也會更多。

MEMO

如果你在減肥，選擇一個不排斥的有氧運動是最好的，比如有人說爬樓梯減肥快，但是你嘗試過幾次以後，內心十分排斥，那就不要選擇爬樓梯，這不利於增強內部動機。可以選擇一個哪怕不喜歡但也不排斥的運動，長期堅持下去並養成習慣。另外，往往隨著運動能力的提高，對運動的喜愛程度會有變化。我周圍很多人剛開始完全不喜歡運動，後來因運動獲益，內部動機不斷增強，喜歡的運動項目也不斷增加，因此喜歡上了跳舞、騎行、游泳、爬山等。

還有讀者關心哪種運動的減脂效果最好。你甚至可能看過如「輕鬆瘦腿，這幾個動作就夠了」、「每天10分鐘一個月練出馬甲線」等標題。要知道任何形式的運動都有難度，你可以快速跑完400公尺，也可以花1個小時跑完5公里，你可以1分鐘跳繩100次，也可以10分鐘完成500次。當你面對一項運動時，不要考慮它是不是可以消耗更多熱量，要知道運動強度是一個變數。所以應該考慮自己是不是喜歡這種運動方式，或者自己是否排斥這項運動，至於熱量能消耗多少，那都是有興趣運動之後的事了。選擇一種你能長期、持續進行的運動，哪怕只是戶外的健步走，暫且不要考慮它能消耗多少熱量，而是以動起來為前提，慢慢讓身體習慣運動，在運動過程中慢慢享受運動帶來的快樂和益處。

17.4 飢餓感與飽腹感

有個關於減肥的小笑話，大意是：「不先吃飽哪會有力氣減肥？」儘管這是一個笑話，但揭示了一個十分現實的問題——運動的確會引發人的飢餓感。

目前有些觀點認為運動導致食欲增加類似一種補償機制，也就是大腦在發現熱量流失以後，本能地刺激你進食的欲望。

並不是所有的人都會因為運動而產生強烈的飢餓感（有個體差異），但是大部分人還是在運動後尤其在初期階段，容易產生熱量攝入增加的問題，即便沒有明顯感到飢餓，有些人也容易多吃，這一部分是由於個體差異。每個人的工作環境、工作性質，乃至面對的壓力不同，當運動以後，其熱量攝入會有變化。另一部分則是由於每個人的飲食習慣和外部生活環境上有差異。

整體來說，想要減肥，就要面對飢餓。只是每個人對於飢餓的忍耐程度有差異，飢餓感過強往往會讓人產生暴食的問題，而很多人暴食後心態會產生變化，減肥的內部動機會受到影響。與之對應的則是飽腹感，我們經常看到某某食品添加了某些成分，更具飽腹感，但有些並不是那麼有效。如果你在減脂階段經常被飢餓感困擾，可以參考以下建議。

MEMO

即使某種藥物可以抑制食欲，但這明顯屬於外部刺激，你不可能永遠使用這種藥物。此外，長期使用這類藥物也會產生一定的耐受性（藥物作用降低）。有的人會有這樣的想法，先用一段時間，抑制食欲，減下體重以後保持，持有這種想法的人往往高估了自己的意志力。這裡的因果關係很明確，你是因為使用了某種藥物，所以食欲被抑制，當你停止使用這種藥物之後，你對食物的渴望就恢復了。當你有靠「外掛」減肥的想法時，摸摸自己身上的脂肪，回憶下自己怎麼變胖的，然後放平心態，慢慢地改善飲食、行為、習慣。

- 循序漸進地減少熱量缺口。熱量缺口的建立一方面取決於運動輸出，運動製造的熱量缺口越大，運動後產生的飢餓感可能就越強烈，以週為單位給身體一個緩衝更為合理。另一方面，減少透過食物攝入的熱量確實可以減脂，但如果短時間內減少得過多，那麼接下來的一段時間大機率都會產生較強的飢餓感，所以製造熱量缺口的時候，不要過於極端。

- 在選擇食物的時候，儘量符合自己的飲食行為習慣。例如很多人不習慣吃麥片，但聽說吃麥片更好，於是用麥片替代了主食，但吃自己不愛吃的食物，則會讓飲食這一行為變得煎熬，即便在短時間內會產生飽腹感，但是飢餓感來得也很快，因為本質上飢餓感和食欲也有一定的關係。

- 適當增加一些高纖維的食物攝入。一方面人類吃超加工食物的時間很短，另一方面超加工食物通常流失了大量的營養素，尤其是膳食纖維，而現代人普遍膳食纖維攝入不足，而真正讓人有飽腹感的食物一般都是富含膳食纖維的食物。我更建議從食物中獲取膳食纖維，而不是透過補劑，因為二者有著本質的區別，例如全穀物食品通常需要你更多地咀嚼（這本身就有利於飽腹感的產生），並且全穀物食品本身占消化系統的空間就比超加工食品高，攝入膳食纖維補劑只能作為偶爾膳食不均衡的暫時方案。

- 了解自己容易產生飢餓感的時間段。例如有的人選擇晚餐不吃碳水化合物，但這一飲食習慣導致晚上睡不著。與其這樣，還不如晚餐適當地增加碳水化合物，其他幾餐中減少碳水化合物。另外，也要了解自己在什麼運動強度後更容易產生飢餓感，例如有的人在進行強度較大的腿部訓練後，適度增加一些熱量攝入反而會讓自己儘快恢復、更好入睡。總之，我們要了解自身的情況，並且明白一個簡單的道理：熱量收入和支出需要保持動態平衡，並不是每天的熱量收入和支出都是固定不變的。

17.5　抑制食欲型減肥藥

很多減肥藥會在抑制食欲上做文章，大部分有用的成分都是

違禁品，例如西布曲明。中國國家食品藥品監督管理局從2010年就開始禁止生產、銷售和使用西布曲明，因為其副作用太大。

早期西布曲明還是一種合法藥物，1997年在國外上市，中國則於2000年批准上市，獲批當年市面上含有西布曲明的減肥藥有20多種，後來因為全球性猝死的案例過多而被叫停。不僅僅是中國，歐盟和美國經過風險評估後均叫停了西布曲明的使用。西布曲明會增加心血管的風險（包括非致死性心梗、非致死性中風、可復蘇的心臟驟停、心血管死亡等）。

為了進一步保護公眾的健康，台灣行政院於110年9月2日公告，將西布曲明列為第四級毒品，防止其非法流通和使用。

關於抑制食欲型減肥藥，目前沒有任何足夠嚴格的實驗來證明確實有效。這也很好理解，如果產品真的有效，也不會有人添加違禁品。藥品方面有一種名為司美格魯肽（semaglutided）的降糖藥對於抑制食欲有一定的作用，研究顯示該藥物一週只需注射一次，連續12週以後受試者平均體重減少了5公斤，它的作用並不是改變代謝，而是有效地抑制食欲。

儘管安全性很高，但這是針對第2型糖尿病人群的藥物，這類人體重基數本身就很大，並且這種抑制食欲的藥物治標不治本，你總不能一輩子藉由這種藥物來限制自己的食欲吧！

17.6　暴食、催吐、暴食症

有暴食行為的人並不一定患有暴食症，偶爾催吐的人也不一定患有暴食症。

暴食症與神經性厭食有一些類似，例如神經性厭食人群無法正確評估自己的體型，總認為自己發胖，而患暴食症的人也是如此，不同的是前者一般不主動進食，或者透過大量訓練來消耗熱量，而後者往往會主動進食，然後透過催吐等方式減輕攝入食物之後的心理壓力。

這個心理壓力從何而來？其實很簡單，源於對體重、體型的錯誤認知。一般來說，進食後我們會產生飽腹感與滿足感，這是

MEMO

為什麼催吐會造成心理問題？其實答案很簡單，人只有攝入對自己有害的東西時，身體才會產生嘔吐、腹瀉等清除行為，透過食物獲取營養、熱量是人類的本能。而當一個人攝入食物後，因為擔心長胖而把食物清除，這種行為一旦養成，就對大腦產生了影響，改變了大腦的獎賞回路和食物攝入相關的回路。你也可以這樣理解，人只有吃到有毒有害的食物才會吐，但是你攝入食物以後主動催吐，大腦會誤認為食物是有毒有害的。

人類的本能，而患暴食症的人則會因為這種飽腹感而焦慮，儘管食物還在消化、吸收中，但是他們會認為自己胖了，所以為了緩解心理壓力，他們會採取一些清除食物的行為，例如過量運動、服用瀉藥、催吐等。

催吐在患暴食症的人中比較常見，一些人為了減肥控制飲食，當沒有控制好飲食，突然暴飲暴食後，又會產生極強的負罪感，然後開始催吐，這樣反復就容易患上暴食症。偶爾催吐和暴食並不需要額外的治療，但是如果你符合下列標準，請尋找專業醫生幫助。

1. 暴食行為反復發作，並且符合以下兩個特點。

• 在任何時間內進食，並且在相同環境、時間內攝入的食物量很大，超過大多數人。

• 進食的時候無法控制自己，例如無法停止進食、感受不到飽腹感、不知道吃了多少等。

2. 以控制體重為目的，進行不當的極端補償行為，例如催吐、過量運動、服用減肥藥和瀉藥等。

3. 上述暴飲暴食行為平均每週發生至少兩次，持續3個月。

4. 對自己的體型和體重有不恰當的判斷，無法正確地評估自己的身材。

5. 神經性厭食發作期間完全不擔心暴食症的問題。

暴食症的具體類型如下。

• 清除型：暴食症期間採用催吐、濫用減肥藥和瀉藥等方式消除食物帶來的熱量。

• 非清除型：暴食症期間採用極端的補償行為來緩解心理壓力，例如過量運動、主動斷食，但偶爾也會採用清除型的方式緩解心理壓力。

如果只是有上述行為，但沒達到暴食的情況，那就不用過於緊張，通常不會因為偶爾一次的暴食行為就會對體重產生很大的影響。另外，人透過攝入食物長胖是很正常的事，不要把吃飯當作一種心理壓力，更不能透過催吐來緩解壓力，要知道這是一個惡性循環。試著增加一些朋友之間的交流，適度進行戶外活動，

這都有助於緩解暴食症的初期症狀，同時在進食的時候盡可能多咀嚼，延長進食的時間，這也有助於增強飽腹感和遠離暴食症。

17.7　反復減脂對健康不利

體重反復增減被稱為「溜溜球效應」，體重在反復增減中更容易出現整體上升的趨勢。在不少人身邊這類現象也常見，不少人長年叫囂著減肥，也在階段性實踐著減肥，但體重還是整體呈現上升趨勢，這一點在動物實驗中也有所體現。當實驗動物體重在第一個增減反復之後，進入第二個增減反復週期時，限制食物熱量攝入之後減輕體重需要花費之前2倍的時間，而反彈回原體重則只需要三分之一的時間。

儘管一些觀察性實驗顯示體重反復增減並不存在健康風險，但有些研究表明體重反復增減會增加患心臟病的風險（肥胖人群本身患心臟病的風險就較高）和患高血壓的風險。不僅如此，體重反復增減對心理也有一定影響。

本質上來講，減肥的過程就是對抗「溜溜球效應」的過程，減肥的基礎是良好的飲食控制，運動是需要時間成本的，而體重反彈則大機率源於攝入熱量（吃）存在問題。所以正確認識食物的營養價值，不要把進食當作一種負擔（心理構建）才能為減肥打下良好的基礎。很多人體重反彈是因為極端飲食，每個人的飲食習慣受到多種因素影響，例如兒童時期喜歡吃的食物，長大以後很難完全割捨。

人對食物是有感情記憶的，所以在減肥過程中應該要詳細了解食物給自己帶來的益處或者壞處，從而學會取捨，不建議採取極端的飲食方案（例如生酮飲食）。本書前文講解了營養素，並介紹了很多飲食方案的優劣，你可以從中選擇適合自己的飲食方案，這樣可以更有效地依照自己的飲食習慣調整熱量攝入。

另外，減肥反彈是很正常的，這裡所講的「溜溜球效應」指的是反彈後體重比減肥前還要重。通常在一個階段中，體脂率有2～3個百分點的浮動是很正常的。

17.8　你知道什麼是減肥嗎

你也許覺得這個問題很無聊，相信你了解不少減肥藥物的研發以及各種減肥的新發現，有沒有想過這些科學研究實際上跟你腦海中的減肥概念關係不大？

實際上當營養師和科學研究人員談及減肥的時候，指的是減掉影響你健康的那部分脂肪，而大部分人減肥則是從審美角度出發的。

很多人對減肥的訴求本質上是擁有一個好身材，他們並沒有肥胖造成的健康問題，所以實際減肥和審美角度的減肥是兩個概念。科學界通常以BMI及腰臀比的變化為參考判斷是否肥胖，並且研究的是減重至正常體脂範圍，很多人並不屬於應該減肥的人群，他們的BMI和腰臀比在正常範圍內，本質上需要的是塑形，這需要增加一些肌肉鍛鍊，保持一定的運動習慣。

目前學術界對於肥胖的客觀統計資料除了BMI之外還有腰臀比，而後者在一定程度上可以解釋蘋果型肥胖和梨型肥胖，如果你經常查閱一些與減肥相關的文獻，應該會發現這兩種肥胖型態很常見。

腰臀比就是指腰圍和臀圍的比值，需要測試者在站立狀態下放鬆，然後測量其腰圍和臀圍，腰圍在肚臍處測量，臀圍為臀部向後最突出部位的水平圍長，腰臀比＝腰圍／臀圍。亞洲男性平均腰臀比為0.81，亞洲女性平均為0.73。男性正常的腰臀比應在0.85～0.9，女性則應是0.75～0.8。

腰臀比和BMI通常可以較為客觀地反映一個人的肥胖程度，我們在減脂的過程中除了關注體重之外，還應該關注自己的BMI變化以及腰臀比變化，還可以用照片或者影片記錄自己的變化。

蘋果型肥胖又稱為向心性肥胖，常見於中年男性。梨型肥胖常見於女性，因為女性脂肪更容易集中堆積在臀部、大腿周圍，形態看上去呈現梨形。這兩類以形體為區分點的肥胖，容易出現在肥胖程度較重的人群身上。儲存脂肪的部位也都和多種疾病有一定相關性。

第
17
章

訓
練
與
飲
食

> **MEMO**
> 減肥時出現體重波動是很正常的事，但減肥方法選擇不當，容易出現「溜溜球效應」（體重反彈）。我們在減肥的過程中，體重出現上下波動是正常的，但總體重應該是下降的，或者與之前基本持平。

17.9　地中海飲食結構

　　「地中海飲食」一詞最早是由美國流行病學專家安塞爾・凱斯在1958年提出，但當時並未引起學界的重視。地中海飲食名聲大噪是在20世紀90年代中期由醫學博士沃爾特・威利特提出之後。

　　早期地中海飲食結構並未得到重視的主要原因是：這種飲食結構比較原始，料理幾乎都泡在橄欖油裡，穀物類也都是粗糧，幾乎不存在超加工的食物，也沒有大量的肉類。由於當地居民在沿海地區，所以主要蛋白質來源都以魚類為主（從魚身上獲得脂肪酸），儘管安塞爾・凱斯研究發現了地中海飲食（當時主要研究的是希臘飲食）和心腦血管發病率低之間存在關係，但當時的營養學界並不認為這項研究具有代表性，如果你細讀本書，很自然地明白接下來營養學界爭論的是「糖和脂肪哪個更不好」。

　　所謂的地中海飲食泛指希臘、西班牙、法國以及義大利南部等地處地中海沿岸的國家和地區（並不是特指某個國家）的人們的飲食特點。他們以自然食材為主，輕加工烹飪食物，食材包括橄欖油、新鮮的蔬菜和水果、海鮮、豆類，以及少量的牛肉和乳製品、酒類等。這種飲食結構強調多吃新鮮蔬菜和水果、魚、豆類、堅果，其次是穀類，並且烹飪時要用植物油代替動物油，尤其提倡用橄欖油，當然這主要是因為當地盛產橄欖油。

　　地中海飲食結構的特點是比較明顯的，因為紅肉吃得很少，所以飽和脂肪酸攝入較少，不飽和脂肪酸尤其是單不飽和脂肪酸攝入較多，同時膳食纖維攝入量較大。簡單來說，地中海飲食結構基本上和各國制定的居民膳食指南是類似的，它是一個整體的飲食結構，而不是單一指某個食物。同時，地中海沿岸人們的普遍生活壓力小，並且進行有適度的運動或者體力活動，因此地中海飲食結構更像是一整套健康的生活方式，也就是本書中反覆強調的飲食行為習慣。

　　我個人認為地中海飲食結構比較適合作為健美訓練時的飲食營養結構。我們應該關注地中海飲食的膳食營養結構，即以粗加

MEMO

地中海飲食在本質上是屬於「窮人的飲食」，二十世紀八十年代末，中國患癌症、代謝類疾病、肥胖症的人口比例十分低。美國康乃爾大學坎貝爾教授，在中國相關機構的協調下，展開了一次大型的關於飲食結構、生活方式與疾病相關性的流行病學研究，涉及中國24個省、市、自治區的69個縣，最終出版了一本至今影響中國深遠的書籍《救命飲食：中國健康調查報告》，在書中作者建議的膳食結構基本上和地中海飲食結構是類似的，當然也和中國居民膳食指南的建議是類似的。總體來說就是，混合攝入粗加工食物（膳食纖維）、植物和動物蛋白質。

工食物為主。例如粗加工穀物、豆類、堅果，同時攝入一定量的ω-3脂肪酸，蛋白質來源中紅肉占比較少（所以飽和脂肪酸攝入較少），以白肉、深海魚、貝類為主，還包括豆類、堅果等植物蛋白質來源，並且這類蛋白質來源也富含膳食纖維（以非水溶性膳食纖維為主）；蔬菜與水果的攝入比例較高（水溶性膳食纖維攝入較多）。上述食物因為粗加工，並且烹飪方式較為簡單，所以保留了大多數微量元素。

ω-3脂肪酸的來源在日常生活中比較常見的就是魚油，所以如果你一週可以吃2～3次深海魚，是不用額外補充ω-3來的脂肪酸的，素食者可以考慮從奇亞籽和亞麻籽中攝入ω-3脂肪酸。整體來說ω-3脂肪酸的攝入量並沒有一個統一標準，目前建議攝入量在1～2公克。

17.10 不吃碳水化合物的生酮飲食

你或許見過「以公斤」收費的減肥廣告，或者在網路上看過減肥人士告訴你不運動、不忌口也能減肥的影片，實際上這些減肥方法的核心基本上都是阿特金斯飲食法。

阿特金斯飲食法在前文已經簡單介紹過了，它又叫生酮飲食法或者吃肉減肥法，本質上就是一種極低碳水化合物或者低碳水化合物飲食法，這種飲食法主要規避的就是膳食中的各種碳水化合物。很多人執行它的第一步就是不吃主食，所謂的「不忌口」實際上是指肉可以隨便吃，也不用擔心脂肪的攝入量，只要想盡一切辦法不攝入或者減少攝入各類碳水化合物。

那麼這種飲食方案可行嗎？

生酮飲食的確在一些疾病的治療上作為輔助干預的手段，例如多囊卵巢綜合症以及第2型糖尿病等，但是生酮飲食只適用於患有特殊疾病的人群，並且需要在專業人士指導下進行。不建議在沒有專業人士指導的情況下嘗試生酮飲食，因為偶見一些自己進行生酮飲食結果誘發疾病的案例。

17.10.1　為什麼很多「不忌口」的服務都是28天

生酮飲食短時間內的確是「見效」很快的，主要原因如下。

第一，開始階段體重下降很快，尤其是前兩週，因為主動減少碳水化合物的攝入以後，體內的糖原（肌糖原、肝糖原）會被大量消耗，基本上24小時以後消耗殆盡。糖原減少會讓一部分水分流失（體液流失），所以掉的體重中有水分的重量（存儲1公克肌糖原需要3～4公克水），當然也有脂肪的重量。這個過程中，蛋白質的分解代謝也會增加。

第二，如果配合一些稍高強度的運動，那麼在體內糖原虧空或者不足的情況下，的確會促進脂肪分解，但是在低碳的情況下鍛鍊體驗是很差的，起碼在剛開始階段是這樣，身體適應（3～7天）之後會好很多。

第三，這時前文所講過的糖質新生就發揮重要作用了。由於生酮飲食中肉類攝入是足夠的，所以機體會在糖質新生作用下將其他非糖類物質轉化成糖，不光是胺基酸，還有乳酸、甘油等，最終供給那些只吸收碳水化合物的組織和器官。因為是「備用能源」，所以剛開始身體會有些不適，通常約一週就會逐漸適應。

第四，攝入碳水化合物後會引起胰島素釋放，所以當碳水化合物攝入銳減時，胰島素釋放也會大幅減少，胰島素利用營養素時更傾向盡可能地儲存，包括脂肪，而生酮飲食盡可能降低胰島素的分泌量，這會讓脂肪合成受抑制，同時脂肪分解供能增加。

第五，生酮飲食的特點是蛋白質和脂肪攝入量大，這會增強飽腹感，並且酮體升高會抑制食欲。

第六，增加了蛋白質和脂肪攝入以後，人們很難再吃更多的食物，加上碳水化合物攝入減少，食物的總熱量攝入也在減少。

這樣看來阿特金斯飲食法似乎是一個不錯的選擇，僅從減重來說。有不少實驗對比了低碳高脂飲食和高碳低脂飲食，得到的短期結果中，以阿特金斯飲食法為代表的低碳高脂飲食短期內減脂效果明顯優於高碳低脂飲食，尤其在開始階段的第一個月，但是基本上從第二個月開始體重下降速度就變緩，這也是為什麼大部分所謂不忌口的減肥班基本上只會開28天（四週）。本質上他

> **MEMO**
> 雖然酮體升高會抑制食欲，但是有的人可能沒有任何感覺。影響食欲的因素較多，如果你的酮體在升高，但你吃的食物並不是自己喜歡的，或者不能適應當前的飲食結構，那麼極有可能依舊出現食欲旺盛的情況。

們安排的就是阿特金斯飲食法的飲食方案，即使搭配一些代餐產品，本質上也是用的低碳高脂飲食。

換句話說，大部分不忌口減肥班只開28天，正是利用了阿特金斯飲食法在初始階段的減重效果。在一些短週期（不超過6個月）的實驗中，採用阿特金斯飲食法的受試者平均體重減少3～10公斤，效果明顯優於採用高碳低脂飲食，既然有這麼明顯的減重優勢，為什麼這些減肥班不能開得更長一些呢？答案很簡單，主要原因有兩個。

第一個原因是後續減肥效果不明顯。

正如上面所言，阿特金斯飲食法初始階段的減重效果很好，因為減少碳水化合物的攝入後，身體會在短時間內流失一部分水分，機體內胰島素分泌很少的情況下更不容易囤積脂肪，同時體內儲存的脂肪供能也會增加，但能量平衡以及人體適應以後，這種減重的效果就沒那麼明顯了。對比高碳低脂飲食和低碳高脂飲食的實驗不難發現，6個月後兩種飲食方案的減肥效果趨於無差別。在一項針對絕經前超重婦女的研究中（用LEARN減肥法分析），受試者在6個月後體重甚至有所反彈。大多數實驗表明，高碳低脂飲食和低碳高脂飲食一年後在減重效果方面無明顯差異。

第二個原因是難以長久保持。

一個飲食方案是否有效，除了它本身的理論依據和在營養方面有專業研究支援外，還需要具有持續性，目前沒有任何關於以阿特金斯飲食法為主的生酮飲食的長期、大量的研究，甚至部分觀察研究得出的結論都是矛盾的。同時一些實驗中受試者中途放棄實驗的機率也很大，這種情況在一些短期實驗和長期實驗中都出現過。在實際生活中也不乏一些嘗試阿特金斯飲食法的人群，但他們也只是斷斷續續地執行，這也不難理解，我們的生活環境是無法輕易改善的，每個人的社交圈也較為固定，這些都會潛移默化地影響執行力。

17.10.2　我是否可以嘗試生酮飲食

如果不存在任何健康問題，只是單純的肥胖，嘗試生酮飲食

減重是沒什麼問題的，但要在專業人士的指導下進行。同時你要清楚地認識到，生酮飲食開始階段，下降的體重中有一部分來自水分和體內儲備的糖原，並且這部分體重很容易恢復（反彈）。

由於生酮飲食限制了碳水化合物的攝入，在適應期會比較難受，容易產生脾氣暴躁、情緒波動大、無法集中精神等問題，這個適應期大約為一週，適應期的長短因人而異。

生酮飲食中肉類和脂肪攝入量較大，膳食纖維攝入量較少，容易出現便秘的情況，還有不少女性出現內分泌失調的問題。如果出現前述問題，需要盡可能多地攝入蔬菜，尤其是富含膳食纖維的蔬菜，同時增加飲水量。一般除個體差異因素外，內分泌失調大多是在非專業人士指導下或自己盲目嘗試生酮飲食導致的。

生酮飲食是可以緩解一些疾病的症狀的，目前並無充足證據顯示生酮飲食可以直接有效地治療疾病。

任何流行飲食方案都要依據自身情況來執行，如果無法有效地長期執行，僅僅是偶爾一餐或者幾餐的變動意義是不大的，一旦飲食結構大幅改變，例如突然增加碳水化合物的攝入，對身體的胰腺功能十分不友好。

由於生酮飲食的蛋白質攝入量很高（一般蛋白質熱量占總熱量的35%），腎功能正常的人可以在專業人士的指導下嘗試生酮飲食，有肝腎問題的人嘗試生酮飲食需要謹慎。

17.10.3 生酮飲食對於健身人群有特殊優勢嗎

中國最早嘗試生酮飲食的主要為健身人群，對於這類人群來說，生酮飲食有兩點吸引他們的地方。

第一，健身人群希望最大限度地增長肌肉（肌肉肥大），同時盡可能地減少脂肪堆積，生酮飲食會使胰島素更少地分泌，這就減少了脂肪儲存的可能性，同時促使脂肪短時間內分解增加。

第二，一些書中介紹，生酮飲食會給身體創造一個更好的合成代謝（激素）環境，說得直白一些就是，執行生酮飲食時體內睪酮值也會提升，但是這一說法僅停留在理論階段，缺少足夠高品質的研究支撐。在生酮飲食有助於提升睪酮值的假說中有一個

觀點認為，酮體的增加和脂肪的攝入會幫助增加游離睪酮，但是在一些相關研究中受試者脂肪攝入量占總熱量的25％時，游離睪酮就可以增加，並未發現增加脂肪攝入量後會形成更好的合成代謝環境。一些針對低碳飲食的實驗中，測試階段肌肉的增長與單純的增加蛋白質飲食無關。

即便生酮飲食可以提升睪酮值，也只是短時間內的應激性提升（因為膳食結構改變），人體很快就會適應，並且單純關注睪酮值意義也不大，因為激素必須與受體結合才會產生作用。換而言之，睪酮值的多少與它實際的「工作」品質是兩回事。生酮飲食最大的問題在於使胰島素的分泌量過少，這對於減少脂肪的堆積是有幫助的，但捨棄了胰島素在合成代謝方面的優勢。

不僅如此，一些研究還發現，過量攝入蛋白質反而會降低睪酮值，所以個人建議適度低碳飲食就好，我們更應該關注的是碳水化合物的品質，例如減少攝入游離糖。

生酮飲食的問題在於極端化，我們更應該重視碳水化合物的攝入量和攝入品質，所以個人建議可以嘗試減少碳水化合物的攝入量，例如少於150公克，同時注重碳水化合物的來源，這種較為溫和的飲食方式更加容易執行，生酮飲食的益處也可以享受到。

17.11　碳水循環的優與劣

碳水循環基本涉及兩種流行飲食法，就是前面所講的高碳低脂飲食和低碳高脂飲食。實際操作中碳水循環的飲食方案有很多（因人而異），但整體膳食結構中變化最大的就是碳水化合物，同時碳水循環針對的對象也很明確，即健身、健美人群，並且不適合新手，而且需要付出很高的運動時間成本。

低碳日、高碳日訓練安排的原則

低碳日。一般來說，碳水循環剛開始（啟動）是以低碳日為主，同時配合運動。

碳水循環中低碳日的安排與生酮飲食法（阿特金斯飲食法）

類似，只是具體執行中每個人脂肪攝入量有差異，有人增加脂肪攝入量，有人則攝入正常脂肪量，還有一些運動員攝入中鏈脂肪酸，認為這樣可以抵消碳水化合物缺失帶來的影響。中鏈脂肪酸的問題前文講過，它參與運動供能的能力有限，短時間內可能有效，長期以攝入中鏈脂肪酸為主的飲食結構是否有效目前未明。

與攝入碳水化合物相關的方案也很多，有類似生酮飲食中極低碳水攝入的，也有採用極低碳水或者低碳飲食的（不超過150公克碳水化合物），但不論是哪種飲食方案，在減少碳水化合物攝入並且增加運動量以後，肌糖原儲備都會減少，在這樣的前提下運動會帶來兩個好處：其一是脂肪供能可以增加，其二是肌糖原在運動的情況下會加速消耗逐漸進入虧空的狀態。所以低碳日本質上就是在減少碳水的情況下運動，通常低碳飲食會持續2～4天，目的就是最大限度地消耗肌糖原，同時促進脂肪分解。

高碳日。碳水化合物攝入量增加，恢復糖原（主要肌糖原恢復），同時配合運動。

如果長期限制碳水化合物攝入，運動能力會受到影響，所以在持續幾天的低碳飲食之後，在肌糖原虧空的情況下增加碳水化合物的攝入，一方面主要恢復肌糖原儲備，並不會優先增加脂肪的儲存，另一方面肌糖原的恢復有助於在高碳日進行力量訓練。

一般來說，肌糖原恢復儲備充足至少要24小時，所以高碳日之後，有些碳水循環的計畫會主張休息一天，然後持續高碳日，這樣算下來低碳日3～5天，然後高碳日2～3天加休息1天，差不多一週，然後第二週重複。當然，計畫是靈活的，並不是一成不變的，但只需要記住碳水循環的一般原理即可，總結碳水循環的基本原理如下。

低碳日。減少碳水化合物的攝入量，同時最大限度地增加糖原消耗，並且一定程度上促進脂肪氧化，所以除了進行阻力訓練外，還要做有氧運動，平均一次的訓練時間起碼要90分鐘。

高碳日：恢復糖原儲備，做力量訓練。

不論低碳日、高碳日安排幾天，達到上述目標即可，即低碳日訓練主要消耗脂肪和肌糖原（減脂），高碳日訓練以增肌為主，提

高訓練品質。所以高碳日和低碳日訓練也是有所區別的，有人把它簡化為低碳日減脂，高碳日增肌，因為一般低碳日訓練傾向於減脂的耐力訓練，而高碳日訓練則會傾向於以增肌為主的力量訓練。

在低碳日的訓練中傾向於耐力訓練的主要原因是，促進脂肪分解，同時消耗肌糖原，訓練安排上可以做有氧運動，也可以做多組數和重複次數的訓練，總的原則是儘量讓肌糖原得到消耗。而在高碳日，由於膳食營養結構的改變，進行力量訓練理論上至少可以維持肌肉量，讓身體持續保持正平衡，實際操作中，在第一個高碳日有些人採用空腹力量訓練的方式，同時在訓練後補充碳水化合物，這種方式有助於肌糖原的快速恢復，即便不做空腹力量訓練，這一天安排力量訓練對於增肌也有幫助，因為在胰島素的刺激下，肌肉對蛋白質的利用會增加。

表17.3至表17.6為碳水循環計畫範本，可以依據自身時間來執行。

表17.3　碳水循環計畫範本一

週一	週二	週三	週四	週五	週六	週日
低碳日	低碳日	低碳日	高碳日	高碳日	低碳日或中等碳水日	低碳日或中等碳水日
15RM左右的阻力訓練以及有氧訓練	15RM左右的阻力訓練以及有氧訓練	15RM左右的阻力訓練以及有氧訓練	休息	力量訓練	力量訓練或力量訓練＋有氧訓練	休息

表17.4　碳水循環計畫範本二

週一	週二	週三	週四	週五	週六	週日
高碳日	低碳日（減少碳水攝入，可以嘗試極低碳水飲食或者生酮飲食）	低碳日	低碳日	低碳日（減少或不攝入碳水化合物）	高碳日（相較於低碳日增加100公克左右的碳水化合物）	高碳日
力量訓練	休息	15RM左右的阻力訓練以及有氧訓練	15RM左右的阻力訓練以及有氧訓練	休息	力量訓練結合15RM左右的力量訓練	力量訓練

表17.5　碳水循環計畫範本三

週一	週二	週三	週四	週五	週六	週日
低碳日	低碳日	低碳日	低碳日（可以減少或不攝入脂肪）	高碳日（空腹力量訓練或不吃碳水化合物進行力量訓練）	高碳日	低碳日
15RM左右的阻力訓練及有氧訓練	15RM左右的阻力訓練及有氧訓練	15RM左右的阻力訓練及有氧訓練	有氧訓練	空腹力量訓練，訓練後補充易消化的碳水化合物，以更好地恢復肌糖原	力量訓練	有氧訓練或休息

表17.6　碳水循環計畫範本四

週一	週二	週三	週四	週五	週六	週日
低碳日	低碳日	低碳日	高碳日	高碳水日	低碳日	低碳日
15RM左右的阻力訓練以及有氧訓練	15RM左右的阻力訓練以及有氧訓練	有氧訓練，儘可能安排在下午，訓練之後補充一些易消化的碳水化合物，以更好地恢復肌糖原	力量訓練儘量安排在和前日一樣的訓練時間	力量訓練後補充一次碳水化合物，為了與次日的低碳日銜接，可將之後的碳水化合物攝入量減少	休息或有氧訓練	休息或有氧訓練

碳水循環的優點

　　碳水循環的優點是初期在低碳日可以有效地減脂，在高碳日配合力量訓練，可以在一定程度上保留肌肉。正是因為這些優點，碳水循環是最近幾年流行的飲食法中，被健美運動員使用最多的方法。

實際操作中的問題與碳水循環的缺點

　　碳水循環需要花費的時間成本很高，很多碳水循環包括一週五次以上的訓練，也有在第一週為了達到更好的效果，只休息一天，在第二週開始增加休息時間。普通健身愛好者在嘗試碳水循環階段要根據自身的情況，包括實際的運動能力，以及工作和生

活，合理、靈活安排整體低碳日和高碳日以及休息時間，只要遵循碳水循環的原則即可。

目前，碳水循環僅存在於理論的層面，還沒有足夠的實踐研究，理論層面的依據也缺少足夠的科學實驗證明，所以客觀來說這種碳水化合物跳躍式變化的飲食方案是否真正可行，更適合哪類人群，以及長期採用碳水循環的安全性還有待證明。

有兩類人不建議採用碳水循環，第一類就是非運動人群，碳水循環並不是單一的飲食方案，而是需要搭配相應的運動，缺乏運動的人進行碳水循環無疑是養成個規律飲食行為習慣。

第二類就是有罹患糖尿病風險的人群，從某些角度來說，碳水循環也算是一種極端飲食，所以即便是健身人群，也建議檢查一下身體健康情況，同時直系親屬中有糖尿病患者的人（遺傳風險），也是不建議採用碳水循環的。

同時，碳水循環和其他流行飲食法有著共同的特點，那就是長期執行會有難度。整體來看碳水循環似乎可以解決「饞碳水」的問題，畢竟不像生酮飲食那麼極端，但執行碳水循環的難度也不小。因為在低碳日你依舊需要減少攝入碳水化合物，在高碳日則需要盡可能多地攝入碳水化合物，最主要的難度來自運動。在實際執行碳水循環的過程中，很多人第三週開始可能出現體重反彈的情況，主要原因是運動量並未達到預期，也有可能是在低碳日或者高碳日飲食攝入量的問題。

本質上來講，執行碳水循環的門檻相當高，需要嚴格地執行飲食計畫，並且依據自身情況及時做出調整。如果你想既減脂又增肌，那麼對於訓練效率（訓練強度、訓練時長、計畫安排）是有一定要求的，這也是為什麼碳水循環的受益者往往都是職業運動員。但即便是職業運動員，當體脂下降到一定程度以後，碳水循環的優勢也會變弱，所以碳水循環的方案很少用於職業運動員備賽後期。長遠來看碳水循環可以當作某個時期一種階段性的嘗試，長期減肥效果可能並不理想。

在碳水循環階段，在低碳日攝入的碳水化合物是較少的，也有採取低碳、中碳的方案，例如第一天低碳200公克，第二天低

碳150公克、第三天低碳50公克這樣的方式，在高碳日攝入的碳水化合物一般在400～500公克，也有人攝入得更多，這取決於個人的體重和糖原儲備量，肌肉量越大，肌糖原儲備也就越多。

脂肪平均攝入在50～60公克，有些人也會選擇攝入MCT。

在低碳日，因為運動量增加以及碳水化合物減少，所以糖質新生會增加，個人建議在低碳日可以適度增加蛋白質攝入量，例如平常訓練日每公斤體重攝入蛋白質1.5公克，低碳日可以增加到每公斤體重2公克。

總之，碳水循環是一種運動時間成本較高的流行飲食法，如果剛開始1～2週明顯感覺這個方式不適合自己，請立即停止。

17.12　低熱量飲食與極低熱量飲食

低熱量飲食和極低熱量飲食可以將其理解為典型的限制熱量飲食，通常低熱量飲食每日攝入的熱量低於基礎代謝，針對的主要是非運動人群。由於運動並沒有為這類人群一天當中的熱量支出有所貢獻，為了製造更大的熱量缺口，就會限制熱量攝入，一般攝入800～1000大卡熱量。

讓我們先來梳理一些概念。極低熱量飲食（或者超低）簡寫為VLCD。根據美國心肺血液研究所（NHLBI）的定義，每天透過飲食攝入的熱量低於800大卡（大卡），就是極低熱量飲食。相比之下，低熱量飲食（LCD）溫和得多，即每日攝入1000～1500大卡的熱量。

本質上來說，這類限制熱量攝入的飲食方案有一個明顯的弊端，即在執行中很難堅持下去，很少有人可以堅持超過1個月。在一些實驗中，極低熱量飲食的放棄機率更大。

正是因為有這種好入門但不好執行的缺陷，許多的低熱量飲食和極低熱量飲食呈現的形式都是搭配各種代餐粉、營養粉。為了簡化流程、增加操作性，通常會由營養師設計一份食譜，所謂的設計只是搭配產品後加入少量熱量低的零食，通常都是蔬菜，一般你能接觸到的低熱量食譜是這樣的。

低熱量食譜

早餐：雞蛋1個，牛奶200毫升，××品牌代餐包1份。

加餐：黃瓜、番茄等蔬菜。

午餐：××品牌代餐包1份，××品牌營養素1份，半個拳頭多的米飯，1份蔬菜（少油），100公克肉。

下午加餐：蘋果1個。

晚餐：××品牌代餐包1份，蔬菜1份。

這類食譜中出現的代餐包基本就是由蛋白粉混合一些膳食纖維做成，有些產品以大豆蛋白、植物蛋白為主，加入一些代糖，名稱上通常叫××肽、××代餐包，還有一些是穀物棒混合了一些蛋白質，作為一種「健康零食」或者代餐。這類產品通常售價較高，並且會搭配一些服務，例如「線上專業營養師諮詢」。實際上這類方式更像是外部動機刺激，以消費和儀式感增強你的執行力，但長期執行還是有一定難度的。

整體來說，現在的低熱量飲食與低碳、生酮飲食很像，只是對熱量攝入控制得更為嚴格，搭配的產品由於是包裝食品，所以熱量是可控的，通常一份熱量在100～300大卡，不會很高。搭配食譜的目的是方便銷售人員銷售，因為這類產品在設計之初，比較看重是否可複製，量化食譜的目的除了可複製之外，最主要的是省去客服人員的培訓成本，即便新手上崗，也可以短時間內掌握產品和食譜的特點。

即便不懂得如何搭配飲食，只要記住一個原則——顧客餓了就讓他吃產品。而這類產品一般會有使用週期，例如一週的量、一個月的量，這種強制限制熱量攝入的方法僅僅考慮到了營養，而忽略了個體的意志力以及人的社交屬性，除非限制一個人的自由，並且採用訂餐制執行，否則低熱量飲食和極低熱量飲食方案很難長期執行。

通俗地總結低熱量飲食或者極低熱量飲食，那就是讓肚子餓著，儘量少吃，不要超過固定的熱量，而且通常這個熱量比基礎

代謝還要低。

　　如果你想嘗試低熱量飲食，首先確保自己是健康的。其次，即便你有鋼鐵般的意志，也不要長期堅持極低熱量飲食，這有可能會導致營養不良。有人在執行低熱量飲食方案的過程中，出現過內分泌失調、患上厭食症的情況，甚至還出現過猝死的案例。

　　對於運動健身人群來說，極低熱量飲食勢必會影響運動的能力，同時也有可能增加肌肉的分解。如果你想要在短時間內減輕體重，在身體健康的前提下可以嘗試這種飲食方案，在堅持不下去的時候，循序漸進地恢復飲食或採用其他飲食方案。但對於職業健美運動員來說，低熱量飲食或者極低熱量飲食往往是他們備賽過程中最後階段所必須經歷的，尤其是當體脂率達到10%以下難以下降時。

　　最後，有一些研究「極低熱量飲食和低熱量飲食」的觀察實驗發現，早期採用極低熱量飲食的人的體重下降更快，但在一年之後，兩種飲食方案並無顯著差別，所以低熱量飲食更適合需要控制體重的人群，也更容易堅持，短期內對訓練和肌肉的影響也不嚴重，也可以更好地保持肌肉。

17.13　輕斷食和一日三餐

　　如果用一句話概括輕斷食，那就是偶爾不吃飯；如果你本來一日吃三餐，那輕斷食就是偶爾不吃兩頓飯。

　　實際上人類歷史上一日三餐並不常見，大部分人真正養成一日三餐的習慣幾乎都發生在現代，理由也很簡單，全球範圍內普遍解決了食物的問題，所以歷史上偶爾的斷食（吃不上飯）還是很常見的。

　　以中國為例，商代人一日兩餐，上午進食稱為大食，下午進食稱為小食，直到宋朝依舊保持一日兩餐，直至明朝，大部分人也都是一日兩餐。一日三餐最早出現在江南等生活較為富裕的地區，這與現代人穩定的一日三餐較為類似。嚴格來說，今天加上各種零食、水果，一日四五餐都有可能。

所以，儘管輕斷食的概念是現代人提出的，但本質上我們的大多數祖先都被動地輕斷食過。依照現代人的飲食、生活習慣，輕斷食的概念被英國人麥可‧莫斯利總結出來。如果說舊石器飲食法是在模仿農耕文明前的祖先，那麼輕斷食則更像模仿農耕文明後的祖先。

輕斷食有很多形式，最常見的就是5＋2輕斷食，就是以一週為單位，一週七天，其中五天正常飲食，其餘的兩天（非連續性）選擇每天只吃一頓飯，差不多攝入熱量500～600大卡。

本質上來講，5＋2輕斷食和前面說的低熱量飲食及極低熱量飲食是類似的，不同的是輕斷食更容易執行，因為一週只執行兩天，並且是不連續的兩天採用低熱量飲食。同時有越來越多的研究（主要是動物實驗）證明，偶爾輕斷食對於健康是有益的。

但在現實執行中需要注意以下問題。

• 儘管很多「科普文章」說，輕斷食適合管不住嘴的人，同時也宣稱平常不用計算熱量、不忌口，但如果你真的這樣做了，偶爾輕斷食對你來說可能只有一個月的有效期。平時飲食的大原則不建議改變，輕斷食絕對不意味著一週當中五天大吃大喝、兩天食不果腹。

• 你還是要控制好自己的食欲，否則很容易造成暴飲暴食，然後挨餓，接著再暴飲暴食，個人不建議有暴食傾向的人採用輕斷食。

• 健身人群可以嘗試偶爾輕斷食，不用擔心肌肉減少，你的肌肉沒那麼容易消失，可以將正常飲食的5天安排為訓練日，輕斷食的2天安排為休息日。

• 在剛開始執行輕斷食時可以從攝入熱量800～1000大卡開始，循序漸進地減少攝入的熱量，給自己一個緩衝期。

• 輕斷食和極低熱量飲食一樣，會出現一系列相關的代餐產品，這類產品僅僅是方便代餐而已，如果感覺吃這類非常規食物沒有飽腹感，那就吃正常的食物，注意控制攝入熱量就好。

• 如果你工作壓力很小，那麼我個人不建議你進行輕斷食，輕斷食比較適合工作節奏較快的人。

• 輕斷食的方式有很多，但本質上就是延長斷食的時間，例如你斷食日的一餐是18點左右開始吃的，第二天恢復飲食的第一餐是9點左右吃的，那麼也就意味著你斷食的時間差不多是15小時。

「規則」減肥法。除了5＋2輕斷食之外，還有18：6輕斷食或者16：8斷食，我更習慣把這種輕斷食方式稱為「規則」減肥法。因為它在執行的階段更像是用一定的規則來限制你，例如18：6輕斷食既像輕斷食，又類似過午不食。在一天24小時中，18小時處於斷食的狀態，如果吃飯，就在6小時內完成。例如12點吃完第一頓飯，那麼在18點之前，可以想吃幾頓就吃幾頓，實際執行中沒有想像的那麼輕鬆，因為在這樣的規則下，你可能吃不了多少東西。

想像一下，胃排空一頓飯大約要4小時，即便在此期間隨便吃，3小時以後餓了再吃一頓，那在6～8小時內，也就能吃2頓正餐，所以本質上是用規則限制了飲食的行為。

一些所謂的食譜，實際上也是利用「規則」來減肥，只要你嚴格按照規則（食譜）來吃，短期內見效還是有可能的，長期可行性不大。例如所謂的GM減肥法，它就是一種食譜，大致方案如下。

第一天：蔬菜日，除了馬鈴薯的其他蔬菜都能吃。

第二天：水果日，除了香蕉的其他水果都能吃。

第三天：蔬菜與水果日，馬鈴薯和香蕉之外的水果都能吃。

第四天：香蕉和牛奶。

第五天：肉類和番茄。

第六天：蔬菜和低脂肉。

第七天：蔬菜和水果。

這可能是我看過最簡約的食譜了，實際上這也是利用規則來減肥，例如在蔬菜日除了馬鈴薯的其他蔬菜可以隨便吃，實際上即便讓你放開吃蔬菜，你也吃不了很多，所以即使嚴格按照食譜去執行，也攝入不了多少熱量；在水果日也是如此，儘管水果的熱量普遍高於蔬菜，但在實際執行階段也吃不下多少。

個人不建議執行這種「規則」減肥法，以GM減肥法為例，即便一個人嚴格按照這樣的飲食方案執行一週，當他恢復飲食行為以後，體重大機率會反彈。

17.14　什麼是欺騙餐

職業運動員在減脂或者控制體重階段，為了達到預期目標，通常飲食是十分嚴苛的，吃的東西幾乎都是清淡的輕加工食品。在減脂的最後階段，甚至只吃水煮食物。這種嚴格的飲食加上高強度的運動（為了製造更大的熱量缺口）讓人難以堅持，有人會在某個階段選擇一餐「隨便」吃，通常是一週選擇1～2餐隨餐吃，這種就稱為欺騙餐，正所謂「一口吃不成胖子」，一兩次適度放縱對整體的體重影響並不大。

從運動心理上來說，偶爾放縱對運動員心理也有好處。從運動生理上來說，長期低熱量飲食加上高強度運動，有可能造成基礎代謝率降低，人體會本能地降低脂肪氧化能力，畢竟人類主要的生理功能還是囤積脂肪，熱量缺口過大會讓人體本能地進入「節能模式」，此時欺騙餐的意義更像是「欺騙大腦」，讓它恢復基礎代謝。

如果你要執行欺騙餐，要確保自己整體的熱量攝入和支出是平衡的。如果以前透過米飯攝入500大卡，現在只是換成了自己不愛吃的麥片，整體熱量算下來並不低，並且高估了自己熱量的消耗。同時在執行欺騙餐之前需要知道一點，執行欺騙餐並不意味著暴飲暴食。

你要詳細了解自己的身體對哪些食物的「敏感度」較高，例如有些人在減脂期間開始低鈉飲食，結果欺騙餐中含有超過平時飲食幾倍的鈉鹽，從而導致身體出現水腫。有些人則在低碳或者生酮飲食的前提下，突然增加升糖指數較高的碳水化合物並且搭配高脂肪飲食，進而產生不適應性反應（例如腸胃不適），並且突然間飲食結構的巨大改變也會引發腹瀉或者便秘。所以在執行欺騙餐時還要注意適度，不要暴飲暴食。

17.15　食物的能量密度

食物的能量密度，指的是食物的熱量與重量的比值，同樣重量的食物，如果它的熱量更高，那麼它的能量密度就越大。

例如，100公克的白麵包的熱量大約是280大卡，而100公克蘋果的熱量大約是52大卡，同樣是100公克，蘋果的能量密度小於白麵包，而100公克的青花菜熱量大約是33大卡，所以青花菜的能量密度又小於蘋果。在上述3種食物中，能量密度最大的是白麵包，能量密度最小的是青花菜。

對於營養師來說，了解食物能量密度是十分必要的，因為食物的攝入量會直接影響飽腹感。我們能看到的幾乎所有健康膳食指南，基本上選擇的食物都是體積大，但是能量密度小的食物，而通常垃圾食品都是體積相對較小，但能量密度較大的食物。

17.16　「舊石器飲食法」帶給我們的反思

作為流行飲食法中的一員，舊石器飲食法被一些健身和減肥人群所追捧。

舊石器飲食法又叫原始飲食法，從名稱上不難看出它主要區別於現代飲食，而現代飲食的特點就是超加工和經過人類馴化。

舊石器飲食法的觀點

舊石器飲食法基本上模仿舊石器時代人類的原始飲食結構，所以不吃穀物，也不會攝入乳製品，因為牛奶是乳牛被人類馴化後產生的，其他被人類馴化的食材諸如花生、豌豆、玉米等也都不攝入，只剩下少量幾個品種的堅果可攝入，舊石器飲食法不會用植物油，只採用動物脂肪烹飪，偶爾攝入一些水果，蜂蜜應該是單醣最主要的來源。

支持舊石器飲食法的人認為，農業文明相較於人類進化史上的狩獵階段太過短暫，人類的基因並沒有本質的改變，同時支持者們認為，人類肥胖、心臟病、高血壓、糖尿病等代謝類疾病在現代爆發，主要歸咎於我們的身體（基因）還無法適應現在的飲食。

舊石器飲食法從某些方面來說分割了狩獵文明時期與農耕文明時期。按照舊石器飲食法的發明人描述，處於石器時代狩獵階段的人身體強壯，沒有高血糖、糖尿病、高血脂等代謝類疾病，內分泌也正常，透過狩獵可以鍛鍊身體，且強度是現代人訓練無法比擬的，而且他們除了吃肉類還會吃野果、種子、堅果、蔬菜，這就是舊石器飲食法的飲食結構。

舊石器飲食法可取之處。從某種程度上來說，現代人出現的肥胖問題以及代謝類疾病、心腦血管疾病的確和大量食用超加工食品有一定關聯，所以如果人們可以透過舊石器飲食法重視超加工食品問題，那麼它還是有可取之處的。

舊石器飲食法有待商榷的地方。人類祖先的飲食結構與生活環境（地理環境）是相關的，例如臨海生活的居民與內陸居住的居民飲食結構肯定是有差異，並且他們的生活並非我們想像的那樣——有穩定的肉類攝入，狩獵對於持有原始工具的人來說並非易事，一些考古學研究發現，人類的祖先只是偶爾可以透過狩獵攝入肉類，平時的飲食中植物類食材占了相當大的比重。

現代人與古代人相比基因突變的機率的確很低，每百萬年只有0.5%，這個數值看上去的確不多，可從基因層面上來講，這已經很大了。例如沒有兩個人是完全一模一樣的，難免存在著各種差異。實際上所有人在基因層面上有99%是相同的，也就說只需0.1%的差別就可以產生人與人之間的差異性，所以每百萬年0.5%的基因突變機率已經很大了。

最後，近現代由於醫療和公共衛生的進步，人類平均壽命得以延長，而古人平均壽命很短，很多人可能還沒有到心臟病、高血壓突發的年紀就已經去世，除非有大量考古學發現證明古人都是在身體健康的情況下死亡的，否則我們無法僅從想像中揣測效仿祖先的飲食更為健康。

17.17　碳水化合物與耐力運動

從供能角度來說，碳水化合物是優質、廉價的能源。人體有

兩個儲存糖原的場所，分別是肝糖原和肌糖原。

　　一般來說，人在安靜、休息狀態時，60%的熱量消耗來自脂肪，35%來自葡萄糖和糖原，2%～5%來自蛋白質。

　　輕度和中度活動時，55%的熱量消耗來自脂肪，40%來自葡萄糖和糖原，2%～5%來自蛋白質。

　　高強度衝刺型運動時，3%的熱量消耗來自脂肪，95%來自葡萄糖和糖原，2%來自蛋白質。

　　高強度耐力型運動時，15%的熱量消耗來自脂肪，70%來自葡萄糖和糖原，5%～8%來自蛋白質。

　　很多健身人群不想讓蛋白質分解，但這是不可能的。人體蛋白質、脂肪、碳水化合物都在供能，蛋白質無論如何都會占一小部分的供能比例，只是這和「掉肌肉」是兩個概念。整體來說蛋白質的合成大於分解，人體就處於蛋白質正平衡狀態。

　　脂肪、蛋白質、碳水化合物供能占比多少取決於人的外部環境，例如在休息狀態下主要由脂肪和碳水化合物供能，脂肪供能會更多一些，以往在講到這個問題的時候，會有學員認為那我待著不動不就是在減肥嗎？其實這是兩個概念，安靜、靜止狀態下基本上是基礎代謝在供能。假定一個人基礎代謝2000大卡，他1分鐘消耗的熱量只有1.4大卡，即便都讓脂肪供能，1公克脂肪分解釋放的能量是9大卡，也就是說休息狀態下需要起碼6分鐘才有可能消耗1公克脂肪。

　　在進行輕中度體力活動，諸如外出步行、短途自行車代步等活動時，碳水化合物（糖原、葡萄糖）供能增加，脂肪的供能減少。當進行高強度爆發力運動的時候，由於肌肉的收縮、做功，以及糖酵解能量系統幾乎都來自碳水化合物（糖原、葡萄糖），如果持續運動，隨著肌糖原消耗的增加，脂肪參與供能的比例增加，蛋白質氧化（分解）的情況增加。

　　碳水化合物對於運動時間較長的耐力運動尤為重要，例如以馬拉松為主的長跑運動，這類運動項目中肌糖原的恢復基本上和運動表現、成績是直接相關，這也是為什麼很多職業長跑運動員更注重休息日，主要目的還是恢復肌糖原和維持肌糖原的水平。

有氧、耐力項目運動員以及愛好者（非糖尿病人群）補充碳水化合物的建議如下。

耐力運動項目的特點是持續時間都比較長，一般都在1小時以上，並且間歇很短或者沒有間歇，以有氧氧化和糖酵解能量系統為主。耐力運動項目有別於針對力量和肌肉的抗阻訓練，健身愛好者不用刻意增加一天的碳水化合物的攝入量，在進行有規律的抗阻訓練之後，適度補充蛋白質、碳水化合物即可。

肌糖原超量恢復

肌糖原超量恢復的原理和健美運動「充碳」以及碳水循環當中在低碳日之後安排高碳日的原理一致。早期這類方法常用於耐力項目的運動員，例如在開始的3～4天攝入較少的碳水化合物，同時增加運動強度，其目的就是消耗肌糖原，然後再採取3～4天的高碳水化合物飲食，平均每公斤體重攝入8～10公克的碳水化合物，同時減少運動量，這種做法被稱為肌糖原超量恢復。

對於耐力運動來說，增加肌糖原的儲備量可以幫助有效提升運動成績。

對於健美運動員來說，體內肌糖原虧空的前提下，短時間內攝入大量碳水化合物並不會囤積脂肪，而會逐漸恢復肌糖原，同時細胞內液增加，肌肉飽滿度也會增加。

肌糖原恢復時間

在一次時間較長的耐力訓練後，即使增加碳水化合物攝入量，肌糖原也很難短時間內恢復到運動前水準。一般來說，增加碳水化合物攝入量也需要至少24小時才可以恢復肌糖原，如果在一次較為筋疲力盡的耐力有氧訓練後，需要1～2天的休息或者低強度的訓練，並且補充碳水化合物才可以讓肌糖原恢復。

通常一次耐力運動後肌糖原大量損耗，所以耐力運動項目整體的碳水化合物攝入量占比很大，高強度有氧運動1小時後肌糖原減少55%，2小時的高強度有氧運動幾乎可以耗盡肝糖原和肌糖原。所以對於運動員來說，肌糖原的恢復與訓練同等重要。一方面運動後補充碳水化合物可以恢復肌糖原，從而支持下次有規律的耐力、有氧訓練；另一方面，之前休息狀態下儲備的糖原是

支持有氧運動的重要能源。

日常飲食。有規律的耐力、有氧訓練一般持續時間都約為60分鐘，如果訓練強度和頻次一般，每天可以依每公斤體重5～7公克攝入碳水化合物。如果訓練強度較大、頻次較高，最大化儲備肌糖原或恢復糖原峰值，每日可依體重每公斤攝入8～10公克碳水化合物。整體來說碳水化合物應占總能量攝入的55%～65%。

運動前4小時左右的飲食如下。在準備一次高效的有氧、耐力訓練前4小時可以依每公斤體重攝入1～4公克的碳水化合物，如果在運動前處於飢餓狀態，或者沒有很好地補充碳水化合物，那麼最好在運動前1小時按照每公斤體重1.2～1.5公克補充碳水化合物，並且儘量選擇能量密度大的食物，例如能量棒或者運動飲料。

運動期間。如果訓練週期較為規律且運動持續時長超過60分鐘，在運動中每小時可以補充30～60公克碳水化合物，以液體或者膠狀物為主，例如大多數高滲壓的運動飲料100毫升，其碳水化合物都在6公克以上，運動員可以在運動期間慢慢服用。再補充一句，想減脂的話，運動期間就不要攝入碳水化合物，甚至不應該喝任何含糖飲料。

運動後。耐力項目運動後為了更好地促進肌糖原恢復，可在運動後30分鐘左右（體溫回到常溫），按照每公斤體重1.5公克攝入碳水化合物。

該不該選擇果糖

是否應該在耐力訓練前補充果糖？實際上這個話題曾經引發過爭論。由於果糖在腸道中吸收速度比葡萄糖慢（要先經過肝臟），引起胰島素波動也很小，一些研究認為這種吸收較慢的特點對運動時間較長的運動可能會有益處。

研究結論並未支持這一假設，並且一些受試者增加果糖攝入後還會出現腸胃不適、滲透性腹瀉等情況。本質上來說，果糖必須經過肝臟才能轉化成葡萄糖這一機制也限制了果糖無法像葡萄糖那樣快速供能。但是有研究表明，葡萄糖和果糖混合攝入，會增加碳水化合物的氧化速率，並且可以減少腸胃不適的問題，但如果本身攝入果糖就腹瀉，建議可以將葡萄糖混合其他碳水化合物一起補充，因為混合碳水化合物的補充效果要優於單一碳水化合物補充效果。

有氧、耐力運動前多久補充碳水化合物

有關碳水化合物補充時間，一般建議在運動前1小時補充。

值得注意的是，不管是運動員還是有氧、耐力訓練的愛好者都應該要注意反應性低血糖，這是血糖迅速提升，胰島素到達峰值以後，胰島素過剩引發的低血糖，在運動中表現為過早出現神經疲勞。同時有研究表明，長時間耐力運動前30分鐘攝入大量碳水化合物對運動表現沒有提升作用反而會使運動表現不佳，並且肌糖原的儲備也會提前消耗殆盡，這很有可能是反應性低血糖導致的。

17.18 糖原消耗和運動

肌糖原對於耐力運動是十分重要的，一些「去糖化」觀念容易讓人們忽略碳水化合物的重要性，例如生酮飲食以及低碳飲食都是最大限度地減少攝入碳水化合物，「碳水循環」也是利用了肌糖原的虧空和超量恢復原理。

關於碳水化合物，我總結了以下幾個知識點。

- 從某些角度來說，碳水化合物的確不是必需的，目前來說營養學中並沒有必需碳水化合物的概念，所以你即便不攝入碳水化合物，人類可以透過轉化其他非糖類物質以獲取「醣」。

- 我們的身體有兩個儲備醣的「倉庫」，肝糖原調節血糖平衡，而肌糖原主要儲備能量用於運動或者高強度體力活動。

- 從人類大規模農業化種植開始，才有了大規模食用碳水化合物的飲食習慣，而這在人類進化史上占的比重很小。

- 人類開始大規模食用超加工碳水化合物，也僅是近100年的事，碳水化合物也正是從這個階段開始變得廉價和「危險」。

- 儘管西元1858年克洛德・貝爾納從肝臟和肌肉之中分離出了碳水化合物，但人們並不知道糖原儲備能力和耐力運動表現之間的關係，一直到1967年前後才發現它們之間的關聯。例如Bergstrom和Hultman的一系列相關研究發現，訓練後攝入葡萄糖有助於肌糖原的恢復，同時肌肉中的糖原是支撐耐力訓練的主要能源。

- 當肌糖原儲備減少時，人體的基礎代謝就會產生變化，糖

原消耗增加，胺基酸（糖質新生）和脂肪酸的氧化就要增加，這個時候運動能力就會受到影響，這類研究主要是集中在1995年前後。

- 在糖原儲備較少，或者消耗殆盡的狀態下繼續進行鍛鍊，脂肪的氧化就會增加，因為身體並沒有其他能源可以消耗，脂肪是最大的能源庫存。於是在2002年前後，有研究人員開了一個「腦洞」，讓一些耐力運動員保持幾週在糖原儲備較少的情況下訓練，讓身體適應脂肪供能，然後再恢復糖原儲備（與碳水循環和糖原超量恢復原理類似），從而達到長時間耐力項目中節約糖原的目的（因為脂肪的氧化供能增加了），也就是所謂的低碳狀態下備賽、高碳狀態下比賽。最終研究結果表明，對於一些最大攝氧量需求低於70%的項目是有用的，例如馬拉松、越野跑、鐵人三項等，但對於一些最大攝氧量高於70%的項目似乎沒有幫助，例如10公里跑、自行車公里計時賽（40公里）等。

- 目前沒有發現在糖原耗盡的情況下進行阻力訓練會有什麼好處。順著這個思路想一下前面所講的碳水循環，低碳日由於糖原不足，脂肪氧化增加了一種脂肪氧化的酶（PPAR-a），從而加強脂肪酸的利用，脂肪酸氧化過程中的副產物啟動了PPAR-a，同時PPAR-a增加了脂肪的供能。而在高碳日恢復碳水化合物攝入以後，隨著糖原儲備增加，訓練內容也傾向於抗阻力量訓練，脂肪酸氧化減少，PPAR-a也隨之降低，理論上可以「既增肌又減脂」，但在執行過程中一部分人完成得並不理想，個人認為這種適應性是存在一定個體差異的，前面已經說過，在此不贅述。

- 通常所謂的「低碳備賽，高碳比賽」出現在耐力訓練的項目中，一些職業運動員通常會在賽前做一些適應性的低碳訓練，短時間內就可以將糖原儲備耗盡（這裡的短時間指的是2～4個小時），訓練內容通常包括耐力訓練和一些間歇較短的爆發力訓練。但需要聲明一點，職業運動員配備的訓練師和營養師是相互溝通的，他們十分清楚這種適應性訓練是否會影響運動員本身的表現，如果運動員做低碳訓練會延長疲勞期，那麼他們也不會生搬硬套地進行這種訓練。

17.19 訓練後應該怎麼吃

在17.18節當中，針對有氧、耐力型運動給出了一些碳水化合物方面的建議，這類運動項目的特點是運動時間較長、間歇較短。但同時也有相當一部分人以力量訓練和健美訓練為主，整體來說就是阻力訓練，這一類運動的特點是有一定間歇，並且以磷酸原能量系統和糖酵解能量系統為主，訓練的目的是最大化抗阻力，鍛鍊爆發力，增加肌肉（肥大）。

與有氧、耐力訓練不同，以力量為主的抗阻訓練對於碳水化合物的要求並不高，甚至有研究發現單獨一次抗阻訓練後補充大量碳水化合物，結果蛋白質總體平衡為負。相比而言，混合蛋白質和碳水化合物或者單獨用蛋白質或單獨用胺基酸補充，對訓練後的蛋白質平衡都有正向作用。

目前的研究對於訓練後以什麼比例補充蛋白質（胺基酸）和碳水化合物最合適並沒有統一的結論，甚至關於補充時間也沒有統一的建議。有研究表明訓練後即可補充20公克蛋白質（透過蛋白粉），儘管肌蛋白的合成速率有所提升，但與補充時間並沒有關係。同時一些實驗證明訓練後1小時、2小時、3小時後補充蛋白質或者蛋白質和碳水化合物的混合物對蛋白質的平衡有幫助。

在進行阻力訓練後的營養補充方面，我建議注意以下幾點。

• 不要只關注訓練後的營養，應該關注自己整體的營養，甚至不用刻意關注某一天，以週為單位來看待飲食結構。

• 如果你習慣運動後馬上補充食物，那麼起碼要等到心率、體溫恢復到訓練前的水準，並且神經系統不像運動時那麼活躍了以後再補充（也就是比較平靜、不亢奮），因為在運動過程中血液循環不會主要為消化系統提供服務，很多人運動後過早進食容易腹瀉、腹痛、腸胃不適，部分原因就是此時消化系統功能較弱。

• 整體營養（蛋白質、碳水化合物、脂肪）的攝入量要和運動強度以及運動類型放在一起考慮（訓練計畫），例如力量訓練以後增加了耐力、有氧項目，則會消耗更多的肌糖原，時間較長的話則會延長肌糖原的消耗，這時可以考慮增加部分碳水化合物

或者蛋白質的攝入量。當然，對於健身愛好者來說前提是客觀評價自己的訓練強度，不要高估。

• 對於健身新手來說，剛開始運動的時候可以增加部分蛋白質的攝入量。有研究顯示，開始階段增加蛋白質的攝入量可以幫助蛋白質的正平衡，差不多在一個月以後人體逐漸適應，這種獲益就會消失。

17.20　早上空腹運動對減肥更有幫助嗎

嚴格意義上來說，禁食6小時以上就是空腹，有部分觀點認為早上空腹有氧運動對減肥的幫助更大，因為人體血糖較低的同時糖原儲備經過一夜也消耗了一部分，這個時候進行有氧運動會更多地分解儲存的脂肪。

早上空腹有氧運動的確會增加燃脂率，但做力量訓練或者耐力訓練的結果一樣，甚至空腹或者不空腹對於燃脂率似乎沒有影響，差別僅僅在於是否攝入碳水化合物，或者是否選擇一些低GI的食物，所以整體看來似乎只要不引起胰島素的波動，空腹有氧運動對於減脂還是有幫助的，注意進食時可以選擇低GI的食物。

另外，有個有趣的現象，有些人沒有時間在空腹的狀態下做有氧運動，於是選擇不吃早餐去工作，結果發現對減肥並沒有幫助。實際上類似這樣的行為只是做到了空腹，並沒有達到運動的標準，頂多是增加了活動量，所以不論是你做有氧訓練，還是力量訓練，都應將其當作一次正常的訓練，保證起碼的訓練強度和時長。

空腹有氧運動往往是健美運動員備賽使用的減脂方法之一，在得知比賽日期以後，健美運動員就會進入備賽期，為了減少皮下脂肪，除了控制熱量的攝入之外，還要透過運動增加熱量的支出，創造更大的熱量缺口，而這部分熱量缺口在理想狀態下最大限度地透過分解皮下脂肪完成。他們通常選擇兩個做有氧運動的時間，一個是早上，另一個是做完阻力訓練之後，儘管缺乏足夠多的證據證明這是最佳的「燃脂黃金時間」（有文章稱這兩個時

間是燃脂黃金時間），實際上目前的證據顯示，這只是理論上可行，同時對減肥沒有不好的影響。

如果你想做空腹有氧運動，請先閱讀完下面的內容。

第一，如果想執行空腹有氧運動，應先確保自己身體健康、作息規律。空腹有氧運動並不是必須一定在早上，晚上沒吃飯去鍛鍊，也叫空腹有氧運動。

第二，目前來看，空腹與否並不影響燃脂率，只需在飲食結構上注意減少碳水化合物的攝入量，或者攝入低GI的食物，只吃蛋白質對減脂效率是沒有影響的。

第三，空腹有氧運動對於減脂的效果取決於運動的強度、時長，同時取決於一整天的熱量攝入。

第四，前面講到碳水循環時，在範例中提到了高碳日空腹訓練，在訓練後增加碳水化合物的補充可以有效幫助肌糖原恢復，這點在空腹有氧運動中同樣適用。

第五，對於健美運動員來說，一般備賽減脂週期最長也就是三個月。目前缺乏對空腹有氧運動長時間的有效觀察實驗，依據人體的適應性，空腹有氧運動增加燃脂率只在短時間內有效，當人體逐漸適應以後這種有效性就會減弱，所以空腹有氧運動可以偶爾為之，如果形成一定規律，那麼人體就會逐漸產生適應性。

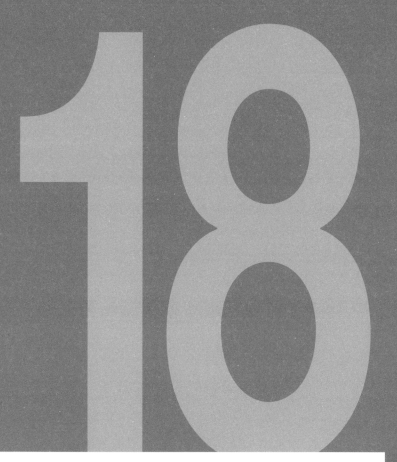

運動增補劑

運動增補劑簡稱補劑，它對於運動健身愛好者來說是一種特殊的存在。很多人認為它有「加速」的作用，實際上這種感覺大部分源於廣告宣傳，在補劑行業中，存在誇大宣傳的現象。你是否需要運動增補劑，該如何選擇？在這一章，我將為你解答。

整體來說補劑、營養品、保健品乃至於這類產品的宣傳銷售方式都受國外影響。補劑在進入中國初期，虛假宣傳十分普遍，例如人們把一種高熱量的碳水化合物混合蛋白質的產品稱為「增肌粉」，這名字是最早將補劑引入中國的一批進口商起的。當時中國當地的廣告法尚不完善，導致這種明顯帶有誤導性的名稱成了「約定俗成」的叫法。不僅是名稱，很多廣告也帶有明顯的欺騙性，給健身愛好者的感覺就是吃補劑可以快速增肌，而不吃補劑進步則會緩慢，這樣的廣告宣傳甚至到今天都存在。

18.1　如何知道一個補劑是有效的

由於補劑和藥品有著明確的界限，所以補劑的研究基本圍繞兩點。

第一，運動代謝中起到輔助作用的因子。

第二，某些營養素的代謝中間產物、衍生物，或者在某些反應中起到刺激劑作用的營養素、化合物。

中國與補劑相關的標準是GB24154—2015，是由康比特牽頭制定的。實際上中國在補劑監管上相當嚴格，一些未知的成分是絕對不允許添加進去的，因為要符合GB24154—2015，並且允許添加的成分只有那麼多。

健身愛好者往往關心的是吃了哪個東西能有什麼作用，但是他們獲取的資訊基本來自產品廣告，而產品廣告是品牌方做的，你看到的只是宣傳文案，當中有尚不明確或誇大宣傳的成分。

補劑廠商經常會把一些階段性的研究或僅是理論上的新發現用於補劑，直接將其商品化，例如一類選擇性雄激素受體調節劑（SARMs）還在研究階段，在補劑市場上就已經出現了SARMs類的產品。

沒有什麼比縝密的科學實驗更能夠客觀地評估一個補劑，所以一個補劑是否真的有品牌方宣稱的作用，不能只看廣告文案。

體外試驗。在研究某個化合物時，有了理論依據以後，初級的研究就是體外試驗，但是體外試驗存在著很多不確定性，例如

大部分維生素在體外試驗中都表現出優秀的抗氧化性，一些廠商就利用這種研究結果將維生素誇大成了「萬能藥」。實際上在動物實驗或者人體內代謝環境中得到的研究結果往往不盡如人意，所以體外試驗只能提供部分依據。

動物實驗。動物實驗是不可缺少的一個環節，因為在不確定某種物質在生命體內可能發生什麼情況時，透過動物實驗往往可以得到一些初步結論，但透過動物實驗得出的結論依舊無法直接用在人體上，因為人與動物在生理和代謝上存在著差異。

人體實驗。人體實驗往往可以客觀評估一個補劑的有效性，但需要額外關注以下幾點。實際上這些都屬於限制因素，也就是影響實驗結論的干擾因素。

• 受試者的年齡。所謂受試者，就是接受實驗的人，不同年齡人的身體生理素質、代謝能力、運動能力和激素數值存在著明顯差異，例如針對老年人的補劑，未必適用於年輕人。

• 受試者的性別。從生理結構上來看，男女之間運動能力對營養素的需求存在著差異，針對男性和女性的研究有助於讓消費者差異化補充某種營養素，例如某補劑能提高雄激素水平，但是女性並不具備男性生殖器官，產生雄激素的機制也有區別，所以針對男性和女性的研究方向也應當有差別。

• 受試者訓練程度。具有不同訓練經驗的受試者的實驗結果往往也存在差異。簡單來說，沒有任何訓練經驗的人服用某種補劑，與有一定訓練基礎的人服用某種補劑，效果可能大不一樣，有研究結果顯示，有的補劑對新手有效，但在老手或者職業運動員身上則沒有任何作用。

即便受試者有一定訓練經驗，也要考慮其訓練背景。例如關於某個補劑的實驗中，受試者是退役的自行車運動員，實驗測試中運動時長和強度（最大攝氧量）都非一般運動愛好者可以達到的程度，這樣的實驗結論即便可重複，也無法直接運用到普通人身上，更無法直接證明這個補劑是有效的，頂多可以當作一個新的發現或者思路。

• 受試者的營養狀況。設計嚴謹的實驗，應該收集受試者的

營養狀況資料，對於其營養情況應該有一個評估，起碼要達到基準線（及格線），這樣會大大減少實驗可能出現的誤差。同樣一些缺乏某種營養素的人群，因為服用某種營養素以後獲益的結論也無法直接用在健康人群身上。

- 受試者的健康情況。簡單來說，從患病人群或者在服用其他藥物的人群身上得到的實驗結果，無法直接應用於健康人群。例如在一些針對減肥人群的實驗中，受試者除了服用左旋肉鹼之外，還服用其他控制體重的藥物，顯然這樣得出的結論無法直接證明左旋肉鹼對減肥起到了作用。

18.2　隨機分配、雙盲實驗

不管你是否看過實驗論文，肯定都接觸過兩個名詞：隨機分配和雙盲實驗。

例如我們想要了解補劑A是否具有減肥作用，然後發起了一個招募活動，一共招募30人。

為了減少實驗中的誤差，統一規定受試者為20～30歲，男性和女性各占一半，BMI在$24kg/m^2$～$28kg/m^2$。

實驗週期為28天，每位受試者接受統一的營養干預以及運動干預，也就是每個人的飲食營養和運動強度都是一樣的，這樣做也是為了減少實驗誤差。

然後將隨機分配給每個受試者補劑A，以及安慰劑。安慰劑你可以理解為無效成分，例如澱粉球，但是安慰劑的形狀、外觀與補劑A一樣。

補劑A和安慰劑的分配比例各為50%，在這樣的前提下，除了實驗設計人員（第三方）清楚分配情況，受試者不清楚自己拿到的是補劑A還是安慰劑，因為是隨機分配，這種實驗設計通常被稱為雙盲實驗。雙盲實驗可用於動物實驗，也可用於人體實驗，主要是為了減少對受試者的心理干擾，也就是排除安慰劑效應。

實驗的測量工具、方法也要具備可重複性並且客觀有效，例如在進行上述實驗時，如果測量結果是透過使用生物電阻分析法

的機器得出的，顯然實驗結果的客觀性受到影響，因為在這種測量方式下干擾因素太多，前面講過，在此不贅述。

那麼如何得出結論呢？需要進行統計，如果結論在統計學上具備意義，那麼則證明這並非偶然發生的，而是具有一定普遍性的。再用上面的補劑A舉個例子，如果結果不具備統計學意義，只有一個人服用後減重明顯，那麼顯然無法得出補劑A有減肥功效的結論，儘管他可能真的服用後有作用，但沒有普遍性。

有研究發表和百分百確定結論是兩個概念，有可能暫時被確定，以後被證偽。一般來說，高級別期刊或者同行業內知名度較高的期刊發表的研究品質較高，但這也無法百分百確定結論，因為科學無絕對。所以，並不是有文獻支持，結論就一定是對的，相反很多研究結論並不具備普遍性。所以一個研究結果發表就意味著其要接受同行的審核，即其他研究人員在同樣的條件下可以重複得到結果，對於無法被複製的研究結果我們只能存疑。

什麼是安慰劑效應？

在選擇和服用補劑時，很多文章會將某個補劑稱為安慰劑。

本意上來說，如果某個產品被稱為安慰劑，那麼它基本上不具備實際的作用，如果你覺得有用，那麼更有可能是心理暗示。安慰劑效應是個很有趣的現象，有些人很容易產生安慰劑效應，也就是服用安慰劑以後儘管沒有實際作用，但他覺得起到了一些作用。

在藥品研發的過程當中就要注意安慰劑效應，如果你詳細看藥品說明書就不難發現，在所有藥品正式批准上市之前都會做隨機雙盲實驗，就是把「真藥」和不含有效成分的「假藥」在外包裝看不出任何差異的情況下，隨機發放給受試者，如果效果在統計學上並無差異，那麼這個藥的「有效成分」可能不具備治療作用，當然也無法被批准上市。

商品顏色、包裝設計、廣告文案都會增強安慰劑效應。

18.3 蛋白粉的問題基本都在這裡

蛋白粉是運動人群常用的補劑，它的衍生品包括各種蛋白質飲料、蛋白棒、能量棒（蛋白質＋碳水化合物原料）等。

食用蛋白粉的作用就是補充蛋白質，優勢在於服用方便，兌水沖調、攪拌搖勻以後即可飲用。通常一份（一匙）蛋白粉的蛋白質含量在20公克左右，這相當於100公克肉的蛋白質含量。

購買蛋白粉時，有些品牌方會把胺基酸含量也標注在外包裝上，這相當於蛋白粉的「含金量」，有些品牌的蛋白粉會在外包裝上標注支鏈胺基酸（BCAA）含量，但請注意不論標注哪種成分，要明確看仔細，很多人會以為上面的BCAA含量指的是產品額外添加的胺基酸，實際上大部分廠商標注的是一份蛋白粉（一匙產品）中胺基酸的含量，也就是被人體吸收以後的胺基酸量。如果額外添加了胺基酸，會在成分表中體現。

蛋白粉必須訓練後喝嗎

訓練後人體的消化系統能力是偏弱的，因為剛訓練完血液循環主要集中在充血部位，所以訓練後不適合馬上進食。一些人認為訓練後半小時是蛋白粉的最佳飲用時間。實際上這種說法是缺少足夠科學證明的，並且是存在爭議的。只能說訓練後如果你想要馬上補充蛋白質，那麼蛋白粉是一個不錯的選擇，因為蛋白粉的另一個特點是容易吸收，給腸胃造成的負擔不會太大，這也是為什麼做完消化系統手術的病人會選擇飲用蛋白粉。

但這並不意味著訓練後馬上補充蛋白質就會獲得更好的合成代謝效果，食物的吸收和營養的利用是兩個概念。例如蛋白質的吸收指的就是蛋白質在體內經過酶分解成胺基酸的過程，因為胺基酸進入血液循環後再合成蛋白質或者組織蛋白（肌肉）是一個漫長的過程，訓練後30分鐘、1小時、2小時內補充蛋白質並無本質區別，對於增肌也不存在決定性影響。

所以目前的結論是：蛋白粉可以在訓練後喝，但不是必須的，如果選擇在訓練後喝蛋白粉，需等到心率、體溫恢復或者基本接近訓練前水準後。

喝蛋白粉只是補充蛋白質的途徑之一，蛋白粉方便攜帶、易補充，相比起等

量蛋白質的肉來說性價比高，並無特殊之處。訓練後即便不喝蛋白粉，也可以選擇吃一餐富含蛋白質的食物。

應該什麼時候喝蛋白粉

喝蛋白粉只是補充蛋白質的途徑之一，特點是食用方便，並且相對來說容易吸收。因此，當透過進食攝入蛋白質的量遠遠不夠時，就可以飲用蛋白粉來補充部分蛋白質，相比起所謂的「最佳飲用時間」，補充夠自己所需的蛋白質更為重要。

睡前需要喝蛋白粉嗎

很多人會在睡前食用酪蛋白粉，因為一些銷售廣告上說「人體的合成代謝基本上都在你休息的時候，這時人體需要大量的蛋白質來修復肌肉，所以這個時候你需要蛋白質」，那麼為什麼要選擇酪蛋白呢？按照一些廣告的說法是——酪蛋白是可以持續吸收，緩慢釋放胺基酸的。這看上去似乎很有道理，可實際上這僅僅是一種宣傳話術，例如人體恢復機能、修復肌肉的確主要在休息時，但這並不意味著你當時體內就缺少蛋白質，或者在睡前需要額外補充酪蛋白。在非睡眠時間你攝入的任何一種蛋白質最終都會分解成胺基酸進入血液，所以在你休息時身體的胺基酸並不是虧空的。酪蛋白也並沒有什麼特殊的，只是被強行打造成了一種可以睡前喝的蛋白粉。當然，如果您本身蛋白質沒有攝入夠，睡前又喜歡喝點東西，那麼可以把酪蛋白當作一種不錯的選擇。

喝蛋白粉傷腎嗎

喝蛋白粉傷腎是傳播得比較廣的一類謠言，喝蛋白粉本身對腎臟沒有任何影響，身體會像處理所有蛋白質一樣處理蛋白粉。而製作蛋白粉的原料也是奶粉的原料，如果蛋白粉對腎臟有影響，那麼配方奶粉也會對新生兒、嬰幼兒的腎臟造成影響。

如果本身在腎臟方面有問題的人，就不適合高蛋白飲食，也就是說不光不宜喝蛋白粉，透過食物攝入的蛋白質也要控制。一般來說，腎臟有損傷又增加蛋白質攝入，那麼血液中的蛋白質就有可能進入原尿當中，然後在腎小管重新吸收，長此以往就會讓腎小管處於一種「高壓」的工作（代謝）狀態，從而影響腎臟。

所以，喝蛋白粉本身不會傷腎，但在準備健身增加蛋白質攝入時，需要確認腎臟是健康的，同時按照訓練強度和運動能力客觀評價自己的蛋白質需求。健身愛好者每公斤體重攝入1.5公克蛋白質就足夠了。

喝完蛋白粉的杯子第二天不臭，所以蛋白粉是假的嗎

這是早期網上所謂鑑別蛋白粉真偽的方法，除了聞杯子是否存在隔夜臭外，還有用開水燙看是否結塊，以及直觀地看粉質是否細膩，而這些方法可信賴嗎？

網傳杯子隔夜臭的原理是「隔夜的蛋白質會變質發臭」。

在說這個問題之前，一定要聲明，使用完杯子以後要記得清洗，請保持這樣的衛生習慣。

喝完蛋白粉後，杯子內的殘留蛋白質量極少，所謂蛋白粉發臭，實際上是變質（有細菌增加），這和溫度、濕度、環境中的微生物菌等有很大的關係。同時並不是發霉變質後都會發臭，並且蛋白粉除了蛋白質原料之外還有其他添加物，例如代糖、消化酶、穩定劑、乳化劑等，各種口味的香料也會直接影響氣味，所以這種方法僅是一種臆想的鑑別方法，不具備科學性。

再說用開水沖蛋白粉的檢測法，所謂的原理是「蛋白粉預熱以後變性，所以用開水沖不開，粉會直接結塊」。

實際上蛋白粉遇熱的確會變性，不光蛋白粉，生活中我們遇見的很多蛋白質食物遇熱都會變性，例如生雞蛋呈流質狀，遇熱以後蛋白質結構產生變化變成固體，這就是變性。對於蛋白粉來說遇熱變性也是正常的，但這並不表現為粉質沖不開。不同品牌的原料性狀本身就有差異，所以這種鑑別方法無任何科學性，即便用開水沖麵粉也會出現「結塊」的情況，但我們都知道麵粉的成分主要是碳水化合物，而不是蛋白質。

還有一種說法認為開水沖蛋白粉，蛋白質變性以後蛋白粉就沒有用了，事實並非如此，只是幾乎所有蛋白粉原料熱溶性都較差（也有熱穩定的原料），低溫下溶解性更好，所以用開水沖會影響口感，並且蛋白粉配方中還可能有消化酶、香料等，這些在高溫下穩定性較差，也會影響口味。如果蛋白粉中加入了阿斯巴甜，它是不能用熱水沖服的。

網上會有一些所謂的專業人士用感官判斷的方法來鑑別蛋白粉的優劣，這種「乳製品品鑑師」的確存在，但這是一個門檻很高的職業，同時他們也需要依據儀器檢測結果來綜合評判，普通人無法透過肉眼判斷蛋白粉的優劣。

蛋白粉原料有很多品牌，我們在採購時，通常會要求廠商提供規格書，規格書上體現了產品的基礎資訊，例如顏色、水分、pH值、儲存條件、賞味期限、過敏原、原料、營養成分等，而它是否能與其他品牌的配料調出理想的蛋白粉產

品，則需要在實驗室做配方研發，配料的差異化導致不同品牌的蛋白粉外觀、性狀上的差異。

普通消費者如果想判斷蛋白粉真偽，有兩種方法可供參考。

• 確定購買管道。如果蛋白粉是進口的，那麼必須貼有中文標籤（保稅區和跨境購除外），同時也必須有相應的食品檢疫證明以及衛生證書，這些都可以向商家索取。

• 直接拿去第三方送檢。沒有什麼比拿著商品送檢第三方更為直觀，並且送檢的費用也不會很高。

植物蛋白粉不如動物蛋白粉嗎

植物蛋白粉的原料通常是黃豆或者其他豆類、植物原料的混合，通常我們會認為植物蛋白的利用率不如動物蛋白，因為它缺少一種或者幾種必需胺基酸，或者必需胺基酸含量低。

但是在現在的食品工藝下並不會出現這樣的問題，由於粉質萃取工藝的進步，植物蛋白粉的吸收率很高，同時原料廠商在原料選擇上也會將胺基酸補齊，植物蛋白的利用率已經接近動物蛋白。消費者選擇時依據個人習慣就好，例如有些素食者可以選擇植物蛋白粉來補充膳食中的蛋白質，對於乳糖不耐人群來說植物蛋白粉也是個不錯的選擇。

蛋白粉是否可以增強免疫力

如果你長期缺乏蛋白質，會影響免疫力，這個時候透過任何形式攝入蛋白質都能改善免疫力，但如果你本身不缺少蛋白質，那麼喝蛋白粉對免疫力的提升沒有什麼大的幫助。

給父母買點蛋白粉行不行

給父母買一些營養品盡孝，這樣的想法是好的，但是要考慮父母是否真的缺少蛋白質，如果不缺少蛋白質，長期超量攝入蛋白質對健康沒有任何好處。

同時父母一般沒有飲奶的習慣，如果有乳糖不耐，那麼喝蛋白粉並不利於他們的健康。

喝蛋白粉後拉肚子該怎麼辦

喝蛋白粉後腹瀉或者腸胃不適，常見的原因就是乳糖不耐。通常乳糖不耐

人群最好的方式是不喝任何乳製品，也就是說可以不選擇蛋白粉作為補充蛋白質的途徑，如果非要選擇蛋白粉，可以考慮那些標注低乳糖或者零乳糖的產品，有些添加蛋白質分解酶的產品也可以。但是由於大部分蛋白粉都是進口的，運輸過程中的溫度和濕度難以控制，導致部分配方的分解酶可能失效，這就容易造成有時候喝不會腹瀉，有時候喝則會腹瀉。另外，分離乳清蛋白粉也是一個不錯的選擇，通常分離乳清乳糖含量更低，但無法保證每次喝都不會引起腹瀉。

還有一些人喝蛋白粉後拉肚子並不是乳糖不耐引起的，原因可能有訓練後馬上空腹喝蛋白粉，或者本身沒有吃冷食的習慣，結果喝仍溫沖調的蛋白粉刺激了腸胃。

原料粉可以直接喝嗎

原料粉通常一袋是20公斤，加工企業對於原料的倉儲和衛生是有要求的，一般消費者通常無法達到蛋白粉原料的儲存條件，直接食用原料粉是無法保證食用安全的。

喝蛋白粉長痘怎麼辦

一些人攝入乳製品會爆痘，有些在補充維生素B群後情況有所緩解。對於有些人來說，喝乳製品和長痤瘡是有一定關聯的，乳製品外包裝上一般有過敏原提醒，所以如果喝蛋白粉長痘（痤瘡），那最好不喝。

18.4 幾種常見的蛋白粉種類和衍生品

乳清濃縮蛋白。乳清蛋白的原料通常為WPC80，前面的WPC是英文Whey Protein Concentrate的首字母縮寫，直譯為乳清濃縮蛋白，後面的80則代表蛋白質含量，也就是每100公克的蛋白質含量≤80公克。

乳清濃縮蛋白通常是各種乳製品的添加劑，例如奶粉、調製乳或者冰淇淋，只是不同品牌的產品性狀不一樣，有的黏稠，有的寡淡，有的泡沫多等，大型原料製造商通常會根據不同的使用場景研發不同的原料。

大部分蛋白粉原料都是用牛奶製作的，當然理論上其他奶也可以做成蛋白粉，只是相對來說牛奶的生產比較穩定成熟。

乳清蛋白是乳製品加工過程中的副產物，例如在乳製品加工過程中加入發酵酶，牛奶會變成優酪乳，然後固體乳再沉降變成乳酪，這時有一層像水一樣的液體滲出，這就是乳清液，將它分離、濾清、然後不斷乾燥、噴霧之後得到的就是乳清蛋白粉。一般來說，過濾程度不同，乳清蛋白的蛋白質含量也不同，一般為30%～80%。有些固體乳酸奶打開後上面的那層液體就是乳清液。

實際上牛乳加工過程中會出現很多產物，例如奶油、脫脂牛奶、優酪乳、乳酪、酪蛋白粉、乳清蛋白粉、牛奶蛋白、分離乳清。也正是如此，中國大部分乳清蛋白原料需要進口，這並不是因為它的工藝多麼複雜，而是因為中國對於乳製品的附屬品消費，例如乳酪、奶油等並沒有歐美國家那麼多，所以單純為了乳清蛋白就建個生產線不如直接買原料划算。

乳清分離蛋白。乳清分離蛋白通常縮寫為WPI，製作工藝通常是在乳清的基礎上進一步分離（離子交互，去除更多雜質），所以分離乳清所含的蛋白質含量更高，通常每100公克蛋白質原料的蛋白質含量≤90公克，分離乳清的原料也比乳清蛋白的原料貴很多。

乳清濃縮蛋白和分離乳清蛋白實際上並無太大差異，從胺基酸價值上來說，分離乳清蛋白更高一些，但一份乳清濃縮蛋白和分離乳清蛋白的胺基酸價值差，也超不過一個雞蛋，分離乳清蛋白相對來說價格更高昂一些，很多消費者會關注原料的蛋白質含量，可實際上平均每一匙的差異也不大，有的消費者選擇蛋白粉會把口味放在第一位。

緩釋蛋白

補劑品牌在設計產品的時候，會考慮存貨單位（SKU），你可以理解為同一類產品，但是增加不同賣點，例如某品牌的蛋白粉，如果產品有乳清蛋白、分離乳清、緩釋蛋白，那麼這就是3個SKU。所謂的緩釋蛋白指的是可以持續吸收的蛋白質，配方一般是混合的多種蛋白粉原料，例如乳清濃縮蛋白＋乳清分離蛋白＋酪蛋白，這裡與緩釋一詞「匹配」的主要是酪蛋白，因為它是一種吸收較慢的蛋白質，其實就是在體內分解成胺基酸的速度較慢，所以當不同蛋白質原料混合以後得到的蛋白質也就持續釋放，這就變成了緩釋蛋白（或者叫矩陣配方）。與其他蛋白粉相比，它更多的創新在於增加了產品的種類，對於健身愛好者來說選擇分離乳清蛋白、乳清蛋白或者緩釋蛋白並無太大的差異。

蛋白膠、能量膠

這類產品通常是由蛋白質原料、水、葡萄糖等碳水化合物原料和黃原膠、鹿角菜膠等食品添加劑構成，多為馬拉松運動員以及長途騎行愛好者使用，能量密度較大，攜帶方便，吃起來類似果凍。

蛋白棒、能量棒、穀物棒

這類產品屬於蛋白粉的衍生物，增加了蛋白粉產品的品類以及使用場景，通常蛋白棒的蛋白粉含量為其體積的30%，同時包含碳水化合物、膳食纖維和一定比例的脂肪酸，有點兒像零食，飽腹感較強。

能量棒、穀物棒通常含有蛋白質，平均蛋白質含量在10%左右，比蛋白棒熱量更高，與能量膠類似，適合進行時間較長的運動的人員食用。例如士力架就是典型的能量棒，100公克士力架的熱量約為500大卡。

增肌粉

增肌粉本質上就是複合蛋白質固體飲料，屬於蛋白粉的一種，通常是蛋白粉原料＋碳水化合物原料＋脂肪原料。增肌粉只是一種約定俗成的稱謂，其並不會讓你加速增肌，相反一份增肌粉的熱量較高，容易使你長胖。

增肌粉和蛋白粉有什麼區別

蛋白粉主要用於補充蛋白質，如果把攝入蛋白粉比喻成吃肉，那麼攝入增肌粉則相當於吃了一頓主食，只是兩種補充方式都是粉劑沖服。

通常蛋白粉一匙大約30公克，而增肌粉一份通常在150～300公克，例如某品牌增肌粉一份熱量是600大卡，這相當於一個普通人一餐的熱量，這一份並不是一匙，通常是三勺，差不多150公克。

相比起蛋白粉，增肌粉的碳水化合物含量更高，如果用它偶爾代餐也是可以的，但要估算一下熱量攝入和支出。但本質上來講，增肌粉比較雞肋，因為碳水化合物和脂肪是十分容易從飲食中攝入的。

18.5　肌酸

肌酸被認為是一種常規的增肌補劑，甚至有銷售商把它定義為基礎的增肌補劑。很多人認為肌酸只有補劑中才有，其實人體

每天都在合成肌酸。

人體可以利用精胺酸、甘胺酸、蛋胺酸透過肝臟、腎臟、胰腺來合成肌酸，當然我們也可以直接購買肌酸後口服，前者是內源性合成肌酸，後者是外源性攝入肌酸。人體自身合成肌酸受到很多因素影響，例如飢餓、禁食，同時從食物中攝入肌酸會抑制自身肌酸的合成。一些合成代謝的激素例如生長激素、睪酮則會促進肌酸的合成。

問題一：吃肌酸可以增加力量嗎？

肌酸的確對力量訓練有幫助，但也僅僅是在供能方面，人體內約有90%的肌酸存儲在肌肉中。力量訓練時通常以ATP-CP供能以及糖酵解供能為主，在此期間重要的能量物質就是ATP，通常肌細胞內存儲的ATP僅能提供3秒左右的能量用於運動，所以人體需要不斷地合成ATP（透過磷酸肌酸），但也僅能維持一段時間。換句話說，我們體內的ATP和磷酸肌酸的儲備量只夠進行短時間內的高強度、大負重的運動，而肌酸可以幫助你恢復和產生更多的ATP。所以肌酸對於力量訓練，在供能方面是有幫助的，但並不意味著肌酸可以直接增加絕對力量。

即便你吃肌酸以後力量表現更好，也不代表你可以一直獲益，沒有什麼東西是可以讓你無止境的增長下去，目前只能說肌酸對力量訓練有幫助，從未服用過肌酸的人透過服用肌酸獲益的可能性更大。另外，肌酸對有氧氧化供能為主的運動貢獻不大。

問題二：吃肌酸可以增加肌肉嗎？

吃肌酸會水腫是一種常見的說法，也就是所謂的肌酸存水，這實際上是一種錯誤解讀，儘管有些職業健美運動員在備賽階段脫水、充碳的時候出現了浮腫的情況，但這屬於極端飲食控制下的個別案例，對於大眾健美愛好者來說不具備參考價值。

絕大多數人在服用肌酸後體重都會有所增加，主要原因是肌酸可以將水分子帶入肌肉內，增加了細胞內液，而水腫一般指的是細胞外液增多。同時肌酸可以增加大約20%的肌糖原儲備量，每公克肌糖原又可以結合大約3公克的水，所以肌酸是可以增加肌肉體積的，但不會讓你水腫。肌酸對肌蛋白的合成也有幫助作

第18章 運動增補劑

MEMO

前面介紹過的三大能量系統，提示了在不同的運動狀態下，人體利用ATP的程度不同。ATP是生命活動的基礎，所以人體會不斷合成ATP。你可以把肌酸理解為，產生ATP的「原料」，生產ATP的原料增加了，ATP的合成就會增加。這時完成同樣的重量，組間歇可以縮短，也就是以前組間歇3分鐘才能恢復能量，現在可能只需要2分30秒。

用，但是目前尚無科學證據直接證明服用肌酸期間的肌肉增長決定性因素是什麼，在我看來肌酸對增肌的幫助主要有以下兩點。

第一點是幫助供能。肌酸可以讓你試舉的頻次更多，組間歇時ATP恢復得更快，所以它是力量訓練的不錯選擇。

第二點是肌酸本身會增加肌糖原的儲備量，從而間接增加了肌肉體積。

最後還要補充一點，肌酸上述的「能力」並不是對所有人都有用。

18.6　不同種類的肌酸有什麼區別

目前來看價格差異巨大的肌酸產品並無本質的差別，大多實驗證明差異性不大，或者說各種標榜著「黑科技」的肌酸除了價格更高之外，沒有明顯的優勢，並且目前針對肌酸研究最多、最全的就是「一水肌酸」。

很多人也會關心肌酸的服用方式，比較傳統的方式是剛開始服用肌酸的時候增加幾倍的量，也就是有一個「衝擊期」，因為肌酸是一種「儲備式」的補劑，服用肌酸能讓體內肌酸值提高，所以剛開始要大量服用肌酸，以此提高體內肌酸值。連續大量服用4～7天之後，恢復到每次服用3～5公克，維持體內肌酸值。

但有實驗證明體內肌酸值到達峰值的時間和衝擊期關係並不大。人體吸收、利用肌酸的能力是有限的，所以我一般會建議每天服用肌酸3～5公克，大約一週以後體內肌酸值就會接近峰值了，每次肌酸的攝入量最多為每公斤體重0.07公克。例如一個體重為70公斤的人，每次攝入的肌酸不要超過4.9公克。

18.7　服用肌酸的同時能喝咖啡嗎

有種說法是服用肌酸的時候不能喝氮泵，氮泵是一種類似紅牛能量飲料的含咖啡因的飲料，是健身愛好者在訓練前喝的一種補劑。認為肌酸和氮泵不能同時食用的原因則是：肌酸存水，而

MEMO

你可能經常看到其他形式的肌酸的廣告，告訴你這款肌酸不用衝擊期、不存水，實際上這都是缺乏足夠科學依據的廣告，而且這些肌酸的價格通常都比一水肌酸高。到目前為止，關於肌酸的高品質研究，主要是針對一水肌酸。一水肌酸微溶於水，有些味覺敏感的消費者服用一水肌酸會感覺如同喝沙子一般，有的品牌為了適應消費者需求推出了肌酸的檸檬酸形式，儘管這類產品溶解度更好，但也存在一些問題，例如肌酸的核心分子被修改，導致修改後的肌酸可能並不起作用。目前尚無統一的科學證據支持「新型」肌酸更有效。

氮泵中的咖啡因脫水。這顯然是一種錯誤的解讀，因為咖啡因的脫水作用主要針對細胞外液。實際上關於咖啡因對肌酸的影響是有相關研究的。

　　咖啡因也許會影響肌酸的作用，但實驗設計中存在一些問題，並且沒有採集任何受試者的力量資料，所以這方面的研究並無定論。就目前市場來看，同時攝入咖啡因和肌酸的人不在少數，有些氮泵類產品甚至會提供大約2公克肌酸。如果擔心咖啡因會影響肌酸的作用，可以在運動前服用含咖啡因的產品，隔6個小時左右再服用肌酸，因為咖啡因半衰期在4小時左右。

18.8　肌酸有什麼副作用嗎

- 人們服用，甚至長期服用肌酸的行為已久，並未發現肌酸有什麼危害身體的副作用，但從肌酸的吸收、合成、代謝來看，有個別研究案例顯示，腎臟功能有問題的人，服用肌酸有可能導致腎臟功能惡化，所以肌酸只適合身體健康的成年人，在進行力量訓練的週期內服用。

- 服用肌酸以後，血液中的肌酸酐會提高，這並非病理性提高，所以準備體檢的人應該提前幾週停止服用肌酸，或者告訴醫生自己在服用肌酸，以免出現誤診或者影響醫生判斷。

- 大劑量服用肌酸可能導致腹瀉，例如很多在所謂的衝擊期服用肌酸就會引發腹瀉或者腸胃不適，平均每次攝入5公克肌酸就足夠，或者每公斤體重最多攝入0.07公克肌酸，這是因為肌酸的吸收和攝入量是相關的，腸道基本上吸收、利用肌酸10公克左右，超過10公克則會延長肌酸的吸收時間，同時也有可能引發腸胃不適。

- 極個別案例中會出現服用肌酸以後出現肌肉痙攣，尤其是小腿抽筋，這種情況下可以減少或者不服用肌酸。

- 一項觀察研究報告表明，肌酸有可能會增加男性患睪丸癌的風險，但這並未得到更多的試驗論證。

- 肌酸有可能會增加體內雙氫睪酮的濃度數值，所以可能會讓有「雄激素性脫髮」的人脫髮更嚴重，目前這個結論還缺少足

MEMO

目前來看，並沒有對咖啡因影響肌酸作用這一結論達成共識，咖啡因影響肌酸作用的原因也沒有定論。我個人分析有可能的原因是，較大劑量的咖啡因影響了鈣離子（Ca^{2+}）的釋放（鈣離子釋放減少），以及咖啡因和腺苷受體結合，影響了ATP的產生。

夠證據，沒有「雄激素性脫髮」基因的人不用擔心。

18.9　氮泵

氮泵（Pre-Workout）通常在訓練前喝。市場上的氮泵可能名稱五花八門，拋開這些名稱，所謂的氮泵的成分基本上與神經興奮有關。

如果說什麼補劑能讓你切實感覺到變化，那應該只有氮泵。它可以讓你神經興奮，這裡面主要起作用的就是咖啡因。我們日常生活中攝入咖啡因的途徑有很多，例如喝茶和咖啡，紅牛這類宣稱抗疲勞的功能性飲料，以及巧克力、可樂中也含有咖啡因，它們的差異在於咖啡因的含量。

一般氮泵的營養標示表中會直接顯示咖啡因含量，通常一份國外氮泵中咖啡因含量在200毫克，中國一份氮泵中咖啡因含量通常不會超過100毫克。有的國外一份氮泵的咖啡因含量甚至可以達到400毫克，這基本上是一個健康成年人一天攝入咖啡因的上限了，如果換算成紅牛，相當於8瓶紅牛的咖啡因含量。

至於氮泵中的「氮」，一般都是精胺酸或者其他一氧化氮前導物。有些氮泵營養標示上會寫明「興奮配方」、「更好的充血配方」，前者多指咖啡因，而後者一般都是精胺酸等胺基酸添加物。實際上這類提高體內一氧化氮水準的產品是否真的可以讓充血感更強烈，並無科學定論，相反，單純補充精胺酸對增肌沒有什麼幫助的研究倒是有很多。

第18章　運動增補劑

MEMO

儘管缺乏精胺酸、瓜胺酸、AAKG等對於一氧化氮增強的證據，但是甜菜鹼對於一氧化氮增強的證據較為充分，我們在很多氮泵的成分表中會看到甜菜根萃取物。

咖啡因有什麼作用

很多止痛藥和感冒藥中也會添加咖啡因，因為它具備一定的鎮痛作用。食品添加劑中的咖啡因的作用就是使你亢奮、提神、醒腦，正如很多功能性飲料廣告中宣傳的那樣。

咖啡因使用得很廣泛，世界各地都有飲用含有咖啡因食物的習慣。星巴克的大杯美式咖啡（大約450毫升），咖啡因含量是105毫克，中杯是70毫克，小杯

大約是35毫克，而一瓶可口可樂的咖啡因含量大約46毫克，30公克黑巧克力大約有20毫克咖啡因……所以你不難發現，生活中我們幾乎每天都會接觸咖啡因。

腸道吸收咖啡因的速度很快，攝入含有咖啡因的飲料後，大約1小時以後血漿中咖啡因的濃度就可以達到峰值。同樣人體代謝咖啡因的速度也很快，服用後3～6小時血液中的咖啡因濃度就會降低一半，這也是為什麼咖啡因會出現在類似氮泵這樣的產品中。一般建議在訓練前30分鐘～1小時服用氮泵，因為這樣在訓練時身體內咖啡因濃度比較高。

咖啡因對力量訓練和耐力訓練均有幫助，對力量訓練的幫助主要體現在咖啡因可以輔助神經興奮，使人更為專注，狀態更好。很多人服用氮泵後的感覺是「不疲勞」，實際上這是精神亢奮，並不是肉體真的處在不疲勞狀態。同時必須知道的一點是，咖啡因對力量的影響更多在於自身的「興奮」。一項關於咖啡因攝入的雙盲實驗中，受試者口服500毫克咖啡因，然後點刺激運動神經，讓其收縮（可以讓研究人員觀察到在沒有中樞神經控制下的骨骼肌運動情況），結果顯示咖啡因對力量沒有幫助。

咖啡因對於耐力運動是有幫助的，一方面由於其可以讓神經興奮，另一方面則有可能源於一種代謝假說，即咖啡因會影響糖的利用，在神經處於亢奮的狀態下，脂肪氧化增加，這時糖原的利用被節約。

咖啡因的攝入量建議

根據加拿大衛生部發布咖啡因消費安全標準，我建議如下。

健康的成年人攝入咖啡因的安全限量是400毫克／天，相當於3杯237毫升的沖泡咖啡。

18.10 為什麼有的人喝氮泵沒有什麼用

對於氮泵，不得不說明三點。

第一，咖啡因並不是對每個人都有效果，正如生活中我們會發現，有的人喝完咖啡睡不著覺，有的人則喝完咖啡後睡得更好。對咖啡因的敏感性是存在個體差異的，很多人在咖啡因起作用之前就已經將它分解利用掉了，所以咖啡因的作用並不明顯。

建議這類人群不要嘗試購買多種品牌的氮泵，如果對一個品牌的氮泵沒感覺，那麼對其他品牌的氮泵也很可能沒感覺。氮泵本質上的「興奮」作用和你的身體狀態相關性很強，如果你面臨的工作壓力較大，生活中一堆事情要處理，那麼運動時精神狀態很可能是不穩定的，這個時候服用氮泵的獲益是沒法準確判斷的。

第二，有些人對咖啡因的提神作用沒有任何感覺，但對咖啡因的副作用反應卻很強烈，例如：頭暈、噁心、顫抖、心率提升、頭疼、失眠等。如果存在這些情況，建議不要繼續服用含有咖啡因的產品。

第三，本身有心臟病、高血壓、憂鬱症以及受到失眠困擾的人，請不要服用氮泵。

18.11　是不是每次訓練都要服用氮泵

• 即便你對咖啡因很敏感，若經常服用氮泵或者服用含有咖啡因的飲料也會產生耐受性，很多運動員在比賽前一週左右就會停止或者控制攝入咖啡因，就是為了保持對咖啡因的敏感性，讓身體最大限度地發揮作用。

• 有些人習慣每次訓練都服用氮泵，這是沒有必要的，同時這也是一種浪費。「不服用氮泵訓練就沒有激情」更像是心理問題（心理成癮）。

• 如果你本身狀態就不好，氮泵不會讓你的狀態更好，相反有可能讓你的狀態更糟，同時也極有可能會影響睡眠。

• 每週服用氮泵2～3次即可，並且應在訓練強度較大，狀態不錯的時候服用。

• 不要篤信咖啡因的含量越高效果越好，在一項雙盲實驗當中，讓受試者按照每公斤體重5毫克、9毫克以及13毫克服用咖啡因，隨後進行1小時的騎行試驗（同時對比安慰劑組），結果沒有發現服用超過5毫克咖啡因的受試者有明顯的優勢。

18.12　氮泵中有違規添加嗎

　　氮泵確實被爆出有違規添加，例如幾年前美國有人在服用某公司氮泵產品後，在工作中猝死，後來該公司接到大量的顧客投訴，因為很多人在服用產品後出現了肝損傷和急性肝衰竭。然後FDA開始清查這類補劑，結果發現了大量減肥藥和氮泵類補劑中違規添加了天竺葵萃取物，也就是DMAA，後來該成分被禁用。

　　後來一款氮泵中更是違規添加了類似甲基苯丙胺的物質，在被禁之前這個公司的產品的銷售量曾經名列前茅。讀到這你不難發現，氮泵類產品幾乎都會在「興奮」上做文章，一般來說咖啡因的半衰期是4～6小時，而違規興奮劑（例如甲基苯丙胺）的代謝時間通常是10小時（以咖啡因3～6小時後血液濃度減半計算）。所以拋開身體對咖啡因的敏感性，如果某個產品讓你亢奮超過了6小時，那麼不排除這個產品有違規添加的可能性。

18.13　喝氮泵後感覺針扎刺痛說明有效

　　有些人在服用氮泵後會有皮膚刺痛的感覺，有人認為這是一氧化氮增強後的感覺（微擴充血管），實際上是β-丙胺酸的作用。β-丙胺酸也常存在於一些肌酸類的產品中，部分人攝入β-丙胺酸後就會有皮膚針刺痛的感覺（感官異常），部分人則沒有這樣的感覺。

　　肌肽具有抗氧化的作用，β-丙胺酸可以提高肌肉中的肌肽濃度。目前研究結論表明，β-丙胺酸對爆發性要求較高的力量訓練有幫助。

　　僅從目前研究結論看，β-丙胺酸的另一個問題是，它像肌酸一樣，需要連續服用以後體內含量才會逐漸提高，但是β-丙胺酸很久才能到達峰值。有研究表明，每天服用5～6公克β-丙胺酸，4週後體內含量只增加60%，10週後才到80%，而普通氮泵中β-丙胺酸的含量僅有2公克左右。

MEMO

早期的氮泵類產品中並沒有添加β-丙胺酸，後來研究人員發現β-丙胺酸能有效地增加體內的肌肽值，可以作為一種細胞內液的緩衝劑，緩解高強度運動的疲勞感，於是氮泵中出現了β-丙胺酸。很多消費者服用氮泵後感覺皮膚刺麻，這其實是β-丙胺酸的一種副作用，並不會對身體有害，並且持續服用，這種感受就會降低，但是廠商和經銷商卻把它宣傳為「泵感增強」、「一氧化氮增強」，甚至有人說這種感覺「勁大」。儘管β-丙胺酸有作用，可β-丙胺酸起作用需要長期服用，這樣血液中的β-丙胺酸才能慢慢接近峰值，但不能每次訓練都喝氮泵類的產品。另外β-丙胺酸對於短間歇、高強度的運動是有幫助的，對於間歇較長的運動，目前來看並無任何意義。

18.14　左旋肉鹼

左旋肉鹼是非常知名的減肥補劑，很多食品因為添加了左旋肉鹼，在宣傳頁面上都寫明了其可以幫助減肥。因為左旋肉鹼是長鏈脂肪酸在粒線體氧化中必需的物質，它是人體必需的營養素。中、長鏈脂肪酸從粒線體膜外轉運到粒線體膜內進行脂肪酸β氧化，你可以理解為如果沒有左旋肉鹼，那麼長鏈脂肪酸無法有效代謝，但中鏈脂肪酸不依賴左旋肉鹼也可以代謝。

如果上述理論很難理解，那麼你肯定聽過商家對左旋肉鹼有這樣的描述——脂肪的搬運工。從科普角度來說這句話形容得相當準確，但這並不意味著額外攝入左旋肉鹼會增加脂肪的氧化，或者是幫助更有效地減脂。

你第一次接觸左旋肉鹼這個名詞，很可能是因為廣告，並且你有減肥這個訴求。實際上左旋肉鹼本身就存在於你體內，只是你不知道而已。人體可以在肝臟和腎臟合成左旋肉鹼，還可以透過動物性食物來獲取，乳製品、肉類都含有大量的左旋肉鹼，肝臟和腎臟利用離胺酸和蛋胺酸合成的左旋肉鹼就可以達到20公克，人體內90%以上的左旋肉鹼存儲在肌肉細胞中。簡單來說就是，左旋肉鹼對於人體來說很難缺少，只有絕對的素食者或者極端飲食、挑食人群有可能缺少左旋肉鹼。另外，左旋肉鹼對漸進性肌無力的病人也有幫助。除了上述這類特殊情況，普通人補充左旋肉鹼並沒有太大意義，換句話說，它很重要，它是脂肪酸代謝的關鍵，但你並不缺少。

左旋肉鹼的確是脂肪的搬運工，這個描述很到位，但是這個過程本質上是脂肪酸代謝供能，除非你確定自己有脂肪酸代謝的問題，並且是由左旋肉鹼缺乏導致的，否則你並不缺少左旋肉鹼。因為左旋肉鹼搬運的是脂肪酸，而你消耗的能量是固定的，搬運增加並不解決總量問題。

這就好比你要向一個人付款100元，付款就好比脂肪搬運，錢從你這邊被轉到對方的帳戶，付款的總額是不變的，你一次付款100元，和你每次付款1元，付100次，沒有任何差異。

上述結論都是建立在你額外攝入左旋肉鹼以後，體內左旋肉鹼含量可以增加的前提下，可試驗得到的結論並不理想，無法證明額外攝入左旋肉鹼會讓體內（肌肉）左旋肉鹼量增加。這是因為口服左旋肉鹼的生物利用率太低，並且左旋肉鹼在腎臟排泄過快。更多的研究結果是左旋肉鹼對降低體脂率沒有幫助，甚至有實驗讓受試者大量口服左旋肉鹼（2000毫克），然後對比靜脈注射左旋肉鹼，結果顯示在有氧運動時，不論哪種攝入形式都不會影響能量代謝，或者提升運動表現。

作為一種食品添加劑，左旋肉鹼可以被添加在嬰兒食品中，這也成為很多銷售商宣稱其安全的說辭，比較常見的就是配方奶粉中含有左旋肉鹼。因為嬰兒以脂肪供能為主，尤其是早產兒，所以有些配方奶粉會把左旋肉鹼當作一種條件必需營養素。左旋肉鹼是否安全，和它是否真的有減肥作用是兩個概念。

目前來看左旋肉鹼關於減肥、節約糖原、增加體能、提升耐力方面的宣傳是缺少足夠科學證明的，有些研究證明左旋肉鹼攝入（每天3000毫克）後，對緩解延遲性肌肉痠痛（DOMS）有幫助。

18.15　麩醯胺酸

儘管麩醯胺酸是非必需胺基酸，但的確是一種十分重要的胺基酸，它在合成肌肉以及飢餓狀態下合成葡萄糖時扮演著重要的角色（人體處於分解代謝時，肌肉將麩醯胺酸釋放在血液中），同時也是大腦中一些信號物質產生的原料（所以有宣傳稱麩醯胺酸可以改善腦功能）。對於健身愛好者來說，麩醯胺酸通常被宣傳為保護肌肉以及增肌的補劑，實際上它是一種非必需胺基酸，我們從食物中很容易獲得，甚至不用考慮肉和乳製品，全麥麵包中就含有豐富的麩醯胺酸。

我個人建議健身愛好者沒有必要把錢浪費在麩醯胺酸上，因為麩醯胺酸對肌肉和力量的增長並無顯著的作用，起碼大部分試驗證明其無效。但一些試驗證明麩醯胺酸在拮抗糖皮質素（皮質

醇）上有一定幫助，同時麩醯胺酸可以幫助肌糖原恢復。所以一般我會建議運動員在備賽階段，或者肌肉量較多的人在減脂階段可以考慮服用一些麩醯胺酸，因為它可以減少蛋白質合成下降等糖皮質醇帶來的負面影響，同時麩醯胺酸可以在低碳的情況下增加肌糖原的儲備，尤其在備賽階段，也許可以讓更多的水分進入肌肉，讓肌肉變得飽滿。

另外，不得不說的就是，儘管麩醯胺酸有可能具備上述的作用，但並不是對每個人（減脂、備賽人群）都有用，因為上述部分實驗中採用的麩醯胺酸攝入方式多為靜脈注射，即便是口服，一些實驗中採用的劑量也超過該補劑的一般口服量，有些甚至在40公克以上（這不是建議使用量，並且有可能產生腹瀉）。主要原因是麩醯胺酸在游離狀態下不是很穩定，所以不排除吸收和利用上存在個體差異，如果你在備賽或者減脂的時候覺得麩醯胺酸沒用，那就不用浪費錢在麩醯胺酸上。

有些人甚至會把麩醯胺酸當作預防疾病以及保護腸道的「良藥」，例如有腹瀉的人就被建議吃麩醯胺酸。的確在一些腸胃疾病中麩醯胺酸起到了治療作用，這並不意味著額外補充會起到預防作用，並且隨時牢記一點，只有醫生才能看病。

18.16　支鏈胺基酸

L-白胺酸、L-異白胺酸、L-纈胺酸，這3種必需胺基酸「湊到一起」的時候就是支鏈胺基酸（BCAA）。

商家普遍宣傳BCAA可以保護肌肉，其實從原理上是可以理解的。因為減少能量攝入或者運動都會使肌肉增加釋放BCAA，BCAA則會參與代謝生成葡萄糖，可以說BCAA是一種十分重要的「備選燃料」。理論上講肌肉釋放分解過多BCAA，那麼就等於肌肉流失，所以支鏈胺基酸是十分重要的胺基酸，但這並不意味著你需要額外補充它。

首先，運動過程中體內BCAA量的確在不斷消耗，但這是人體正常的生理機制，肌肉也在一定程度上降解。舉個通俗的

MEMO
白胺酸是生酮胺基酸，纈胺酸是生糖胺基酸，異白胺酸是既生糖又生酮胺基酸。

例子，一個人每天可以賺1萬元，同時他每天也在消費，但消費量都是合理的且完全是可以負擔的。我們是無法避免BCAA代謝的，即便你不運動，簡單地禁食也會存在這一過程。

其次，健身新手運動時BCAA會消耗得多一些，健身老手運動時BCAA的代謝則會更少。在前面講過，運動時蛋白質（胺基酸）供能大約占了5%，這樣算下來即便跑全程馬拉松，胺基酸供能也就20公克左右，一般健美訓練或者力量訓練的熱量消耗是遠遠達不到馬拉松強度的，所以僅從供能角度考慮，也不用擔心BCAA的流失，除非你攝入營養十分不夠，或者在禁食。

最後，作為一種膳食補充劑，很多人會忽略飲食中BCAA的含量，而廠商則會一味宣傳BCAA的重要性，讓人感覺支鏈胺基酸從食物中很難攝取，或者是很容易流失。如果按照每公斤體重攝入2公克蛋白質（含有必需胺基酸的蛋白質），那麼僅從飲食中就可以攝入20公克以上的支鏈胺基酸。很多健身愛好者都有飲用蛋白粉的習慣，而不少品牌會直接標明一份（一匙）中含有的BCAA的量。如果每天喝一匙乳清蛋白粉，也可以輕鬆獲得大約5克的支鏈胺基酸。目前也尚無足夠的科學證明，普通運動人群攝入高劑量的支鏈胺基酸會有什麼額外益處。

個人建議BCAA的使用人群為處在備賽階段的健美運動員。如果健身愛好者要購買並使用BCAA，需同時滿足下面3個條件。

- 肌肉量多（健身老手）。
- 準備減脂的同時開始有氧運動。
- 有氧訓練強度比平時大，訓練時長比平時長。

蛋白質的合成和分解

透過食物攝入蛋白質之後，身體將蛋白質分解成胺基酸，大約有25%的胺基酸可以直接到肌肉或者各器官中工作，大部分胺基酸（大約70%）都會待在胺基酸的「人才市場」（胺基酸代謝庫）等待下一步的工作。在體內，蛋白質合成和分解是不斷進行的，胺基酸「人才市場」的胺基酸也在不斷合成，同時人體也會不斷產生胺基酸（可以理解為分解）進入胺基酸「人才市場」。

蛋白質的合成。很多健身愛好者熟悉的「長肌肉」就源於蛋白質的合成，但是蛋白質合成的不僅僅是肌肉，人體內的各種酶、免疫蛋白、激素等都需要蛋白質合成。「負責和操控」蛋白質合成的則是DNA，體內所有胺基酸在DNA的指導下依據「工作手冊」上的「遺傳密碼」排列組合，最終變成蛋白質。上述胺基酸的工作安排被稱為DNA轉錄生成mRNA（信使RNA）。

蛋白質的分解。人體之中的蛋白質依照需求量也會不斷分解，一部分進入胺基酸「人才市場」，另一部分則直接分解，這個過程需要「脫掉氨基」。人體內極少數的蛋白質透過膳食補充後直接流失，大部分即便蛋白質分解，也用於供能〔轉化成葡萄糖（糖原）、脂肪、酮體〕，或者直接合成尿素、尿酸等。

18.17　HMβ（β-羥基-β-甲基丁酸）

HMβ算是較為「新」的補劑，大量出現在20世紀90年代，很多廠商將宣稱它可以保護肌肉，並且可以獲得更多的肌肉。

mTOR（哺乳動物雷帕黴素靶蛋白）在控制mRNA翻譯效率中起著重要作用，HMβ則是透過mTOR來刺激蛋白合成。早期動物實驗顯示，HMβ對於大鼠血清中腦垂體生長激素mRNA和胰島素樣生長因子1（IGF-1）水平有提高作用，這表明HMβ可能透過生長激素／IGF-1軸刺激蛋白質合成。

讓HMβ出名的是一項實驗，一些從未鍛鍊的受試者服用3～7週HMβ以後力量和肌肉顯著增長，後續有研究發現HMβ可以抑制肌肉分解、幫助肌肉合成，只可惜該實驗結論很難被同行（其他實驗室）重複證明。大部分實驗證明HMβ即便大劑量使用或者由從未訓練的人使用也無任何宣傳的增益效果。

實際上HMβ與支鏈胺基酸類似，它是白胺酸的代謝衍生物。理論上來講，白胺酸在肌肉合成中承擔著重要角色，很多品牌的補劑會寫明支鏈胺基酸比例，例如5：3：2等，這就是3種支鏈胺基酸含量的比例，通常含量最多的就是白胺酸。儘管HMβ是白胺酸代謝的衍生物，但畢竟人體自身合成能力是有限的，白胺酸作為一種必需胺基酸，本身的作用也有限。白胺酸在

蛋白質合成和防止被分解中起到了一定作用，但並不代表著它的衍生物也會有相同的作用，更不代表著額外攝入白胺酸及它的衍生物會受益。

目前關於HMβ的研究有很多，如果非要說它有用，以至今為止實驗得到的結論來看，HMβ對於從未訓練過的新手有一定作用，對老手或者運動員是無效的。在一些分解代謝增加的疾病中，HMβ或許有輔助治療的作用。

18.18 共軛亞油酸

共軛亞油酸（CLA）是一種亞油酸的異構體，含有共軛雙鍵，是一種特殊空間結構的反式脂肪酸類似物。在很多領域CLA的研究還在持續，它通常被當作既「減脂」又「增肌」的補劑，這源於早期一些比較初級的動物實驗研究。

在生物體內，具有活性的共軛亞油酸現共有兩種異構體形式，分別為順-9、反-11（c-9、t-11）和反-10、順-12（t-10、c-12）。前面說的動物實驗就是透過餵養順9CLA、反11的CLA獲得，而反-10、順-12的CLA則可以「增肌」和「減脂」，甚至「局部減脂」，但是動物實驗的結果並不能直接證明人體實驗的結論，畢竟動物的消化系統與人體有差異。關於CLA的研究品質參差不齊，大部分品質較高的研究都顯示CLA對肌肉的增長以及脂肪的減少沒有幫助。

每天我們透過食物攝入的CLA在0.2～0.4公克，其中絕大多數是順-9、反-11。而CLA補劑一份則是2公克甚至更多，通常一份CLA產品的CLA含量是1公克，產品建議每日一顆，但說明上也會寫明「為了達到更好的效果，每日可以吃4顆。」所以透過補劑攝入CLA的量是遠超飲食攝入量的。一些人在服用CLA後會出現腸胃不適，這也和攝入量有較大關係。儘管一些研究表明，CLA可以減少脂肪尤其是腹部脂肪的堆積，同時保持肌肉的增加，但通常類似的結果在其他同類研究上無法重複，儘管CLA與脂肪氧化有一定的關係，但目前無法確定外源性CLA攝入量增加

> **MEMO**
> 有的品牌宣傳CLA可以「抗糖」、「抗脂」，但這只是無良商家的虛假宣傳，目前尚無任何科學證據證明。

以後會有額外的益處。所以在尚無有效的科學實驗證明其安全使用量以及絕對有幫助之時，不建議購買。

18.19　幾款聲稱可以「減肥」的添加劑

我們之前簡單介紹過咖啡因，很多訓練前使用的產品以及所謂的減肥產品中都會含有咖啡因，一些產品宣傳中聲稱咖啡因可以提高基礎代謝率。從某些研究上來看，咖啡因的確可以加速脂肪氧化，但並非咖啡因劑量越高越好，相反，相對較低的咖啡因劑量和運動強度，才能略微提高基礎代謝率。當運動強度較大，咖啡因攝入量又較多的時候，碳水化合物的代謝則會增加，反而會抑制脂肪的代謝。所以對於減脂來說，咖啡因更大的意義在於可以輔助中樞神經興奮，從而讓運動的時長增加，疲勞感降低。

辣椒、黑胡椒萃取物（辣椒素）。一些聲稱可以局部減肥的塗抹類產品通常含有辣椒素，實際上沒有足夠的研究表明其有效，並且還可能造成皮膚過敏。一些搭配咖啡因和辣椒素的產品，聲稱訓練前塗抹後可以有效增強局部充血感，但本質上這種充血感只是辣椒素「灼熱」皮膚，口服辣椒素可以透過升高體溫的方式暫時提高基礎代謝率，但作用有限，並且不排除會引起腸胃不適、腹瀉等問題。

綠茶萃取物。一般來說，綠茶萃取物主要指的是茶多酚，茶多酚本身是一種抗氧化劑，但目前的研究結果並沒有達成統一的共識。有些研究顯示必須攝入較大劑量的茶多酚才能加速脂肪代謝，並且大部分研究結果基於動物實驗，無法直接得出人體會獲得同樣的收益的結論，同時也缺少長期使用綠茶萃取物的研究。

鉻。一般品牌方會宣稱攝入鉻可以增加胰島素的敏感性，並且加速脂肪消耗，但是缺少足夠的科學證明。

瓜拿納萃取物。瓜拿納萃取物的活性成分的作用與咖啡因類似，但是相關研究很少。其多存在於一些運動飲料和輔助體重控制的產品中。

18.20　ZMA鋅鎂威力素

ZMA經常被歸為「促睪」類產品，可增加內源性睪酮的分泌。ZMA本質上就是鋅和鎂以及維生素B群，「單純的補鋅可以促進自身內源性激素的分泌」，這個說法並沒有經過大量的科學論證。鋅和鎂的缺乏確實會影響運動表現以及內分泌平衡，但不缺乏的情況下額外補充沒有任何意義。

曾經ZMA的確聲名顯赫，這主要源於一次「興奮劑」醜聞。美國有個實驗室叫BALCO，ZMA就是這家實驗室發明的，當時的ZMA真的很「管用」，很多運動員的成績提高都得益於ZMA。

當時自媒體和網路尚不發達，一些奧運冠軍對ZMA的背書無疑是很好的宣傳，難道單純地增加鋅、鎂和維生素B群有這麼大的作用嗎？答案是否定的。實際上BALCO實驗室一直違規在產品裡面添加了合成類固醇THG（Tetrahydrogestrinone），只是當時無法檢測出來。

反興奮劑檢測好比從一堆人的照片中找出某個人，你必須先知道這個人的樣貌，否則即便他和你面對面你也很難判斷出來，這也是為何ZMA在有違禁品添加的情況下銷售了多年。後來由於分贓不均，一名教練舉報了BALCO實驗室的違規行為，而這時ZMA已經在市面上熱銷了十幾年。目前的ZMA只是鋅、鎂和維生素B群的補劑，如果你的飲食中缺少這類營養素，可以考慮使用補劑。

18.21　市面上那些「促睪」補劑可信賴嗎

「促睪」類產品是補劑裡面的灰色產品，其有過多尚不明確以及虛假宣傳的廣告，同時利用使用者自我感覺良好的安慰劑效應。

促睪類產品是補劑下面的一類商品，受到法規的制約，所以能用的原料是有限的。促睪類產品本質上只是將一大堆維生素、礦物質、胺基酸以及一些可能存在研究價值但目前機制尚不明確

的成分排列組合在一起，最後再起一個不錯的名稱。如果一種補劑可以極大地提升內源性激素數值，那麼它為什麼「屈尊」待在補劑的分類裡，醫藥行業更需要它。

在補劑的歷史中，有三類產品比較容易出現違規添加，分別是促睪類、減脂類以及氮泵類產品。減脂類和氮泵類產品容易出現的違規添加有重合，例如麻黃鹼、苯丙胺類化合物等，也就是興奮劑，因為它們可以讓你興奮度提升，從而減少運動中的疲勞感，而促睪類產品則往往違規添加合成類固醇。

很多人只看到了違規添加物質的作用，沒看到它的副作用如果一個成分現階段得到的結果是作用和副作用同樣明顯，那它依舊會被管制，也就是說，一部分違禁品被管制的原因是因為它的副作用太大，並且這種副作用通常危及生命和健康。

當然並不是所有的補劑廠商都有膽量違規添加，絕大多數廠商採用的還是比較原始的手法——虛假宣傳。早在1993年就有研究人員針對市面上幾乎所有的補劑品類進行了評估（624種針對健美愛好者的補劑產品），存在800多種的功能宣傳，絕大多數並沒有相關的科學研究支撐，並且多數存在誤導性宣傳。即便過去了很多年，補劑的分類和1993年並無大的差異。

最後，不要篤信現階段有補劑可以安全地讓你加速肌肉的增長，如果有這種產品，它不會出現在補劑的分類下，而是會服務於醫療，成為那些激素治療的替代品。

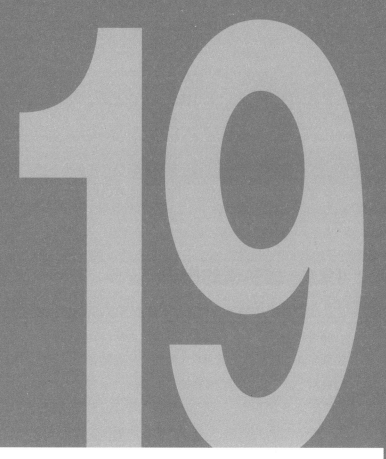

微量營養素——
維生素、礦物質

　　維生素和礦物質是常見的補劑或者保健品，不論你是否了解這些產品，你都或多或少地閱讀過相關的資訊或者廣告文案，例如嘴唇乾裂、皮膚乾燥，總會讓你感覺自己缺少了某些維生素；抽筋、關節疼痛，你首先想到的可能就是缺鈣。甚至有人會參照維生素、礦物質缺乏症狀的對照表來判斷自己是否缺乏維生素、礦物質。但是，你真的缺乏這些微量營養素嗎？本章我們來聊聊微量營養素。

第19章

有一些人經常出現「缺維生素」的恐慌。一方面是因為我們經常聽到這樣的說法：××維生素十分重要，××維生素從飲食中不容易獲取，××維生素在烹飪中大量流失等。另一方面是因為，我們常常在不確定自己是否真的缺乏某些維生素、礦物質的前提下，被動接觸了很多維生素缺乏以後可能會生病的案例。所以在正式進入本章的學習之前，我希望每個讀者帶著一個問題閱讀下面的內容，那就是——我真的缺乏維生素嗎？

19.1　維生素的歷史

人體對維生素和礦物質並不像對蛋白質、碳水化合物或者脂肪需求量那麼大，對後者的需求量通常以公克為單位，而對維生素和礦物質的需求量通常以微克、毫克為單位，所以才叫微量營養素。維生素和礦物質對維持人體的生理功能十分重要，如果長期缺乏則會引發一系列健康問題。我們經常看到那種恐嚇式的「科普」文章，告訴你某種營養素缺乏以後會有什麼樣的症狀，實際上出現那種症狀，是長期缺乏某種營養素的結果。

對微量營養素的重要性認識直到20世紀初才開始，那時候沒有外賣，地球上很多人無法實現溫飽，所以符合長期大量缺乏某種或者某幾種微量營養素的可能性。當時的科學家起初並沒有發現微量營養素具體是什麼，但觀察到了人類食物中如果缺乏某些成分，將會導致壞血症、腳氣等疾病。疾病和微量營養素缺乏之間的關聯性也容易被證明，因為上述疾病透過飲食調整後就會痊癒。隨後科學家開始研究這種差異化飲食結構中究竟是什麼起了作用，維生素在此期間就不斷地被發現。在維生素商業化前，科學家起碼客觀證明了一點：微量營養素完全可以從食物中補充。

在維生素相關的研究尚不足的前提下，維生素就已經被商業化了，當時的商家不斷強調著維生素的作用、好處，並且總會讓你感覺如果不額外吃維生素產品，肯定或多或少會缺乏維生素。到了1921年，科學家已經發現了3種維生素，分別是維生素A（脂溶性維生素）和維生素B和C（這兩種是水溶性維生素）。而到了

1940年，已經有20種以上的維生素被陸續發現。

19.2　天時、地利、人和，近現代保健品的發源

　　一個商品的市場是由供需關係所決定。對於20世紀初期的人來說，維生素的需求就是天時。當時的美國，階級分化嚴重，大部分人的營養攝入不足。到了1930年末，受到經濟危機的影響，許多家庭的餐桌消費也受到了影響。在這樣的背景下，人們渴望的不只是食物，還有更富有營養的食物，並且在經濟危機的影響下這類人基數十分龐大。

　　美國也占盡了地利的優勢，因為沒有戰爭的侵擾。儘管當時美國的食物資源遠不及現代豐富，但沒有出現嚴重的食物短缺問題，反觀當時第一次世界大戰後的歐洲，幾乎是遍地餓殍。當時的歐洲鬧「飢荒」，而美國則鬧「維生素荒」。

　　現在很多包裝食品中會添加一些微量營養素，例如鈣、鐵或者各種維生素，這樣的強化營養方式在1930年前後就已經在美國盛行了。到了1946年，當時人們大部分的食物（例如麵包、義大利麵、玉米片、牛奶等）都已經開始添加維生素了。當時的商人為了賣維生素也用盡了「人和」優勢，他們在所有人們能接觸的媒體上宣傳維生素缺乏的危害、維生素的作用，同時警告民眾過於現代化的飲食和烹飪習慣會讓營養素流失。

　　這感覺熟悉嗎？類似的宣傳手法在今天的媒體中也還在不斷出現，這些媒體傳播的內容一部分來自廠商的廣告，而另一部分則來自醫生等權威的背書。在1930年，維生素B從食物中被分離出來，隨後科學家掌握了可以量化生產的方法。當時一名美國的神經科醫生透過觀察酗酒者發現，維生素B可以治療多發性神經炎，當時科學實驗並不嚴謹，實際上酗酒者的多發性神經炎是由酒精引起的，用隨機分配、雙盲實驗的方式很容易驗證。但這名神經科醫生卻建議廠商應該在產品中添加維生素B，類似這樣專業人士建議的例子在當時有很多，導致有些廠商直接在產品廣告

中說：「我們的產品經過科學權威人士的認可。」

　　儘管維生素的發現要歸功於科學的進步，但讓其名聲大噪的還是商業的力量。歷史總是驚人的相似，過往維生素在商業化道路上發生的一切故事在今天依舊適用，劇本的框架結構都沒變，只是修飾的辭藻、主角、導演變了。維生素幾乎是近現代保健品的「祖先」，而美國也是近現代保健品的發源地，當我們把歷史與保健品的發展重疊時，你會清楚當時的天時、地利、人和。

19.3　維生素歷史中的反對聲音

　　我們不難發現維生素的歷史中有過多的商業化影子，換句話說，作為一種膳食補充劑，維生素的作用被誇大了。從1922年開始，美國醫學會就在當時的紙媒中批評了維生素的商業化行為，並稱其為謊言。他們的觀點和今天主流營養師的觀點是一致的，不均衡的膳食結構，透過調整飲食就可以改善，不用一味強調補充維生素，它只是途徑之一，首先考慮的應該是飲食。

　　膳食營養缺乏，就應該從飲食中攝入，這是很通俗易懂的道理，為什麼在當時甚至現在沒有得到重視呢？

　　對於當時的美國大眾來說，一方面，添加了維生素的商品越來越多，在宣傳和推動下其幾乎成了一種「潮流」商品；另一方面，廠商用了一些「恐嚇」的手法。例如針對孕婦，他們的宣傳就是「母愛」，廣告中充斥著「如果不使用某種商品，孩子不會健康地長大」的說法，這種宣傳把購買商品的女性定位成「科學母親」（scientific motherhood）。換句話說，在當時選擇強化微量營養素是一種潮流，這種潮流源於「科學」，而你不買這種商品給自己的孩子則不是一個合格的母親，廠商甚至會在廣告中暗示你是不盡職的母親。

　　面對形形色色廣告的攻勢，反對的聲音顯得蒼白無力，當時針對母親宣傳的產品主要是魚油，它的銷量在1926年的美國就達到了192.1萬加侖（1加侖≈3.79升），1937年，這一銷量為579萬加侖，幾乎翻了3倍。

讓反對聲音偏弱的另一個原因則是當時維生素尚為新鮮的事物，其相關研究也處於初級階段，同時在商業化的推動下，維生素的合成工藝大幅度進步，而科學家發現的維生素種類則在不斷增加。簡而言之，一個新鮮事物被發現，然後很快流行起來，但初期價格很高，但隨著合成提取工藝的進步，維生素的價格變低了。例如早期從米糠中提取維生素B，每公克售價為300美元，而1943年每公克售價只要0.37美元。同時期美國正處於第二次世界大戰，美國參戰以後供給的食品品質也隨之下降，作為一種膳食補充劑，維生素的重要性則凸顯出來。

美國的《商業週刊》曾經刊登過一篇報導，報導的文章中指出，1925年美國維生素批發額是30.43萬美元，僅占整個製藥批發額的0.1%；1935年，儘管剛經歷了大蕭條時期，但維生素產品的批發額增加到1611萬美元，相當於整個藥品市場的5.7%，這可是50多倍的增長，僅僅兩年後批發額就漲到2710萬美元，到了1939年，維生素的批發額占整個製藥市場的11.7%，達到了4160萬美元。這樣驚人的資料增長也從另一個角度告訴你，為什麼反對的聲音無法傳達出去。

19.4 可以透過食物補充微量營養素嗎

一個人是否缺乏營養素，在醫院透過體檢就可以得知，然而面對維生素和微量元素補充的時候，很多人會感覺自己缺乏維生素，還有的人感覺食物中的微量元素不足。

很多人預防性地補充微量營養素，先入為主地認為透過食物是無法獲取足夠的營養素的。有時媒體廣告甚至會告訴你如果你想補充夠營養，你需要吃很多食物，而吃我們的產品則不用吃這麼多食物。然而一個人是否缺乏微量營養素，透過體檢就可以查出來，沒有什麼比這種方式更為直接。

對於現代人來說，我們很難缺少微量營養素，儘管不同的烹飪方式對食物的營養價值有影響，但我們今天攝入的食物總類、總量都很多。有人說現代人攝入的食物營養價值降低，這種說法

本身就欠妥，缺乏足夠的資料支撐。今天我們吃到的蔬菜、水果種類是很多的，運用一些低溫儲存技術也可以保留食物中絕大多數的營養，並且隨著物流和種植技術的提高，在種類豐富的基礎上我們可以吃到四季的蔬菜、水果。如果說父母那一代人小時候會出現微量營養素不足的情況，那還是有可能的，畢竟蔬菜、水果都是應季的。但對於生活在現代的人，即便我們吃的食物營養素大不如前，但食物種類和總量都是異常豐富的。

健康人群在膳食均衡的前提下是不可能缺少微量營養素的。如果缺少微量營養素，應該主要考慮補充食物，選擇膳食補充劑不算一個好方案。職業運動員在備賽階段，運動量尤其是有氧運動會增加，可以考慮增加一些營養素的攝入量。

19.5　自由基與抗氧化劑

我們熟知的很多維生素都有抗氧化功能，例如常見的維生素C。抗氧化指的就是對抗自由基。

自由基是一種有強烈活性的分子，人體正常新陳代謝就會產生自由基。前文講了很多營養素的吸收與利用，例如常見的供能營養素，人體在攝入能量的同時也在利用能量，這一過程就是新陳代謝。此期間在氧氣的參與下，人體將食物吸收並分解成可利用的能量，同時產生自由基。可以這麼說，你是無法避免自由基的產生，除非你不呼吸。

你肯定聽過一種說法叫「對抗自由基」，這種說法基於一種假說，即自由基會損傷遺傳物質、加速衰老、引發癌症等。類似說法把自由基完全批判成了一個「反派」，實際上正如我們現階段無法選擇不呼吸一樣，自由基的產生也是不可避免的，即便自由基活性比較強烈，但它「不守規矩」的一面依舊是受約束的。例如在新陳代謝的過程中，粒線體生成能量的同時，也會用雙層膜將自己保護起來，同時體內可以自己產生抗氧化物質，同時也可以依靠食物攝入抗氧化物質來清除自由基。

總的來說，如果你的膳食結構和生活方式健康，是不用擔心

自由基的危害的，相反，過量運動、抽菸、過多的紫外線光照、不均衡膳食等，才是我們應該注意的。一方面，自由基並不只來自人體自身；另一方面，人體本身有清除自由基的機制，例如各國推薦的膳食指南中，蔬菜、水果、粗加工的穀物等都占了一天飲食中相當多的部分，這些食物中本身就存在著多種抗氧化劑，就能夠預防或者對抗自由基對人體的「損傷」。

19.6　微量營養素相關名詞解釋

　　水溶性維生素。水溶性維生素可以溶於水，大部分水溶性維生素都是輔酶。目前尚未發現體內組織可以儲存水溶性維生素，它主要分布在體液中。水溶性維生素的攝入量如果低於推薦量的50%，約在四週內就會出現邊緣性缺乏維生素狀態。通常水溶性維生素不會有過量的情況，即便大量攝入，多數水溶性維生素也會隨尿液排出，出汗、劇烈運動也會造成水溶維生素微量流失。

　　脂溶性維生素。脂溶性維生素可溶於脂肪，通常儲存在體內的脂肪組織中，無須每天攝入。從脂溶性維生素缺乏到出現明顯的症狀表現約需幾年的時間。水溶性維生素主要透過尿液排出，相較下脂溶性維生素不容易排出，所以會有攝入過量風險，長期吃低脂飲食或限制脂肪攝入，會加速脂溶性維生素的缺乏。除了維生素D，機體不能合成其他維生素，必須透過攝入食物獲取。

　　輔酶。輔酶是酶起催化作用所必需的小分子有機物質，能加速化合物的轉化。輔酶直接參與化學反應。如果把酶理解為一個拆卸工人，輔酶則相當於它的助手或者拆卸工具，在化學反應過程中，輔酶保持不變並進一步參與反應。

　　礦物質。人的體重中約有4%來自礦物質，礦物質主要由金屬元素構成。人體內的礦物質主要與其他元素結合，例如骨骼中的磷酸鈣，少數以游離形式存在。礦物質過量會產生一定毒性。

　　礦物質分類（常量與微量）。礦物質分為常量元素和微量元素，前文說過礦物質重量約占人體體重的4%，在這4%中，占比較高的礦物質就是常量元素，占比較低（需要量少）的則是微量

元素。FAO以及WHO將微量元素分為三類：第一類是人體必需的微量元素，包括鐵、碘、鋅、硒、銅、鉬、鉻、鈷八種；第二類為人體可能必需的微量元素，包括錳、矽、鎳、硼、釩五種；第三類則是具有一定潛在毒性，但在較低劑量時人體可能必需的微量元素，如氟、鉛、鎘、汞、砷、鋁、鋰、錫八種。

礦物質的來源。食物營養素的消化吸收場所主要是小腸。對於礦物質來說，動物性食物來源的礦物質更容易被小腸吸收。除了鎂之外，動物性食物通常都含有大量礦物質，一部分原因在於植物性食物通常含有較多的膳食纖維，比在一定程度上會影響礦物質（如鈣、鐵、鎂、磷）的消化吸收；另一部分原因在於有些含有礦物質的植物性食物本身吸收、利用率就偏低，例如菠菜的鈣吸收率僅有5%左右。

礦物質的相互作用。絕大多數的礦物質分子量基本相等，在消化吸收過程中出現「競爭關係」。例如鈣和鋅在吸收過程中就存在競爭關係，銅和鋅有拮抗作用，鋅影響銅吸收，鐵影響鋅吸收，鈣、磷、鎂影響鐵吸收。

不用過於擔心礦物質的相互作用，只有攝入量達到一定的程度，一種礦物質才會對另一種礦物質的吸收產生很大的影響。如果要吃補劑，可以分餐補充。

19.7　認識微量營養素

下面透過一張表帶大家認識微量營養素（見表19.1）。

表19.1　微量營養素（維生素與礦物質）

營養素名稱	功能	與運動表現的相關性	膳食來源（食物）
維生素A（脂溶性維生素）	保護視覺和上皮組織等，主要儲存在肝臟部位，植物中不含有已形成的維生素A，但有類胡蘿蔔素，例如β-胡蘿蔔素是一種抗氧化劑	目前尚無證據證明額外補充維生素A有助於運動表現的提升，並且短時間內維生素A攝入不足，不會出現明顯的缺乏症表現。維生素A攝入過量可導致肝損等問題	肉類、禽蛋類、動物肝臟、魚肝油、牛奶以及乳製品，類胡蘿蔔素常見於綠葉蔬菜、橘紅色的水果等

營養素名稱	功能	與運動表現的相關性	膳食來源（食物）
維生素K（脂溶性維生素）	又叫凝血維生素，促進凝血，體內儲存量較少，主要儲存在肝臟中	目前沒有證據表明維生素K和運動表現有相關性	綠葉蔬菜、水果、肉類以及粗加工的穀物製品
維生素B₁（水溶性維生素）	是能量代謝（蛋白質和碳水化合物）中的輔酶，協助化學反應	尚無定論，證據有限	豆類、穀物（粗加工穀物）、動物肝臟、動物腎臟、肉類、蔬菜、水果、蛋黃、葵花籽等。葉酸缺乏會導致維生素B₁吸收障礙，過量飲茶和飲酒會降維生素低B₁的吸收、利用
維生素B₂（水溶性維生素）	有氧能量代謝中，維生素B₂在粒線體電子傳遞過程中作為輔酶	影響有限，膳食中嚴重缺乏維生素B₂的受試者，補充維生素B₂會提升運動表現	廣泛存在於各類食物當中，肉類、動物肝臟、乳製品、豆類、穀物（尤其是粗加工穀物）、蔬菜、禽蛋類等。過量的酒精、咖啡、銅、鐵、鋅離子會影響維生素B₂的吸收
菸鹼酸（水溶性維生素）	參與多種氧化還原反應（三羧酸循環、葡萄糖酵解、酮體生成、胺基酸代謝），最初以氧化尼古丁獲取，有可能菸鹼酸的名稱因此獲得	尚無證據表明增加菸鹼酸的攝入量會提升運動表現，但有少量證據顯示過量攝入菸鹼酸有可能影響脂肪氧化以及有氧耐力	通常富含蛋白質的食物都是菸鹼酸的主要來源，一些粗加工的穀物、蔬菜中也含有菸鹼酸。蛋白質攝入增加時，菸鹼酸的攝入可相應減少，因為色胺酸在體內可轉化成菸鹼酸，平均每60毫克色胺酸可轉化為1毫克菸鹼酸
泛酸（水溶性維生素）	它是輔酶A的組成部分，對於三羧酸循環和糖質新生意義較大	目前尚無證據表明增加泛酸的攝入量與運動能力提升有關係	肉類、粗加工的穀物類、動物腎臟與心臟、綠葉蔬菜、堅果類、鮮蘑菇、紫菜等

營養素名稱	功能	與運動表現的相關性	膳食來源（食物）
維生素B$_6$（水溶性維生素）	蛋白質和碳水化合物（胺基酸和糖原）氧化時的輔酶，長期、過量補充維生素B$_6$可能引起血小板聚集和形成血栓	目前尚無證據表明多攝入維生素B$_6$會提升運動表現，如果有氧耐力運動增加（如減脂控制熱量時），可以適當增加維生素B$_6$的攝入量（每日1.5～2.3毫克）	肉類（白肉中含量較高）、動物肝臟、禽蛋類、粗加工的穀物（尤其是小麥）、蔬菜、堅果等。通常動物性食物來源的維生素B$_6$利用率優於植物性食物來源。增加蛋白質攝入可能會引起維生素B$_6$的相應降低，一般建議的適宜比值是，0.016毫克維生素B$_6$／1公克蛋白質
生物素（水溶性維生素）	又稱為維生素H、輔酶R等，屬於維生素B群，是參與胺基酸代謝與糖質新生的輔酶	目前尚無證據表明增加生物素的攝入量對運動能力有提升	禽蛋類、動物肝臟、豆類、綠葉蔬菜、堅果類、粗加工的穀物等
葉酸（水溶性維生素）	作為一種輔酶對胺基酸、DNA的合成十分重要，同時也能促進細胞的生長、修復	目前尚無證據表明額外增加葉酸的攝入量會提升運動表現	綠葉蔬菜、水果、動物肝臟與腎臟、禽蛋類。維生素C、鋅、葡萄糖可以幫助葉酸吸收。過量補充葉酸（超過350毫克）可能會影響鋅吸收
維生素B$_{12}$（水溶性維生素）	唯一有金屬元素的水溶性維生素，與葉酸共同參與血紅蛋白的形成，在體內以兩種輔酶的形式存在，甲基B$_{12}$和輔酶B$_{12}$	目前尚無證據證明額外增加維生素B$_{12}$的攝入有助於提升運動表現，純素食者容易缺乏維生素B$_{12}$，攝入量過少風險較大	主要存在於動物製品中，如牛奶、乳製品、禽蛋類、魚類，蛋奶素食者一般不用擔心缺乏維生素B$_{12}$。一般來說，即使膳食中不含有維生素B$_{12}$，體內儲存量也可以維持6年的時間

營養素名稱	功能	與運動表現的相關性	膳食來源（食物）
維生素C（水溶性維生素）	可以抗氧化，參與合成5-羥色胺、兒茶酚胺和肉鹼。一般來說健康人群體內維生素C儲備約為1500毫克，峰值為3000毫克。過量攝入維生素C會導致草酸鹽排泄量增加，可能會導致泌尿系統結石	補充維生素C對運動能力的影響研究已經有幾十年了，目前學界尚無統一的有效結論。目前僅證明維生素C攝入不足的人群，透過增加維生素C的攝入量，可以提升運動表現	廣泛存在於蔬菜和水果中，如橘子、柚子、柳丁、奇異果、草莓、番茄、花椰菜等。維生素C的攝入量會影響吸收率，攝入量為30～60毫克時，吸收率高達100%，當攝入量增加到1500毫克時，吸收率幾乎下降一半
維生素D（脂溶性維生素）	用於維持血漿中鈣和磷的濃度穩定，利於鈣的吸收和利用，骨骼礦物質化、肌肉收縮、神經傳導等，主要儲存在肝臟部位。目前已知的維生素D族至少有10種，我們比較熟知的是維生素D_2（麥角鈣化醇）和維生素D_3（膽鈣化醇），它們的作用機制相同	有部分研究顯示，運動表現接近峰值時，體內維生素D濃度也達到峰值；體內維生素D濃度較低時，運動表現也會下降。維生素D過量可引起高鈣血症，並且可導致軟組織鈣化以及腎結石	禽蛋類、深海魚類（如金槍魚、鮭魚、鯡魚）、貝類（如牡蠣）、蝦類富含維生素D
維生素E（脂溶性維生素）	通常維生素E也被稱作生育酚，但α-生育酚只是維生素E中八個同分異構體中的一個，只不過生育酚被認為最具生物活性，主要作用是抗氧化。維生素E主要儲存在全身脂肪組織中，肝臟和肌肉中的儲存量略少，血液中維生素E主要分布在脂蛋白中	大部分實驗顯示額外增加維生素E的攝入對運動表現的提升沒有作用。有部分研究顯示額外增加維生素E的攝入有助於提高最大攝氧量。絕大多數實驗針對高海拔的運動項目。同時有部分實驗證明維生素C和維生素E同時補充時，有助於減少氧化應激的產生，但是具體機制尚不明確	植物油，如花生油、橄欖油、芝麻油、菜籽油等，水果，如蘋果、奇異果等，蔬菜，如蘑菇、芹菜、菠菜等，堅果類，肉類等。橄欖油、瓜子油、胚芽油含有RRR-α-生育酚，玉米和大豆中主要含有γ和δ生育酚

營養素名稱	功能	與運動表現的相關性	膳食來源（食物）
膽鹼（維生素B群）	肌酸、磷脂、乙醯膽鹼的重要組成部分	初步研究認為，在時長較長的運動項目中，補充膽鹼有助於提升運動表現	動物肝臟、禽蛋類、蘑菇、綠葉蔬菜、貝類、魚類。膽鹼耐熱，高溫烹飪對它的影響較小
鐵（礦物質）	對氧氣的輸送和利用十分關鍵，鐵是紅細胞的主要成分，鐵是肌紅蛋白的重要組成部分（占比5％左右），30％的鐵儲存在組織中，70％的鐵參與有氧代謝	補充鐵對於功能性鐵缺乏的人有提升運動表現的作用。功能性鐵缺乏表現為血清鐵蛋白下降，紅細胞鐵含量降低。定期進行耐力訓練的人，尤其是女性（特別是運動員）應該注重鐵的補充，女性月經期30～60毫升的血液流失會導致15～30毫克的鐵流失	富含鐵的食物大多是動物性來源，如牛肉、禽蛋類、金槍魚、牡蠣等，植物性來源如菠菜、豆類。植物性食物來源的鐵元素通常是三價鐵或者非血紅素鐵，吸收率為2％～10％，動物性食物來源的鐵元素通常是二價鐵或血紅素鐵，吸收率為10％～35％。整體來說，鐵的吸收量約占攝入量的15％，肉類蛋白質和維生素C可以促進非血紅素鐵的吸收，胃酸減少、茶或者咖啡中的多酚類攝入過量，以及草酸或者其他礦物質（鋅、鎂、鈣）補充過量都會影響鐵的吸收
鎂（礦物質）	鎂參與體內多種代謝，包括促進葡萄糖在血液中運輸形成肝糖原和肌糖原，以及參與能量代謝中葡萄糖、脂肪和胺基酸的分解	關於補充鎂對運動表現的提升，目前的研究並無統一結論。一次高強度的無氧運動後，鎂的流失會增加，但在第二天會恢復到之前的水準。有限的研究認為以糖酵解供能為主的訓練可能需要更多的鎂	海苔、堅果類（如杏仁、芝麻、核桃等）、海產品、粗加工的穀物和乳製品等

營養素名稱	功能	與運動表現的相關性	膳食來源（食物）
鋅（礦物質）	鋅（含有鋅的酶）參與能量代謝和氣體交換	缺乏鋅會影響運動表現，在不缺乏鋅的前提下，額外補充鋅對運動表現沒有提升作用，並且鋅元素攝入過量會影響銅和鐵的代謝	肉類、海鮮、豆類、粗加工的穀物都含有豐富的鋅。維生素D可以促進鋅的吸收，植物性食物中通常含有植酸、鞣酸以及膳食纖維，不利於鋅的吸收
銅（礦物質）	幫助非血紅素鐵形成血紅蛋白，參與鐵的代謝以及有氧能量的產生	沒有確切證據證明缺乏銅會影響運動表現	動物內臟、堅果類、豆類、粗加工的穀物。銅的吸收率受膳食銅攝入量的影響，膳食中銅攝入量增加，吸收率則下降，膳食中蔗糖、果糖、維生素C、鋅、鐵、鉬攝入過多時會影響銅吸收
鈣（礦物質）	人體內含量最為豐富的礦物質，和磷結合形成骨骼和牙齒。離子形式的鈣在肌肉活動、神經傳導、血液凝固、跨細胞膜轉運等方面有著重要的作用	充足的鈣對骨骼健康有著重要的作用。有動物實驗證明，肌肉細胞中鈣離子平衡發生改變有可能會影響肌肉疲勞，目前沒有證據表明額外增加鈣攝入有助於運動表現的提升，但鈣的攝入不足則有可能增加骨質疏鬆的風險。適度攝入維生素D有助於鈣吸收，過量攝入肉類、含咖啡因的飲料、酒精、鹽則會影響鈣吸收	牛奶、乳製品（如乳酪、優酪乳）、花椰菜、菠菜、杏仁、魚類。鈣的補劑通常不會引起腸胃不適，但葡萄糖酸鈣、碳酸鈣通常有可能會引發便秘，尤其針對胃酸濃度較低的人群（如老年人），另外很多人在購買補鈣產品的時候通常忽略了鈣的實際含量，只關注補劑的整體鈣含量，通常碳酸鈣製劑每份含鈣40%，檸檬酸鈣製劑每份含鈣21%，葡萄糖酸鈣製劑每份含鈣9%

營養素名稱	功能	與運動表現的相關性	膳食來源（食物）
磷（礦物質）	參與能量代謝與能量緩衝，是人體內三磷酸腺苷、磷酸肌酸的主要成分	目前大部分實驗證明額外補充磷對有氧和耐力運動表現的提升沒有幫助	肉類、禽蛋類、堅果、豆製品
硒（礦物質）	可抗氧化，參與甲狀腺激素的代謝	目前尚無證據表明增加硒的攝入可以改善運動表現	肉類、動物肝臟、海產品、粗加工的穀物、花椰菜。植物性食物中的硒含量主要取決於土壤中的硒含量
鉻（礦物質）	加強胰島素的作用（調節糖代謝）	動物實驗表明，補充鉻可以降低動物在應激狀態下血清的皮質醇濃度，目前對於鉻可以改善運動表現的結論存在爭議，同時缺少足夠的證據證明，鉻對健康人群的糖原恢復、運動表現改善有幫助	粗加工的穀物、肉類和貝類，少量存在於水果和蔬菜中。維生素C可以促進鉻吸收
鈉（礦物質-電解質）	一種細胞外的陽離子，占細胞外陽離子總量的90%。體內鈉的重量占總體重的0.15%，骨骼中也含有鈉，細胞內液中的鈉含量較低。鈉的陽離子對應陰離子構成滲透壓，用於保持體液平衡以及肌肉收縮、神經傳導	大量出汗、低鈉飲食、腹瀉等體液流失的情況可能導致體內鈉含量過低，甚至出現低鈉血症，但低鈉血症的發生率很低。正常訓練導致的出汗，哪怕體重下降2%左右（出汗造成）時，絕大多數人透過額外補充一點兒鹽即可恢復鈉水準	鹽（氯化鈉）以及絕大多數食物都含有鈉
鉀（礦物質-電解質）	一種細胞內的陽離子（約占總量的98%），具有體液調節的作用（維持體內滲透壓），說明糖原儲存和葡萄糖轉運以及ATP的產生	鉀缺乏通常發生在患某些疾病或者是長期禁食的人身上，正常進食不容易發生鉀缺乏。高溫下長期運動或持續長時間運動且出汗量較多的人可以考慮適度補鉀	絕大多數食物中都含有鉀，主要存在於蔬菜和水果中，豆類也含有鉀，含鉀較高的食物有紫菜、黃豆、香菇（冬菇）

營養素名稱	功能	與運動表現的相關性	膳食來源（食物）
氯（礦物質-電解質）	鈉、鉀、氯主要以電解質的形式存在於體液中，用於體液調節、神經傳導以及肌肉收縮，同時氯也參與胃液中胃酸的形成。氯離子和鈉離子是細胞外液中維持滲透壓的主要離子，鈉、鉀、氯在平衡細胞內、外液體環境之間的營養物質和代謝廢物交換中起到重要作用	腹瀉、出汗、嘔吐、腎功能病變、使用利尿劑等會造成氯的流失，但正常飲食的人往往很難缺乏氯，通常我們的攝入量都是大於實際需求的	食鹽（氯化鈉）
其他礦物質	錳、硼、釩、鈷、氟、碘、鉬都具有一定的生理功能，但目前研究較少		

19.8　AIS運動補劑綱要

實際上從出現補劑的那天開始，就充斥著各種誇大宣傳的廣告，很多消費者無法自主判斷一個補劑真正的作用，所以AIS補劑分類更像是幫助你了解補劑的一個指南。

AIS指的是AIS澳洲體育學院，其從功能、形式、獲取方式以及對聲稱的作用科學評價等幾個方面為補劑做了分類，這樣做的好處是可以讓運動員更好地了解這類商品，避免發生錯誤服用的情況。新版的AIS補劑分類基本上已經將C類補劑取消，將原有C類補劑劃分到了B類中。本質上B類和C類都屬於缺乏學界共識的補劑，按照AIS原有評價，C類中的補劑支持證據更少。另外，ISSN（國際運動營養協會）依舊按照一類、二類、三類區分補劑，定義方式與表19.2所示一致。

如果你詳細看表19.2不難發現，益生菌在改善腸道健康方面可以被劃分為A類，但在提高免疫力方面則被定義為缺乏足夠的證據的C類，未來我們不排除某些補劑在某個方面的作用得到學

界共識，從而「升級」的可能性，但一個補劑的升級並不能僅僅看它的分類，而要看它的「功效」。

補劑分類中A類只針對聲稱的功能和實際功能相符的補劑，例如蛋白粉聲稱可以補充蛋白質，它確實可以補充蛋白質，這就是聲稱功能和實際功能相符。

表19.2　補劑分類等級和包含的產品

補劑分類等級和使用說明	分類等級中包含的產品
A類：被認可的補劑 定義和解釋：可以為運動員提供膳食營養，並且及時補充該膳食營養或者營養素、能量，或者有科學實驗表明，在運動的情況下，按照特殊方法使用對運動能力提升有幫助	運動飲料、液態（流質）膳食補充劑、能量膠、運動棒（蛋白棒、能量棒、堅果棒等）、咖啡因、肌酸、檸檬酸鹽和碳酸氫鹽、抗氧化劑（維生素C、維生素E）、電解質類產品、複合維生素以及礦物質補劑、補鐵類產品、補鈣類產品、維生素D、益生菌（改善腸胃健康方面）
B類：可以考慮的補劑 定義和解釋：缺少足夠的科學證據證明其有用，例如可以改善健康或者提升運動能力，但是運動員和教練仍舊對它感興趣，同時有些產品出現的時間太短，具體「功效」還在研究中，有些則是有少數初級研究認為它可能有益處	β-丙胺酸（新版已經是A類）、麩醯胺酸、HMβ（β-羥基-β-甲基丁酸）、牛初乳、益生菌（提升免疫力方面）、核糖、褪黑素、胺基葡萄糖（胺糖、葡萄糖胺）
C類：沒有足夠科學證據證明其有效的補劑 定義和解釋：基本包括大部分補劑廣告中的產品，透過各種管道直接或者間接向健身愛好者宣傳、出售，但尚未有效確鑿的證據證明其有宣傳中聲稱的作用 秉著科學的態度，儘管無法直接聲稱它沒用，但也沒有直接科學證據證明它有用，在這樣的前提下，所有對運動有益的說法都源自品牌方的宣傳	胺基酸、左旋肉鹼、甲基吡啶鉻、冬蟲夏草、紅景天、輔酶Q10、穀維素、人參、肌酐、一氧化氮增強劑（精胺酸、AAKG等）、富氧水、丙酮酸鹽、ZMA等
D類：被禁止的補劑 定義和解釋：這類補劑絕大多數被反興奮劑組織禁止，或者在使用中存在健康風險，或者會影響興奮劑檢測的結果	雄烯二酮、脫氫表雄酮（DHEA）、去甲基雄烯二酮、去甲基雄烯二醇、蒺藜皂　和其他促睾酮類補劑、麻黃等

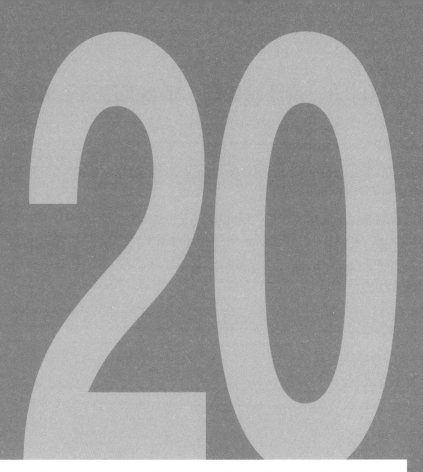

20

你可能想了解的問題

20.1　剛開始鍛鍊，應該減脂還是增肌

第一，不要想太多，直接開始鍛鍊。

如果你有規律地開始鍛鍊了，那麼從你系統地、有規劃地運動那一刻開始，你的肌肉在增加，你的脂肪也在減少。

第二，看看自己的BMI，它的計算方式是體重（公斤）除以身高的平方（公尺），得出結果後參考下面的數值。

成人的BMI

> 體重過低：BMI＜18.5。
>
> 體重正常：18.5≦BMI＜24。
>
> 超重：24≦BMI＜28。
>
> 肥胖：BMI≧28。

例如一位成年男性體重是80公斤，身高1.7公尺，那麼他的BMI為：80除以1.7的平方，結果約為27.7，對照結果，這位成年男性超重。

儘管BMI並不能百分百體現一個人的肥胖程度（尤其不適合運動員），但對於非運動人群來說，它的結果還是具備一定的參考價值。如果你的BMI在超重或者臨界超重數值，那麼你在訓練的同時要額外注意飲食結構。

第三，如果你不相信BMI，可以對著鏡子看下自己的腹部，一般看不見腹肌的話，皮下脂肪一般都大於等於20%，想要看到腹肌，男性皮下脂肪一般要保持在15%。

第四，不要太過於糾結自己是需要減脂還是增肌，本質上來說，你只要做阻力訓練，那就是在增肌。對於絕大多數人來說，有規律地訓練，只是在保持健康體脂下慢慢增肌。

20.2　你是「真瘦」還是「假瘦」

偏瘦人群大致上分兩種，一種是真的很瘦，一種則是體重很輕但身體脂肪並不少。

哪類人是真的很瘦呢？這類人就是之前說過的類型——「怎麼吃都不胖」，在此不贅述，並且這類人實際上很有健身的「天賦」，因為他們不用費很大力，就可以維持較低的體脂，並且形體看上去更符合現代健身人群的審美。

另一種情況則是，體重很輕，但體脂率不低，這類人往往看上去不胖，BMI甚至正常或者偏低，但身體脂肪比較多，還有的體檢報告顯示有脂肪肝、血脂高等問題。本質上來說，這類人群的通病就是缺乏運動，飲食也極其不規律，常見的有各類熬夜加班的工作人員，需要做的除了增強鍛鍊之外，還要規律飲食，減少攝入超加工食物，少喝含糖飲料，儘量保持良好的睡眠。

健身愛好者的飲食結構和普通健康人群並無巨大差異，從熱量消耗來看，增加了運動之後只是增加了運動所產生的熱量消耗。大部分人在健身房訓練一次所消耗的熱量並不多，如果非要採用一種飲食結構，那麼地中海飲食結構即可。實際上地中海飲食結構就是以粗加工食物為主，多吃新鮮蔬菜、適量水果和堅果，蛋白質來源豐富，並且混合一定比例的豆類。

有些比較不科學的建議，會讓一些偏瘦的人先增肥，不管增的是肌肉還是脂肪，先長胖再說。這是很沒道理的說法，脂肪的增長和肌肉沒什麼關係，而且不論你以前多瘦，肥胖就是肥胖，面對減肥的時候，難度都是一樣的。

20.3　新手「福利期」

剛開始健身時進步會非常快，這一時期被稱為新手的「福利期」。如果你處於青春期，那麼進步和收益會更大，主要原因是這個階段身體的內分泌數值比較高，這對於增肌和提升運動能力來說無疑是很好的，成年後內分泌數值趨於正常值。即便你不處

於青春期，新手福利期也是客觀存在的，因為身體接收到了外部環境的改變（你進行力量訓練），所以內部環境為了維持穩定，在逐漸適應外部環境的變化。一般來說，大約2個月以後變化開始變緩，沒有鍛鍊過的健身人群，度過新手福利期之後，進步會隨著訓練年限的增長越來越慢。

不論你是減脂還是增肌，都有這個過程。例如減脂，剛開始稍微動一動，飲食稍微控制一下，體重下降就會很明顯，兩三個月以後基本就停滯不前，很多人會醉心於開始的資料變化，面對變化緩慢時心態就會產生變化，甚至就此放棄。

其實大可不必，人體有兩個生理功能，一個是應激性，另一個是適應性。人體面對環境改變的時候，始終會應激，但最終都會適應，這也是人類能夠在自然界中存活下來的原因之一。怎麼理解應激和適應呢？以跑步為例，你第一次跑步，感受肯定是不好的，你的體能不佳、氣息不穩定，乃至於第二天肌肉痠痛，實際上這都屬於應激性反應。只要你有規律地繼續跑步，那麼身體就會據此做出調整，慢慢地你就會發現，自己不會像剛開始那樣氣喘吁吁了，甚至還可以在原有基礎上增加一些強度。

訓練中的進步也是這樣的，面對某個強度，逐漸適應這個強度，適應後再面對新的強度，然後逐漸適應新的強度，這就是進步。所以，無論你是減脂還是增肌，強度都是循序漸進增加的，而且你要認清一個基本的事實——進步肯定是逐漸變緩的，只要努力的方向是對的，那麼進步是遲早的事。健身都是以年為單位計算的，需要養成運動習慣，而且運動這件事，一旦主動放棄，那麼退步是必然的。

20.4　新手如何入門

在這裡，我們講的是習慣的養成，目的在於增強你的內部動機，最終讓你發現運動的樂趣，而不是衝動鍛鍊。

開始鍛鍊之前，先客觀評估一下自己的運動時間成本，我之所以強調「客觀」，是因為很多人都會高估自己的運動熱情，也

就是衝動鍛鍊，要知道運動產生的疲勞很容易影響工作和生活。如果實在不知道怎樣開始，那就從每週2次鍛鍊，每次運動1個小時開始。

運動的時間成本慢慢疊加是一種不錯的選擇，讓身體逐漸產生適應性，這對運動心理也是有好處的。很多人開始鍛鍊時就安排一週四到五次訓練，甚至安排得更多，儘管看上去很努力，但這種運動計畫一旦無法堅持，就很容易影響內部動機。例如因為沒有鍛鍊，或者鍛鍊次數減少而產生很強的焦慮情緒。所以正確的鍛鍊應該是慢慢融入生活，並且讓自己的機能更好，精力更充沛，精神面貌更好。

20.5 幾分化訓練更好

對於新手來說，運動的時間成本中，包含了學習成本。

有些器械的學習成本很低，例如跑步機、橢圓機，雖然使用不當會出現傷病問題，但是機率並不高。有些器械的學習成本則比較高，這裡包括固定器械和自由重量的器械，總之你在安排分化訓練之前，需要一段時間來學習動作，而且在熟練掌握動作之前，不要盲目增加重量。

在訓練前重視熱身和動態伸展，訓練中也不要自尊心作祟，盲目地以變形的動作做大重量訓練，請記住，練好了很難，但是練傷很容易。分化訓練實際上就是在一個週期內把身體的肌肉練完，如何安排分化訓練，其實是很靈活的事，應該根據自己客觀的情況進行安排。表20.1為三分化訓練示例。

表20.1　三分化訓練示例

日期	週一	週二	週三	週四	週五	週六	週日
訓練安排	胸	背	腿	休息	胸	背	腿

這樣的安排，一週針對同一個部位的鍛鍊可以循環兩次，也就是鍛鍊兩次，中間休息一天，時間成本也比較高，並且很多人一週鍛鍊兩次腿，可能無法高品質完成。假定一個人一週有4次

訓練時間，如何安排計畫呢？常見的就是鍛鍊一個目標肌群加一個主要協同肌群，例如鍛鍊背部時肱二頭肌是主要的協同肌群，所以這兩個部位可以一起鍛鍊，既鍛鍊了背部，又鍛鍊了協同肌群，訓練安排如表20.2所示。

表20.2　訓練安排一

日期	週一	週二	週三	週四	週五	週六	週日
訓練安排	胸、肱三頭肌	背、肱二頭肌	腿、腹部	休息	三角肌、上胸	休息	休息

如果你覺得這樣安排還不夠的話，也可以單獨訓練一天，如表20.3所示。

表20.3　訓練安排二

日期	週一	週二	週三	週四	週五	週六	週日
訓練安排	肱三頭肌	背	休息	腿	三角肌	肱二頭肌	胸

總之，訓練的安排是很靈活的，表中舉例的都是以一週為單位的訓練安排，你也可以3天一個循環——胸、背、腿，然後休息1～2天，再鍛鍊小肌肉群，或者大肌肉群與一個協同肌群。總之，分化訓練並不是一成不變的，計畫安排時主要考慮兩個因素。

- 你的時間成本。
- 你整體的計畫以及恢復情況。

你也可以將弱項部位在循環中安排2～3次訓練，例如三角肌薄弱，那麼練胸時，可以作為協同肌群練一次，但是胸部動作主要鍛鍊三角肌前束和中束，練背的時候，可以增加一次三角肌後束的訓練，因為後束幾乎參與了所有背部的動作，然後再拿出一天單獨練三角肌。而且計畫並不是一成不變，例如你預計休息一天，結果身體並沒有恢復，這時候可以延長一天休息的時間。

20.6　決定力量大小的因素是什麼

骨骼肌的橫截面積。骨骼肌就是大部分人概念中的肌肉，增肌的過程其實就是肌纖維不斷肥大的過程，肌纖維越粗，橫截面

積越大，力量就越大。但是骨骼肌橫截面積與力量的關係並不適用於羽狀肌（肌纖維傾斜著排布在肌腱上，看上去像羽毛，例如股直肌、三角肌），因為羽狀肌的肌纖維走向同作用力的方向存在一個角度，俗稱為羽狀角，在這種情況下除了考慮骨骼肌的橫截面積，還應該考慮羽狀角，羽狀角越大，產生的力也就越大。

肌纖維數量和類型。肌纖維數量決定了骨骼肌橫截面積的基礎，肌纖維數量很大程度由基因決定，也就是先天決定。肌纖維大致上分為兩類——白肌纖維和紅肌纖維。不同類型的肌纖維可以直接影響肌肉收縮，白肌纖維的收縮力比紅肌纖維要大，因此白肌纖維多的人通常力量也大。也可以這樣理解：白肌纖維負責肌肉力量，紅肌纖維負責肌肉耐力。

肌肉的收縮。肌肉收縮大致分為三種類型：向心收縮、等長收縮和離心收縮。

肌肉在收縮的時候長度不變就是等長收縮，肌肉的等長收縮通常出現在我們維持某一個姿勢時。

當肌肉收縮時候，肌肉的長度縮短就是向心收縮，例如啞鈴彎舉時，前臂彎曲，啞鈴被舉起，這個時候肱二頭肌收縮隆起到最大，同時變短。

肌肉在收縮的時候產生張力的同時被拉長就是離心收縮，例如逐漸下放手臂的時候，肱二頭肌被拉長，這時就是離心收縮。

三種肌肉收縮力量的對比。不考慮每個人身體比例、關節力矩等，肌肉產生的力量大小取決於肌肉收縮的類型和肌肉收縮的速度。假定同一塊肌肉在收縮速度相同的條件下，離心收縮產生的力量最大。離心收縮前拉長肌肉，使其在收縮前被拉長後迅速收縮也會影響力量（如先做離心式拉長，再做向心式收縮）。例如跳高、跳遠的過程中，並不是直接完成向心收縮，而是需要先進行下蹲，然後起跳，使肌肉拉長後迅速縮短，以增強向心收縮力，增加彈性能量，這在很多體育項目中存在。

神經因素。神經調控著肌肉的活動，在一項運動當中，神經可以調動的肌纖維數量越多力量則越大，那麼如何能讓神經調動更多的肌纖維呢？在日常生活中，當我們面對一項陌生的工作、

勞動、運動時，在初始階段都會顯得笨手笨腳，當你熟練掌握動作之後，就不會出現新人常犯的錯誤，從「萬事開頭難」到「熟能生巧」期間，發生的變化有一部分要歸功於神經調動。一些研究發現，不經常運動的人群通常只能調動肌肉中69%的肌纖維參與收縮，而那些健身老手則可以調動肌肉當中90%以上的肌纖維參與收縮。肌力較大的人肌肉收縮時可以募集更多運動單位（可以理解為肌纖維），並且運動單位體積較大，同時由於動作熟練，所以刺激頻率也更快。

狀態，興奮狀態。即使你是健身老手，但當你狀態不佳的時候力量水準也無法達到峰值，所以訓練前的狀態對力量是有絕對影響的。興奮的狀態有助於募集更多的運動單位，也就意味著參與興奮的神經元增加，這也是為什麼一些運動員會違規使用「興奮劑」。當然，我們可以透過合法的管道讓自己興奮起來，例如攝入含有咖啡因的飲料，或者聽一些自己喜歡的音樂等。

肌糖原。力量訓練以磷酸原供能和糖酵解能量系統為主，所以肌糖原的儲備在一定程度上會影響力量的大小。

自身的比例。每個人的骨骼比例有差異，做不同運動時骨槓桿比例也有差異，例如腿長的人短跑肯定比腿短的人有優勢，手臂短的人做臥推肯定比手臂長的人有優勢。

體重。體重對力量的絕對影響尚存爭議，傳統觀點認為體重較大的人更具備力量優勢，但這種認知也存在局限性，例如體重大的人可能絕對力量具備優勢，但是相對力量可能不具備優勢。

20.7 選擇大重量還是多次數

力量訓練又稱為抗阻訓練，今天大多數抗阻訓練的制定，都依據了最大重複次數，也就是RM（Repetition Maximum）。例如你做深蹲，最大完成重量是100公斤完成一次（不能繼續重複），那麼這就是1RM。

一般來說，3～5RM為大強度，9～10RM為中等強度，15～18RM為低強度，這個強度是相對於你個人負載的重量來說的，

並不是指整個訓練計畫。

　　很多健身愛好者鍛鍊的目的是增肌，而對增肌來說，力量訓練必不可少，所以你肯定要進行1~5RM的力量訓練。例如5×5的訓練計畫，通常以增加力量為主，而肌肥大則是集中在8~12RM。對增肌來說，再高頻次的試舉次數，通常放在熱身階段，當然你也可以做20RM左右的訓練，這對於肌耐力也是一種鍛鍊。

　　讀到這可能你會想，直接做8~12RM的訓練不就可以了嗎？其實不然，力量訓練是必須做的，因為肌肉是力量的副產物，例如你剛開始訓練時，5RM可能是80公斤，但進行了一段時間的訓練，可以用100公斤完成5RM了，力量增強了，肌肉肯定也會增長，只是大重量試舉使力量增強得更快，不代表不長肌肉，同樣由於你力量增強，完成8~12RM的重量也會上漲。所以單純說增肌，你在整個訓練週期，基本上各種RM都要嘗試。你也可以在整個訓練週期單獨做力量訓練，安排大肌群和協同肌群訓練時，可以只做大肌群力量訓練，也可以只做大肌群的肌肉鍛鍊（健美式肌肥大訓練），協同肌群訓練可以不變。

　　下面提供了訓練大肌群和協同肌群的安排示例（表20.4）。

表20.4　大肌群和協同肌群訓練示例

訓練肌群	胸大肌與肱三頭肌	訓練肌群	胸大肌與肱三頭肌
大肌群訓練（健力式）	熱身後正式組：平板臥推3RM，3組（組間歇5分鐘左右）	大肌群訓練（健力式）	熱身後正式組：上斜啞鈴臥推8~12RM，4組（組間歇1~2分鐘） 平板史密斯臥推8~12RM，5組（組間歇1~2分鐘）
協同肌群訓練	雙槓臂屈伸，8~15次，5組（組間歇1分鐘左右） 肱三頭肌直桿臂屈伸，8~12RM，5組（組間歇1分鐘左右） 繩索臂屈伸，8~12RM，5組（組間歇1分鐘左右）	協同肌群訓練	雙槓臂屈伸，8~15次，5組（組間歇1分鐘左右） 肱三頭肌直桿臂屈伸，8~12RM，5組（組間歇1分鐘左右） 繩索臂屈伸，8~12RM，5組（組間歇1分鐘左右）

20.8　組間歇多久合適

很多人訓練的時候習慣性地認為組間歇越短越好，有的教練甚至以學員累到筋疲力盡為榮。實際上組間歇是根據整體的訓練目標而設定的，組間歇的目的只有一個——恢復，從而更好地完成下一組。

組間歇恢復的其實是ATP，當你完成一組5RM的試舉，如果間歇不到1分鐘，面對同樣的重量，你可能很難完成同樣的試舉次數，即使完成了，下一組也很難維持同樣的負荷，因為ATP沒有恢復，並且盲目縮短間歇只會影響整體的訓練計畫。所以一般來說，力量訓練的間歇都是3～5分鐘，有的人在做1～3RM試舉時，甚至會休息更久，而試舉8～12RM的重量，組間歇通常不會超過3分鐘。

一般只有在肌耐力訓練以及心肺鍛鍊或者高階訓練的時候，才會採用短間歇甚至無間歇。

20.9　什麼是絕對力量和相對力量

日常生活中，我們經常見到各種「跨界」的比較。

舉重運動員可以舉起自己體重2倍的重量，那麼他和跳高運動員比跳高會是什麼樣的結果呢？本質上這就是絕對力量和相對力量的比較。

一個人可以舉起的最大重量就是絕對力量，就像舉重運動和健身房當中做的硬拉、深蹲、臥推一樣，例如你可以臥推100公斤，那麼100公斤就是你臥推的絕對重量，所以你可以把克服外界給你的最大阻力理解為絕對力量。而相對力量可以理解為克服自身的阻力，例如一個拳擊運動員在沒有任何額外負重阻力的前提下，迅速擊打沙袋的力量就是相對力量。跳高、跳遠、體操運動員的相對力量越大，彈跳的距離也就越遠。絕對力量的訓練可以幫助提高相對力量。

20.10　舉鐵會把肌肉練「死」嗎

　　肌肉被練「死」的想法主要源自於中國獨有的一種說法──「死肌肉」。

　　這種說法認為健美運動員等只是單純的肌肉肥大，並沒有力量，甚至一些格鬥教練、愛好者會因此排斥器械訓練，認為格鬥訓練是不需要器械訓練的，這種帶有偏見的認知顯然有些可笑。

　　表面來看，格鬥尤其是站立格鬥的擊技主要依靠相對力量，但絕對力量對相對力量是有影響的。器械訓練對肌肉力量、爆發力、肌肉耐力以及肌肉的功能訓練都有極大的幫助。發展至今，器械訓練體系已經十分完善，放棄器械訓練等於堵死了進步的路。

　　任何的運動都是涉及力量、耐力、速度、平衡、協調等的訓練，只是項目不同，側重點有差異。例如舉重運動員練馬拉松，對於成績沒有任何說明，因為舉重項目需要短時間內的爆發力，但進行肌肉鍛鍊對馬拉松有幫助，例如練習馬拉松時針對小腿蹠屈、背屈的訓練，可以幫助適應不同路面。

20.11　訓練計畫是否需要經常改變

　　其實訓練和進步的關係很簡單，一個訓練計畫就代表著一個挑戰，就像玩遊戲一樣，挑戰完成後，你就適應了這個訓練計畫，想要進步就要嘗試進行下一個挑戰。

　　很多人現階段的計畫一成不變，那說明基本待在舒適區。實際上訓練計畫的改變並不用很複雜，例如你試舉的重量增加、試舉的次數增加、訓練的先後順序改變。偶爾嘗試一種新的動作等都是訓練計畫的改變，都會促進你慢慢地進步。

20.12　為什麼有的人增肌很快

　　人與人之間是有差別的，有的人的確更容易增肌。

　　舉個例子，假定影響肌肉增長的基因有4個，那麼先決條件

是你必須同時擁有這4個基因，這僅僅是第一步。

那麼為什麼會增肌呢？因為你做了阻力訓練，你的外部環境發生了改變，這個時候身體為了適應外部環境的改變，就要讓你的肌肉更強健，所以它會發出信號，這個時候「增肌」相關的基因就會做出回應，有天賦的人增肌基因會回應得十分積極。

還有一個有趣的現象，人體內有一種蛋白質，它是由肌纖維所分泌出的，被稱為肌肉生長抑制素，就像它字面表達的意思一樣，它的作用就是抑制肌肉的生長，你可能會想為什麼人體會有這樣的東西出現。

當身體肌纖維出現問題的時候，附著在它周圍的「肌肉衛星細胞」（一種幹細胞）就被啟動工作，主要工作內容就是修復肌纖維。例如當你完成阻力訓練，可以想像一下一群「肌肉衛星細胞」在賣力地幫你增肌。儘管你希望更大限度地獲得肌肉，但對於人體來說如果一直這樣無休止的增肌是有風險的，甚至不排除會增加患腫瘤的風險，這時肌肉生長抑制素的作用就顯現了。

那麼如何能讓「肌肉衛星細胞」多工作，而肌肉生長抑制素少工作呢？答案其實很簡單，訓練就可以，尤其是肌肉鍛鍊，但有些人天生肌肉生長抑制素分泌就少。

有一種肌肉十分發達的牛——比利時藍牛，它身上健碩的肌肉，並不是經過特殊鍛鍊獲得的，而是基因缺陷導致這種牛幾乎不分泌肌肉生長抑制素。成年比利時藍牛的體重甚至可達一噸。

20.13　幾天沒鍛鍊，力量會減弱嗎

有些人休息一兩週，甚至幾天，就開始擔心自己掉肌肉、掉力量，對於大部分人來說，這種情況更像是心理問題。例如有的人第一次完成引體向上以後，十分擔心自己後面就不會這個技能了，於是見到單槓就想去試一下。這種擔心也能理解，但是要有自信，過度懷疑自己有的時候可能會影響你本身的發揮。

如果你堅持有規律地做力量訓練，那麼不用擔心自己的力量會減弱，如果你是新手練了一段時間，例如系統的力量增肌訓練

三個月，然後停止訓練三個月，那麼你的力量基本恢復到入門前水準。相較於新手來說，老手肌肉力量減弱則會緩慢一些，也就是說訓練時長越長，停訓以後力量減弱速度也就越慢，恢復訓練之後力量恢復也會越快。所以如果想保持力量不減弱，那麼力量訓練也需要堅持，起碼每週一次力量訓練。另外有研究顯示，如果放棄做力量訓練，轉而做以高次數為主的阻力負荷訓練，那麼力量會減弱。

20.14　深蹲可以促進雄激素（睪酮）分泌嗎

在有關深蹲的說法中，除了有名的「無深蹲不翹臀」之外，還有「深蹲可以促進雄激素（睪酮）的分泌」。

一些健身愛好者不喜歡深蹲，當他們感覺肌肉增長緩慢的時候就會想起「深蹲促睪」這一說法，於是乎產生了這樣的想法：是不是因為我沒有練深蹲，所以肌肉長得慢呢？

實際上不論是深蹲，還是其他力量訓練，甚至跑步這一類的有氧運動，都會讓睪酮濃度有所提升，只是力量訓練要優於跑步這類有氧運動。所以不論你做不做深蹲，只要做力量訓練或者運動，你的睪酮濃度都會提升，這種提升是應激性提升，當訓練結束後就會逐漸恢復到正常水準，但這並不意味著延長訓練時間就可以延長睪酮的分泌。

在運動階段，睪酮的數值是應激性提升，這就好比大腦在得知你處於運動狀態時，臨時「增援」了一些睪酮以配合運動，但「配額」是固定的，當睪酮增加到峰值之後會逐漸下降，所以運動時長過長反而不好，訓練過度之後睪酮數值恢復的時間也會延長。這也是為什麼反復強調提高訓練品質，在有效時間內高效完成訓練計畫，同時訓練（高效、有一定強度地訓練，而不是「划水」）的時間控制在一小時左右，不要訓練過度，訓練疲勞是會降低睪酮值的。

20.15　健身房的身體組成分析儀結果準嗎

不論是商業健身房中大型的身體組成分析儀，還是家裡用的體重秤，本質上用到的原理都是生物電阻分析法，這種分析身體成分的方法利用的是電極之間的弱交流電，透過人體體液導電，基於脂肪、肌肉等組織傳導速度的差異，從而分析身體成分。

體測結果一部分基於品牌方的軟體演算法，另一部分基於電阻資料，這種身體成分分析儀的優勢在於無創、風險很低，缺點在於誤差相對較大。所以結果只能當作一種參考。對於傳統商業健身房來說，身體組成分析儀更被當作一種營業工具。

影響生物電阻分析的主要原因是，人體水合情況與溫度環境。

水合情況可以簡單地理解為身體體液的情況，例如我們平時小便的時候發現尿液顏色偏黃，這說明身體水合情況不是很好，需要補充水，同時水分的多少也會影響電解質的濃度，從而影響體測的結果。例如一些教練會對比學員運動前和運動後的體測結果，將脂肪百分比大幅度下降歸功於一節課的訓練，其實真實的原因是運動導致體液流失（出汗），從而影響了體測結果，低估了脂肪百分比。反之，增加飲水量則有可能高估脂肪百分比，這也屬於生物電阻分析法的局限性。

除此之外，溫度也是影響體測結果的因素之一，在溫暖的環境中脂肪測量結果往往比寒冷環境中低。

另外產品觸點越多，結果相對更準確一些。一般商業健身房較好的身體組成分析儀差不多有8個觸點，普通的家用體脂秤一般有2～4個觸點。

總之，體測結果僅能當作一種參考。個人建議拍照記錄，這樣更直觀。

20.16　什麼是開握與閉握

閉握也叫鎖握，在做推和拉的動作中，拇指所呈現的狀態類似握緊拳頭，例如在抓握槓鈴的時候扣緊在槓鈴上的握法就是閉

握;如果拇指同其他四指在一個方向,則是開握。儘管有研究稱開握對腕關節壓力更小,但我個人建議還是採用閉握,尤其是新手。理由很簡單,閉握相對開握安全太多。

很多健身房的槓鈴桿品質並不高,好的槓鈴桿承重軸在插入槓鈴片後,使用槓鈴做推拉動作時,槓鈴桿不會跟著動作一起轉動,而品質一般的則不一樣了,槓鈴桿會跟著動作一起轉動。在做深蹲等動作時還好,但在做推和拉動作,尤其是推的動作(例如臥推)時,如果採用開握,極有可能造成槓鈴從手中滑脫。

另外,一些健身房未認真清洗過槓鈴設施,槓鈴桿上有太多油脂,在這種情況下即便是品質不錯的槓鈴桿,也極其容易出現摩擦力減小,使用時滑脫的危險。

20.17　選自由重量還是固定器械

固定器械相對來說更好掌握,因為軌跡是固定的,不用像自由重量那樣,用多關節控制重心、平衡,在練習階段還要兼顧協調性和發力,但我還是建議從自由重量的學習開始。

儘管自由重量的學習需要投入更多的時間成本和精力,但也正是因為難度更大,所以自由重量的動作熟練掌握以後,固定器械基本上都可以直接上手。

如果從固定器械開始學習,要注意調整座椅、手柄等的角度和位置,選擇適合自己的,因為固定器械運動軌跡也是固定的,這也就意味著座椅高度等如果調節得不合適,那麼在固定軌跡下就會增加肌肉離心、向心收縮時傷病的風險。

20.18　什麼是功能性訓練

我們之前解釋過什麼是相對力量和絕對力量,功能性訓練則鍛鍊的是功能性力量,它指的是你在訓練中肌肉發揮功能時用到的力。如何理解這句話呢?其實很簡單,功能性訓練發揮的是肌肉本身的功能,例如穩定、支撐、伸展等。

功能性訓練往往透過增強肌肉的功能性，來幫助提升運動表現。例如網球運動中為了提高揮拍速度和增強揮拍力量，可以使用彈力帶或者龍門架做高低繩索削砍動作，其目的是增強髖和核心區的力量。很多人會把功能性訓練和專項訓練混為一談，實際上兩者還是有本質區別的。以跑步為例，為了增強跑步中髖關節的伸展，可以借助哈克深蹲機做伸髖訓練，這就是肌肉功能性鍛鍊；而把彈力帶綁在身上，後面有人拖著做向後的阻力訓練，同時以最大速度做阻力跑，這就是專項訓練，儘管兩者最終目的是一樣的，但訓練本質還是有一定差異的，另外並不是做自重訓練或者用彈力帶、保加利亞訓練袋、阻力球等進行訓練就是功能性訓練，功能性訓練並不限制訓練的動作或者使用的器械。例如有人在臥推啟動階段，感到前鋸肌功能性偏弱（或者啟動不足），然後針對前鋸肌進行功能性訓練，最終目的是解決臥推啟動階段的問題。那他所採取的任何形式的訓練都是功能性訓練，只要最終目的是解決問題。

20.19　什麼是EMS

這裡的EMS並不是郵政業務，而是Electronic Muscle Simulation，被稱為「電脈衝肌肉刺激」。實際上EMS類產品幾十年前就出現了，很早就實現了商業化，最近幾年搭配著「黑科技」一詞又逐漸在市場上興起。

許多國家對於這類可以產生電流的產品的額定功率和電流的輸出有著嚴格的規定，所以只要產品符合3C認證，一般來說安全性是有保障的。從工作原理上來說，大腦透過神經網路給肌肉發出訊號，與微電流刺激下的肌肉收縮十分類似，但這種刺激能否達到商家宣傳的「20倍」健身效率，還有待商榷。EMS對運動是否絕對有幫助也是存疑的，缺少足夠的科學支持，目前來看僅僅是商業化前景不錯。

這類產品透過微電流來刺激肌肉，在一定程度上可以緩解肌肉緊張。

20.20　什麼是乳酸閾

耐力運動的愛好者，例如馬拉松運動愛好者經常會問到乳酸閾，而健美愛好者通常不知道這個詞。人體內乳酸主要是肌糖原或者葡萄糖在糖酵解過程中產生的，在運動中骨骼肌是乳酸產生的主要場所。

早期觀點認為乳酸只是沒有用的代謝廢物，後來的研究發現一部分乳酸會作為能量代謝的物質，剩下一部分沒有被消耗掉的乳酸則會進入血液中，而檢測這部分乳酸值的測試就被稱為乳酸閾值測試。在測試中隨著運動強度增加，血液中的乳酸值迅速增加，隨著訓練強度提升，乳酸值突然且明顯增加後到達的那個點被稱為乳酸閾值。

乳酸閾值通常被當作運動強度測試的一項指標，在達到乳酸閾值時，人體主要依賴糖酵解能量系統並同時產生大量乳酸來滿足能量需求。從供能角度不難看出，乳酸閾值測試可以體現一個運動員的有氧運動能力，所以通常被用在耐力項目上。很多訓練者為了提升跑步成績也會進行乳酸閾值測試，也就是在接近自己能承受的最高配速下，盡可能跑得久一些。

20.21　肌糖原在什麼情況下會被耗盡

通常主動減少碳水化合物攝入量以後，肌糖原的儲備量就會迅速減少，如果在低碳的狀態下進行耐力運動，那麼肌糖原則會很快被消耗完。

如果進行時長90分鐘以上的耐力運動，並且運動強度（中等強度）達到最大攝氧量的65%～85%這個區間，肌糖原也會很快消耗殆盡。

通常競技運動員，如果在接下來六小時內需要繼續比賽（預賽、決賽），那麼通常的建議是運動後30分鐘內每公斤體重補充0.6～1.0公克碳水化合物，然後在接下來的4～6小時，每2小時補充同樣量的碳水化合物。也有研究表明，如果在訓練後每公

斤體重補充1.2公克的碳水化合物，並且每30分鐘補充一次，持續補充3.5小時，這個時候肌糖原的再恢復速率是最大的。

但請注意一點，如果接下來沒有比賽或者運動安排，常規攝入碳水化合物也會讓肌糖原逐漸恢復。

20.22　運動導致的腸胃不適

本身就有腸胃疾病的人運動時很有可能會因為腹壓增加而產生不適感，這需要專業的醫生做干預，本書僅僅討論運動和膳食營養造成的腸胃問題。即便是專業運動員，在比賽（耐力運動）中腸胃不適的發生機率也接近50%。

運動引起的腹瀉成因很複雜，整體來說可能有以下幾種成因。

神經興奮。很多人即便不運動，在精神亢奮、緊張的時候也會腹瀉、腹痛，這類情況一般屬於大腸急躁症（Irritable Bowel Syndrome，IBS）。大多數時候只能進行心理干預治療，放鬆精神，減少一些容易引起神經興奮的食物攝入量，例如咖啡、氮泵等補劑。

突然改變了飲食結構。健身從改善飲食結構開始，如果這種改善並不是循序漸進的，甚至沒有任何規劃，只是從一些文章中碎片化地了解到健身人群應該多吃什麼，於是飲食結構在一天之內突變，甚至吃一些從未嘗試過的食物，那麼會增加腸胃不適的風險。

高強度運動。即便是專業運動員，也會有一部分人突然增加運動強度後腸胃不適。一些缺乏運動的健身新手，在開始鍛鍊的時候往往由於對運動強度不適應也會出現腸胃不適，因為運動本身就會影響胃排空，同時增加腸胃的壓力。一般低強度運動對腸胃的壓力不會很大，幾乎不會影響胃排空，但是高強度運動（相對訓練者自身來說，運動強度過高）則會減緩胃排空，腸胃供血速度也會受到運動強度的影響。

突然增加碳水化合物攝入量。在一些運動時間較長的耐力訓練項目中，運動前或者運動中增加碳水化合物，或者高滲透飲料

攝入量（碳水化合物含量較高）就會引發腸胃不適，但存在個體差異，也就是說只有一部分人會這樣。

運動前攝入咖啡因、氮泵。咖啡因對於腸胃有刺激作用，這對於一部分人來說會增加腸胃不適的機率。有些健身人群習慣在運動前喝氮泵，通常一匙氮泵的咖啡因含量相當於3瓶以上紅牛的含量，這些都有可能引發腸胃不適。

吃太多、進食後休息時間過短。有些人在運動之前有加餐的習慣，但吃完東西後馬上運動，很有可能造成腸胃不適。如果想加餐，最好在運動前2小時。膳食纖維攝入過量也會導致腸胃不適。一般來說，如果餐後運動，建議只吃自己熟悉且好消化的食物，五分飽就足夠了。

礦物質補劑。運動人群往往習慣攝入一些礦物質補劑，很多礦物質（微量元素）諸如鎂、鐵攝入量增加以後都會引發腸胃不適甚至腹瀉。

乳糖不耐。有乳糖不耐的人群不少，很多人在運動前沒有喝奶的習慣，所以也不知道自己乳糖不耐，開始運動以後增加了奶或者蛋白粉的攝入量，由於身體無法很好地吸收乳糖，所以出現腸胃不適甚至腹瀉。

年齡因素。如果以年齡劃分，年輕人更容易出現腸胃不適的問題，這有可能因為年齡較大的人通常在飲食策略上更為保守，不會輕易改變，同時隨著年齡增長更為注意腸胃的保養。

最後，運動中女性更容易出現腸胃不適的問題，尤其在月經期間。

20.23　鍛鍊後為什麼容易感冒

經常有人會有這樣的感覺，鍛鍊幾天就感冒了，然後只能被迫停止鍛鍊，結果重新開始後又病了，怎麼身體越練越差了呢？

有規律的系統鍛鍊的確可以增強身體免疫力，但運動後免疫機能也在發生變化，在運動生理學中稱之為免疫系統的「開窗理論（免疫空窗期）」。如果把免疫系統比喻成保護你的家，那麼

「開窗」則相當於免疫系統敞開了窗戶，當然這個窗戶並不是為了讓你欣賞美景的，而是一種缺口，增加了與外界病毒、細菌的接觸。常見的就是上呼吸道感染，伴隨的症狀就是感冒，但並非只要運動就會感冒，免疫力下降也並不一定會生病。

一般來說，高強度運動後，免疫系統機能也會下降，這只是暫時的，一般持續3～72小時。很明顯這種免疫力下降與運動強度直接相關，同時和運動時長也有一定關聯。

那麼如何避免這種情況呢？

第一，保證充足的休息時間和養成健康的作息習慣，這會最大限度地讓身體機能處於良好狀態，如果本身狀態並不好，那就選擇休息。

第二，不要訓練過度，訓練過度可能導致身體應激激素的增加，同時一些合成代謝激素在訓練過度後無法恢復。如果運動時間太長，過氧化物也會增加，這些都是導致免疫力下降的因素。

第三，如果很久沒有鍛鍊，在恢復階段要循序漸進，避免過度訓練。

第四，儘量避免亢奮後激增訓練強度，或者過度藉由運動來釋放情緒，迫使已經疲勞的機體因為神經過於亢奮而繼續運動。

第五，如果運動的時長較長、訓練強度較大，應該儘量避免低血糖的狀況，同時適度補充碳水化合物以助於最小化免疫力下降的問題。

第六，健身房本身就是公眾場所，人員流動頻繁，衛生、消毒工作很難保障，所以儘量做好自身的清潔工作，攜帶乾淨的毛巾，減少接觸病毒、細菌的可能性。

20.24　為什麼健身後體檢報告結果有問題

很多人在運動期間體檢，結果顯示肝腎功能有問題，例如尿酸值、尿蛋白數值、轉氨酶數值、肌酐數值、肌酸激酶值（CK值）等偏高。

運動引發的指標變化通常與蛋白質的代謝相關。運動中蛋白

質（胺基酸）的分解代謝也會增加，這並非由生病造成，所以我們稱之為非病理性提高，我建議休息3天再去體檢，主要原因是大部分指標會在3天內逐漸恢復，有些指標恢復得會快一些，例如尿蛋白，一般在訓練後24小時內逐漸恢復，有些指標則恢復得慢一些。

運動本身就會引起身體機能的一些變化，例如運動中身體排汗量增加，運動後飲水量不足則會影響體檢結果。一些人在高負荷運動後一些身體指標很難在短時間內恢復，這存在個體差異。總之，運動會引發身體一些指標短時間內改變，但大部分並非病理性改變。所以體檢之前建議最少停訓3天，以防止運動影響體檢結果。

職業運動員也會監控這些指標，從而判斷自己是否有訓練過度，例如尿蛋白數值在一次訓練後應激性提高，但在24小時內未恢復，那麼不排除訓練過度，或者身體還沒有適應高強度運動的可能性。

20.25　第二天肌肉不痛，沒有練到位嗎

目前並無足夠研究證明訓練後的肌肉痠痛與訓練成果有直接關係，當身體適應訓練強度之後，肌肉的痠痛感就會減弱甚至消失，有時進行一項新的運動或者訓練，肌肉痠痛在第二天也會出現，當新動作逐漸掌握後，肌肉痠痛也會減弱。

排除傷病因素的話，訓練以後的肌肉痠痛被稱為延遲性肌肉痠痛（DOMS），它的特點是訓練後的第2天，肌肉收縮功能下降，同時伴隨著肌肉痠痛，一般來說到第3天痠痛感達到峰值，第4～7天痠痛感開始遞減直至消失，也就是說它是可以自癒的，並且不具備傳染性。

目前關於DOMS的成因有幾種假說，常見的有急性炎假說、肌肉損傷假說、肌肉痙攣假說、肌肉蛋白質降解假說、鈣離子損傷假說。緩解疼痛的方法一般有局部熱敷、伸展、按摩。有些研究顯示針灸對緩解肌肉痠痛也有幫助。

20.26　熱身很必要嗎

運動之前熱身可以最大限度地降低受傷的可能性，要了解熱身，記住3個關鍵字：體溫、興奮度以及運動狀態。

先說體溫，熱身會讓身體溫度升高。可以選擇一些低強度的運動，例如慢跑、開合跳，也可以選擇一些動態伸展的動作，總之先讓身體耗能增加，使身體體溫逐漸升高。

人體活動時理論上的最佳體溫是37.2攝氏度，而肌肉工作的最佳溫度是38攝氏度。在一些神煩賽事中，我們會發現替補上場的運動員在場外做的跑、跳、伸展等動作就是熱身，同時他們也會穿得略多一些，這樣做的目的就是保持體溫。

換句話說，運動當中就要盡可能地保持運動時的最佳體溫。例如你在訓練中途接了個電話，結果體溫基本恢復到運動前，這時如果你繼續鍛鍊，你會發現很難恢復到剛才的狀態，這種情況就屬於「熱身損耗」，因為你的體溫下降，同時神經的興奮度也下降了。

接著說興奮度，在熱身過程中，由於心跳加速、血液循環加快，神經和肌肉的興奮度提高，這一切都在告訴大腦、神經、肌肉——你要進入運動狀態。除了應激狀態下，人很難一瞬間進入運動最佳狀態，所以熱身的過程就是讓機體逐漸接近運動最佳的狀態。

為了進入運動狀態，可以進行簡單有效的熱身，一般的熱身時間在5～10分鐘，並無明確的科學證明哪種熱身是最佳的，首先選擇一些自己不排斥的項目熱身。一些健美愛好者的熱身基本上以小重量、多次數的試舉為主，然後逐漸增加重量進入訓練狀態。個人建議做上肢力量訓練時，要進行肩袖肌群的熱身，因為很多肩關節的傷病，都與肩袖肌群損傷有關。

如果要進行一些身體關節活動範圍大的運動項目，建議進行5～12分鐘有效的動態伸展，其目的是做一些動作幅度較大的動作，例如足球運動員採用的提膝轉體、箭步蹲壓腿等，為後續運動預熱身體。

20.27　伸展是必須的嗎

整體來說，運動前還是建議動態伸展，相較於靜態伸展，動態伸展後最大肌力更大和爆發力水準更高。

剛才說的動態伸展，可以理解為運動中完成伸展的動作，而普遍意義上我們理解的伸展主要是靜態伸展。靜態伸展又主要分為兩種：主動伸展和被動伸展。主動伸展可以簡單理解為自己做的肌肉伸展，被動伸展則是別人幫你做的伸展。

有人會把靜態伸展作為訓練前熱身的一部分，認為靜態伸展可以有效預防傷病，實際上這個觀點目前還存在爭議。一些研究發現，訓練前過度伸展會影響肌肉的最大自主收縮力量以及爆發力。所以對力量訓練和爆發力訓練的訓練者來說，訓練前伸展、組間歇伸展都是可以的，但要注意控制時間，針對一個肌肉群平均伸展時長不要超過30秒，整體控制在10～30秒，次數不建議超過4次。

伸展一般針對的是柔韌性，而柔韌性指的就是關節活動範圍，如果本身關節活動度沒有問題，不做靜態伸展也可以，因為關節活動度並非越大越好。如果單純考慮柔韌性，我們需要兼顧靜態柔韌性和動態柔韌性。

靜態柔韌性：你可以想像一下自己被人按著壓腿，這個時候你的肌肉不需要主動運動，通常是借由外力、重力運動的。

動態柔韌性：你可以理解為運動中達到的關節活動範圍，這個時候肌肉主動運動，例如在做平板臥推的時候，有的人在胸大肌離心階段可以讓槓鈴輕鬆觸胸，不會有強烈的肌肉拉扯感，而有的人則因為肩關節（盂肱關節）外展活動受限，很難讓槓鈴觸胸，如果強行觸胸則會增加運動風險。

一般來說，在有些情況下進行伸展是必要的，例如關節活動受限，已經影響了運動（動力鏈）。換句話說，柔韌性是為了運動而服務的，所以不能只考慮伸展的問題。

20.28　伸展時需要忍受多久

　　雖然伸展時可能會有一些疼痛感，但並不會到達無法忍受的程度，如果你在伸展的時候，疼痛難忍，甚至肌肉開始抖動、抽筋，應立即停止伸展。

　　想知道伸展時需要忍受多久，你需要知道兩個關鍵字——肌梭和腱梭（高爾基腱器）。

　　肌梭位於梭內肌纖維中，主要作用是感受肌肉長度的變化。

　　腱梭位於肌肉和肌腱結合處附近，主要作用是感受肌肉的張力變化。

　　當你的肌肉被快速拉長時，肌肉的反射運動就會限制你伸展的幅度，即身體本能地防止你拉傷自己，這個時候就是肌梭受到了刺激，這種肌肉「抽搐收縮」的感覺叫「牽張反射反應」。

　　而腱梭受到刺激的時候，會讓肌肉反射性地放鬆，也就是說當肌張力超過一定的限度（超過腱梭的牽拉閾值）時，肌肉就會放鬆。

　　所以進行伸展的時候，不要一味忍受，正常伸展應該是在可以容忍的疼痛閾值範圍內，伸展幅度慢慢增加。

20.29　影響柔韌性的因素

　　• 關節本身的結構。像盂肱關節這種球窩關節，它的結構就決定了關節活動範圍很大，而膝關節、肘關節的活動範圍主要在矢狀面。

　　• 年齡和性別。年輕人的關節活動度普遍高於老年人，隨著年齡增長，結締組織纖維化的情況比較明顯，當然增加活動量和運動量可以減緩結締組織纖維化的過程，但整體來說，老年人的運動量明顯小於年輕人。

　　通常身體活動等級（PAL）高的人，相對來說關節活動範圍要大一些。

　　另外，女性的柔韌性普遍好於男性，一部分原因是男女肌肉

量上的差異，另一部分原因則是男女身體結構上的細微差異。

• 肌肉和結締組織。肌肉、肌腱、韌帶、關節囊、皮膚都會限制關節的活動度。

結締組織本身就有彈性和塑型兩項能力，彈性指的是結締組織被伸展後，可恢復到伸展前長度的能力，塑型指的是結締組織被伸展後，保持伸展後長度的能力。

肌肉過於肥大也會影響關節活動度，例如很多職業健美運動員無法觸碰到自己的斜方肌中部。肌肉肥大對不同運動項目也有不一樣的影響，例如舉重運動會讓肌肉肥大（骨骼肌橫截面積和力量相關），如果舉重運動員的肱二頭肌過於發達，則會影響整個項目上搏過程中的屈肘。

• 對伸展的忍耐度。伸展的時候，要忍受不適感，每個人對「疼痛」的忍受力略有差異。

• 神經控制。人體對於關節的控制，本質上就是對肌肉的控制，產生不同運動、動作也是神經信號輸出、反射的結果，我們在練習一個動作的時候，也是身體對神經調控反應的結果，所以運動和關節活動度是相互影響的。

20.30　糖尿病患者健身需要注意什麼

增加活動量和運動量對血糖平衡是有幫助的。

第1型糖尿病患者在健身期間應該預防低血糖的發生，並且不要獨自運動，最好有知情的同伴陪同，並且懂得如何在低血糖等情況下及時搶救。如果在健身場館訓練，應該把自己的病情，以及可能出現的低血糖昏厥情況告知教練或者場館負責人，準備好一些含糖飲料。

同時第1型糖尿病患者在運動期間更應該循序漸進，對於不熟悉的運動應該慢慢掌握、循序漸進，不要突然增加運動強度。我曾有一位學員（第1型糖尿病患者）在看完影片後認為動作很簡單，於是開始模仿，在完成一組波比跳（15下）之後，出現了低血糖。

第2型糖尿病患者訓練與正常人無差異。

20.31　血壓異常人群在運動中需要注意什麼

　　教練並不能解決高血壓的問題，那是醫生的工作，但必須了解與高血壓相關的一些基本常識，同時健身房也應該配備常規的血壓監控儀器，並且在給學員做調查問卷時，要記錄血壓情況。

　　如果你是一位健身教練，遇見一位患有高血壓的學員機率是很高的。高血壓的患病率會隨著年齡增長而增加。從性別比例上來看，患高血壓的男性多於女性。高血壓是造成中風、心臟病的主因之一。從運動風險上來看，一般健身房應該常備血壓儀。表20.5資料來源於《台灣衛福部高血壓防治學習手冊》。

表 20.5　血壓基準分類和定義

類別	收縮壓 （單位：mmHg）		舒張壓 （單位：mmHg）
正常血壓	小於120	和	小於80
高血壓前期 （警示期）	120～139	和（或）	80～89
第一期高血壓	140～159	和（或）	90～99
第二期高血壓	大於160	和（或）	大於100

注：當收縮壓和舒張壓分屬於不同級別時，以較高的分級為準；1mmHg＝0.133千帕

　　整體來說，高血壓和肥胖之間有著十分密切的關係。有研究表明，不論男女，超過一半比例的高血壓都由肥胖所致，因此健康規律的飲食配合運動是預防和治療高血壓的好方法。

　　首先，高血壓有著程度上的差異，所以自己的情況是否適合運動，要先諮詢醫生，聽從醫生的建議，健身教練不可能比醫生還了解你的情況。

　　其次，高血壓患者在同等負荷下收縮壓升高幅度是非高血壓

人群的兩倍，所以建議高血壓患者以有氧運動為主，如果進行抗阻力訓練（力量訓練），應該避免使用大重量。

再者，一次訓練的時間控制在90分鐘內為佳，通常一次運動後「降壓效果」只能維持幾小時，所以保持運動習慣更為重要。

最後，健身時，血壓大於200／110mmHg時應該停止運動，安靜時收縮壓大於180mmHg或者舒張壓大於110mmHg時，應該停止運動，如果服用降壓藥後血壓小於180／110mmHg後可以參加鍛鍊，但要控制強度。

20.32　跑步傷膝蓋嗎

在成長過程中我們學會了爬行，增加了核心區和四肢力量以後才可以慢慢站起，然後蹣跚學步，學會走了之後就開始跑了。

跑步是一個看似容易的運動，例如追趕公車偶爾快跑幾下，但規律性的超過400公尺的奔跑，則在日常生活中很少見。

在我接觸的學員之中，大部分跑步引發的膝關節傷病都是因為體重過重。這也不難理解，膝關節本身就是一個承壓關節，體重越重，膝關節承壓也就越大。在體重重的狀態下行走，膝關節的壓力隨著運動幅度的增加也會變大，奔跑對膝關節的壓力可想而知。所以一般體重過重的人，應該先控制好飲食，把體重減下來，不要著急跑步運動。很多人會覺得跑步是一件簡單的事，本質上來說，跑步這個動作是一個簡單的運動，但超過400公尺的持續奔跑則不是一件簡單的事。

正常體重範圍內的人跑步也容易有傷膝蓋的問題，主因是跑步中的姿態不對，比較常見的就是腿「邁不開」，腿抬不起來、髖關節的活動範圍過小，使得跑步中每次步伐的前進變成了「蹬地」，這樣就導致奔跑過程中效率極低，上半身的晃動幅度則增加，膝關節承受了過多的壓力。這類人群應該在日常訓練中增加高抬腿動作的練習（屈髖、伸髖訓練），同時建議佩戴髕骨帶。

跑鞋選擇不當也會傷膝蓋，很多人在選購運動鞋時認為運動品牌的鞋子都可以，這是錯誤的。很多運動品牌會出拖鞋，但本

質上依舊是拖鞋，除了越野跑等面對特殊路面的跑鞋之外，慢跑鞋通常鞋底較軟，而籃球鞋和休閒鞋的鞋底較硬，鞋幫也不是為了慢跑設計的。

超負荷運動也是跑步傷膝的成因之一，所以練習跑步時要清楚知道自己的運動能力。職業運動員或是專業跑者通常都經過系統訓練，即便在體能不支時也能夠很好地控制自己跑步的步態，同時做出相應的調整。例如馬拉松運動員很在意自己的配速，他們也知道自己在什麼時候可以提速，什麼時候可以勻速，在整個跑步的過程中體能是平均且合理分配的。很多新手在跑步過程中往往容易「激情跑」，這就導致體能過早消耗殆盡，且由於缺乏鍛鍊，整個跑步姿態也無法保證始終正確，很容易出現危險。

另外有扁平足、高足弓、足內翻、膝內翻、膝外翻問題的人跑步，也會增加扭傷、筋膜炎、膝關節傷病的風險。這類健身人群應該聽取專業人士的建議，佩戴輔具、使用矯正鞋墊，並且針對關節對力不對線以及肌肉失衡的問題進行一些專項訓練，但如果是結構性的問題（先天原因導致），那麼物理治療師、教練能給的幫助則很少。

20.33　關節彈響（發出響聲）是怎麼回事

生活當中常見的關節彈響莫過於掰手指了，很多人都會習慣性地掰（玩）手指，這個時候就會發出咔咔的響聲。身體的很多關節都可以發出咔咔的響聲，例如常見的有膝關節、髖關節、肘關節、肩關節。

彈響是怎麼形成的呢？發生彈響的部位基本上都是在關節腔內，關節腔是由關節軟骨與關節囊滑膜層所圍成的密閉空間，它處於負壓的狀態（讓關節之間緊緊「貼」在一起），這樣的環境有助於保持關節的穩定性以及緩衝外力，如果關節受到外力的牽拉，關節面產生分離，導致關節腔內的氣體擴散，你聽到的就是這個氣體的振動波的聲音。當然，在外力作用下發生骨折或者拉傷的時候，你也會聽到類似的響聲，原理是一樣的。

關節彈響分為生理性彈響以及病理性彈響，它們是很容易區分開的。

生理性彈響基本上短時間內無法重複，例如掰手指，一旦掰響過後，再去壓按可能不會再次彈響；同時生理性彈響不會伴隨任何不適感，有時彈響過後甚至會舒服。生理性彈響是不需要特別擔心的，但這不意味著你沒事掰手指就不用擔心，因為這種行為本質上屬於自己有意識地用外力使關節彈響，儘管產生風險的可能性不高，但不排除可能影響到關節。

病理性彈響就不同了，一般彈響會伴隨著疼痛、關節炎症、浮腫等情況，有可能是軟骨受損，或者關節病變。如果運動後感覺關節疼痛並且伴隨著彈響，那就需要考慮休息，不要盲目貪圖訓練，要從心理上調整自己。休息後一些關節不適和彈響則會轉輕，恢復訓練的時候要注意循序漸進。

如果產生關節活動受限、關節功能障礙等問題，需要及時去醫院問診。

運動中常見的病理性彈響基本上都是由不正確的訓練動作、運動強度以及超過自身承受能力阻力導致的，尤其是運動中關節出現不穩定的晃動。

一般彈響在充分熱身之後就會減少甚至消失，但在做一些動作（例如推肩）時的彈響，通常和關節穩定性偏弱以及發力模式（動力鏈）不正確或者關節炎症有一定關係，這種問題成因較為複雜，需要當面諮詢相關人士才能排查。

20.34　什麼是橫紋肌溶解

橫紋肌溶解的具體成因目前尚不明確，但是如果排除其他病理性、遺傳性因素，橫紋肌溶解幾乎都和過量運動相關。如果你細心收集最近十幾年關於橫紋肌溶解的新聞，不難發現橫紋肌溶解基本和下蹲的動作相關，包括深蹲、蹲起。

橫紋肌主要分布在骨骼和心臟上，骨骼上的肌肉被稱為骨骼肌，也就是大家理解的肌肉，所以橫紋肌溶解你可以理解為肌肉

「溶解」了。本質上來說，並不是肌肉真的「溶解」，而是肌纖維（肌細胞）的細胞破裂，破裂後細胞內的蛋白質等物質滲入血液，從而引發了一系列不正常的生理反應。

橫紋肌溶解常見的症狀表現就是，小便顏色呈醬油色，這是因為肌紅蛋白流入血液中參與血液循環，而腎臟無法正常處理這些肌細胞破裂的產物。

當然小便呈醬油色並不是唯一的症狀反應，橫紋肌溶解的同時還會伴隨著腹痛、發熱、全身無力等症狀，總之，一旦出現橫紋肌溶解的症狀就要及時就醫。

在我接觸的案例中，即便是職業運動員和健身老手，也出現過橫紋肌溶解的情況。日常生活中，軍訓、突然心血來潮地鍛鍊後也可能出現橫紋肌溶解的情況。總之，過量運動就會增加橫紋肌溶解的風險。有些健身老手會認為自己的運動強度並不大（相比起平時訓練），實際上機體對於疲勞的反應並非都能感受到。例如我接觸過一個學員，將近4個月沒有鍛鍊，恢復訓練時並沒有循序漸進，而是重複之前的訓練強度，結果當晚出現了低燒、小便呈醬油色的症狀，去醫院被確診為橫紋肌溶解。

20.35　什麼是扳機點

簡單來說，當你在做物理治療的時候，有某個點的肌肉壓按起來特別疼，這個點就可以理解為扳機點，也就是觸發你疼痛的點。日常生活中辦公室人群常見的扳機點就是頸椎周圍，下斜方肌處有個點按壓時會讓你疼得咬牙切齒，扳機點與鍛鍊後產生的DOMS截然不同。

扳機點是由於肌肉長期處於緊張狀態，一些肌纖維受到了刺激而僵硬、緊張，最終這些肌纖維「糾纏」在了一起，形成了不正常的痛點。

解決扳機點常見的方法就是物理治療師專業的按摩，原理非常簡單，物理按壓可以讓局部緊張的肌肉得到放鬆。自己也可以用泡沫軸按摩滾輪進行按壓放鬆，並且一定要堅持做一些伸展放

鬆。筋膜槍也可以達到一樣的效果。特別嚴重的人需要到醫院進行專業治療。

20.36　運動引起關節疼痛，吃「關節寶」行嗎

在健身圈，關節寶是一類補劑的統稱，主要指的是胺基葡萄糖（葡萄糖胺），我們統稱為胺糖。

補劑領域有很多商品與藥品類OTC（非處方藥）的原料是一樣的，只是作用人群不一致，胺糖也是如此。最早研究胺糖是為了解決老年人的骨關節慢性病——骨性關節炎（OA），例如軟骨受損、關節積液、關節邊緣骨性病變等等。然而比較殘酷的事實是，目前尚無有效的手段可以根治，說得再直白一些，吃藥也只是緩解症狀例如疼痛，或者讓病症不要發展得那麼快。

那麼胺基葡萄糖有沒有作用呢？從原理上來講，胺糖是蛋白多醣合成的前體物質，是人體軟骨基質中的一種重要營養成分，這種蛋白多醣在幫助軟骨對抗衝擊力中扮演著重要的角色，並且可以促進軟骨基質的修復和重建，從而緩解關節疼痛。但實際上目前關於胺糖的研究並無明確的結論可以證明其有效，也就是有些研究表明胺糖對關節炎症有緩解作用，但有些則表明胺糖是無效的。所以如果你購買了胺糖，吃了4週以上並沒有感覺到症狀有所緩解，那就不要再吃，僅從目前科學實驗的角度來說，服用胺糖的確存在個體差異。

同時在胺糖的選擇上有兩種，一種是鹽酸胺基葡萄糖，另一種是硫酸胺基葡萄糖。這兩種胺糖的差異在於結合的酸根不同，如果你需要控鈉，例如有高血壓，那麼就選擇鹽酸胺糖，這也是比較容易買到的，因為硫酸胺糖含鹽量較高（氯化鈉是硫酸胺基葡萄糖的穩定劑）。如果你在藥店購買，銷售人員通常會推薦給你保健品類的胺糖，而不會推薦藥品OTC類的胺糖，這兩種胺糖並無本質上的差異，只是保健品賣得更貴一些。

安全性上，目前胺糖類補劑或者藥品的安全性還是較高的，

主要不良反應就是腸胃不適，或者皮膚瘙癢，停止服用胺糖後症狀就會消失。儘管叫胺基葡萄糖，但臨床結果顯示其對空腹血糖沒有影響，本身有高血壓的可能需要注意參考上面的鈉鹽攝入建議。同時這類胺糖基本上都是貝殼類萃取物，所以如果你對貝殼類萃取物過敏，需要注意。

20.37　睪酮偏低是不是影響增肌

雄激素和阻力訓練、增肌、爆發力都有著直接的關係。很多人會去醫院查自己血液中睪酮的濃度數值，得到偏低的結果，則會感到沮喪。這裡所謂的「偏低」只是在正常值範圍內略低，實際上依舊處於正常生理濃度範圍。

很多男性會自然地認為，睪酮值檢測結果越高越好，畢竟雄激素和增肌之間有著密不可分的聯繫，其實在前面關於「深蹲促睪」問題上已經闡述了部分觀點。睪酮值每天都是浮動的，並不是一個恆定值，所以如果檢測結果在正常值範圍，而不是低於正常值，那就不用擔心，並且檢測出來的結果僅僅是血清內的睪酮值。正常範圍內的睪酮並不看數量，而看「品質」。

這裡所謂的「品質」，你可以理解為睪酮的「工作量」，在和受體結合前，這些睪酮基本上處於「待業」狀態，只有和受體結合它才有機會完成「本職工作」。

我們更應該關注一些讓睪酮值降低的情況，例如壓力過大、訓練過度、睡眠不足、酗酒等都會影響睪酮的正常生理濃度。

20.38　訓練和睡眠

有氧運動、力量鍛鍊可以釋放壓力，對一部分人的睡眠改善也有幫助。訓練時，人體會增加內啡肽、多巴胺等激素的釋放，這些激素會讓訓練者感覺身心愉悅，從而達到精神放鬆的狀態，這也是為什麼很多人會在訓練後感覺特別舒服。

肌肉還有一種特性，那就是緊張收縮之後會鬆弛。從神經的

角度來說，訓練的時候交感神經會興奮，伴隨著訓練停止其興奮度開始下降，副交感神經開始工作，同時伴隨訓練後的疲勞感增加，這些都有助於睡眠。

有的人鍛鍊後睡得更好，有的人訓練後則失眠。剛才說過，訓練會啟動交感神經興奮，當停止訓練後副交感神經開始工作，它們「此消彼長」。如果訓練後交感神經依舊興奮，那麼就會影響睡眠。一般來說，如果訓練後經常失眠、興奮，不排除是訓練過度導致的。很多人會以訓練重量來判斷訓練強度，認為自己沒有訓練過度，但身體的狀態對於訓練的強度是相對的。

一旦出現訓練影響睡眠的問題，應該要儘量平躺、閉眼、放鬆，不要再玩手機。有些人會在服用含有咖啡因的補劑（例如氮泵）、飲料之後失眠，那就減少攝入量或者乾脆不喝，如果沒有好的休息，那麼肌肉也無法有效生長。

睡眠對增肌來說十分重要，人的肌肉修復主要發生在睡眠階段，同時生長激素的分泌也在睡眠時增加。

20.39　左右肌肉不對稱通常是由什麼造成的

沒有人是左右兩邊完全對稱的，我們這裡說的左右不對稱指的是——視覺上可明顯看出的不對稱。

一般來說，只有極少的情況下可以透過單獨鍛鍊一側來達到兩邊對稱，例如傷病造成單側肌肉萎縮的情況，有可能建議進行單側的復健訓練。

健身人群左右肌肉差異大的常見原因就是訓練時動作負荷過大，並且濫用爆發力，使肌肉代償發力，尤其是在熟練掌握動作之前盲目使用大重量。

例如進行平板槓鈴臥推時，雙腳踩在地面上，股骨和髖關節為軀幹提供穩定的支撐，這樣支撐力才能通過腰椎、胸椎傳遞至肩胛骨，再到肱骨、尺橈骨、掌骨。如果重量選擇過大，無論是胸大肌離心收縮階段還是向心收縮階段，都會造成左右發力的不

均衡，例如一側肩外展過多，一側肩外展過少，並且脊柱、骨盆也會向一側旋轉。長期這樣不在相對平衡下完成動作，肌肉承受的阻力也會不一致，那麼肌肉的大小也不一致。

另外，關節活動範圍受限也會導致左右肌肉的不對稱，並且會直接影響左右肌肉張力。左右兩邊柔韌程度不同也會影響肌肉的對稱。

還有傷病後或者已經有傷病的情況下，依舊堅持鍛鍊，人體為了避免疼痛會下意識產生代償機制，在這樣的情況下訓練不僅會影響傷病的恢復，還有可能讓傷病更為嚴重。

如果有左右肌肉不對稱問題，應該從零開始一步步糾正訓練動作（減少阻力負荷），這是有效又簡單的糾正訓練方式。

某些職業習慣單側發力，現實中我遇見過一位擊劍運動員，他的左右肌肉失衡問題嚴重，但糾正後明顯會影響競技水準。

20.40　抽菸、喝酒對訓練有影響嗎

目前來看，抽菸、喝酒對健康沒有任何好處，以往的觀點認為少量飲酒對動脈硬化有一定預防作用，但最新研究顯示酒精會增加患癌症的風險，並且與喝多、喝少沒關係。偶爾少量飲酒對訓練、肌肉的增長沒有太大影響，但是過量飲酒則會影響體能的恢復，並且會影響肌糖原的恢復以及皮質醇水準的上升。也就是說單次過量飲酒還有可能會掉肌肉，並且酗酒還會影響睪酮值。

所以一個健身愛好者，如果習慣性酗酒，那麼基本上與增肌無緣了。而吸菸除了會危害健康之外，也會影響人的恢復能力以及心肺功能。

20.41　筋膜槍是否值得購買

筋膜是一種緻密的結締組織，通常我們說的筋膜放鬆指的是放鬆位於皮下的淺層筋膜，以及包裹在肌肉表面的深層筋膜，用各種方法做筋膜放鬆時，放鬆的主要是後者，內臟上也有筋膜，

但不在我們討論的範圍內。

為什麼要放鬆筋膜？因為它的位置和作用較為特殊，主要作用是減少肌肉組織間的摩擦力。你可以把筋膜想像成一張有彈性的保護網，當肌肉充血變大時，肌肉組織包繞的筋膜負責「網」住它，從而起到一定的保護作用。

正如剛才所講，筋膜就像是一張具有彈性的網，它本身可以承受一定程度的牽張力和壓力。當我們訓練、運動時肌肉收縮靠神經支配，同時肌纖維透過主動收縮和被動拉長帶動全身的骨骼運動，包裹在肌纖維外面的筋膜，則隨著肌肉收縮而收縮。所以如果肌肉處於長期持續緊張的狀態，那麼相對應的筋膜也處於類似的狀態，甚至存在微小的損傷（這種現象並不一定出現在運動中）。長期不良的姿態導致某個部位肌肉持續緊張，也會引發一樣的問題。

我們做按摩放鬆的時候都可以在一定程度上起到放鬆筋膜的作用，利用泡沫軸、筋膜球進行自我放鬆則是目前為止性價比很高的筋膜放鬆方式，同時用筋膜槍也同樣可以達到放鬆筋膜的效果，但目前缺乏實驗證明筋膜槍對比其他放鬆方式有著明顯不可替代的優勢。

筋膜槍的外觀設計大同小異，甚至不同品牌之間形狀差異很小，可以共用一個收納包，內部結構則以電機為主，電機輸出的不同功率導致筋膜槍的「衝撞」力度略有差異，同時這類產品有多個檔位，分別對應不同強度的放鬆需求。整體來說，筋膜槍相比按摩滾輪要方便很多，啟動後接觸皮膚，不斷地衝擊會透過肌肉共振傳導到筋膜層，筋膜的彈性增加，從而達到放鬆的目的。

早期筋膜槍的價格比較高，會讓一部分人望而卻步。實際上早期筋膜槍的價格高的一部分原因在於筋膜槍的開模費用，以及進入市場以後的宣傳推廣費用，畢竟大家都不知道這個東西是什麼。後來進入筋膜槍市場的品牌很少單獨開模，推廣的費用也減少了，所以筋膜槍的價格降了下來。

但是，並不是身體任何的部位都適合用筋膜槍來放鬆，筋膜槍適合放鬆大肌肉群，應該避開肌肉、脂肪包裹較少的部位，例

如脊柱、膝關節、肘關節、腕關節等，因為這些部位大多遍布神經組織。如果你做自我放鬆的時候，整體力度是靠自己掌握，本能地會在一些關鍵部位控制力度，但是使用筋膜槍時做不到這一點。另外脖子（頸部側面）也不適合用筋膜槍放鬆，因為這裡除了遍布神經之外還有血管；鎖骨周圍也不適合用筋膜槍放鬆。有人用筋膜槍放鬆的時候，習慣性地從上斜方肌處放鬆，這裡離臂叢神經和鎖骨下動脈太近，不適合用筋膜槍放鬆，腋下和大腿內側也不要用筋膜槍放鬆。如果較瘦且背部可以看到肩胛骨，那麼在使用筋膜槍的時候也要避開肩胛骨。

20.42　圓肩駝背的原因是什麼

很多人在鬆弛放鬆的時候會「圓肩駝背」，理由很簡單——這樣比較舒服。

日常生活當中我們會發現一些人圓肩駝背的情況可能比較嚴重，這個「嚴重」從何而談呢？例如頸肩不舒服，嚴重的甚至會伴隨疼痛，並且形體看上去也不好看，尤其是從側面看。

我透過視訊和實際面對面調整過很多人圓肩駝背，大部分當即就可以見效，但下次見到他（她）時，其又恢復了圓肩駝背，並且還會伴隨著頸肩疼痛，為什麼會這樣呢？

實際上關於圓肩駝背或者上交叉症候群的調整很簡單，一次調整也就30分鐘左右，相較於圓肩駝背的成因，這30分鐘顯得毫無意義，因為付出的時間是不對等的。

現代人在一天的生活中基本上都是坐著、低頭，玩手機或者使用電腦，再加上運動量和活動量的減少，一些人出現了不良的體態。有的辦公室人群右側肩胛骨比左側高，並且出現了輕微的高低肩，這是因為右手通常使用滑鼠，肘關節以下的部位架在桌子上，形成了支撐點，如果桌子再高一些，這個支撐點會更高。假定一天在電腦前工作5小時，由於右側的肩胛骨略微上提，所以整個提肩胛肌和斜方肌上部就處於緊張的狀態，斜方肌中部和中部深面的菱形肌也處於緊張的狀態，長此以往就會出現圓肩，

並且很多人看電腦螢幕專注的時候，都會不由自主地頭往前伸。因此，即便做了30分鐘的調整，但是相對於這幾小時時間的工作狀態，那短暫的調整沒有任何意義。

電腦和手機的出現改變了生活，同時也影響了我們的形體。對於圓肩駝背且缺少運動的人來說，他們需要在工作中適度地站起來活動，調整座椅的高度，平時增加一些體育鍛鍊。

20.43　心率

心率（HR）是常用且容易檢測的生理指標，它指的是每分鐘心臟搏動的次數，這裡的搏動可以理解為跳動。成年人靜息心率在60～100次／分鐘，平均為75次／分鐘。處於安靜狀態時，心率在60次／分鐘以下，稱為心跳過緩；100次／分鐘以上，則是心跳過速。

上述心率指標指的是成年人的心率，新生兒心率可達到130次／分鐘，兩周歲以內的兒童的心率為100～120次／分鐘。在成年人中，男女心率是有些許差別的，女性心率比男性每分鐘快3～5次。通常運動員的心率較慢，尤其是耐力運動員，靜息心率甚至可以在50次／分鐘以下。

人一天當中的心率並不是一成不變的，它依據機體所處的環境、人體的狀態、情緒產生變化。例如當人體由臥姿（躺著）轉為站立位時，或者在進食以後，抑或者情緒波動時，心率都會產生變化，通常是心率加快。當我們運動時，由於肌肉產生活動，心率也會產生變化，心率的增加和運動強度、運動時長以及訓練者自身的能力是相關的。

心率也可以客觀反映出運動疲勞，它是評定運動疲勞的指標之一（較為容易檢測）。一般常見的方式為測基礎心率，然後對比運動後的心率以及恢復期的心率。常見的測試就是台階測試，運動生理學中常用的檢測手段就是晨脈，如果連續出現晨脈比安靜靜臥位時多12～15次／分鐘（或者增加15%～20%）以上，則有可能是機體訓練過度，也可以透過聯合機能試驗來確定。如果

心率變化幅度大，並且恢復時間超過5分鐘，則說明機體疲勞程度較高，應該休息或者調整訓練強度。

20.44　機體聯合實驗

機體聯合實驗的進行其實很簡單，主要測試三種強度不同、時間不同的運動，三種運動分別是：30秒20次蹲起，15秒原地快跑，以及3分鐘原地高抬腿。需要準備一個血壓測量儀和心率採集設備，如果沒有心率採集設備，可以用指壓法測量。必須提示一點，有心腦血管疾病、高血壓的人群不適合做這個測試。

試驗步驟

• 測量（採集）安靜時的心率和血壓，心率檢測時可以使用指壓法，測量頸動脈或者橈動脈心率，連續測量三次，每次進行60秒，取平均穩定值即可。

血壓檢測時可以直接用血壓計。

• 30秒20次蹲起測試，與正常自重空蹲動作一致　，雙腳與肩同寬站立，雙臂自然下垂，下蹲至大腿與地面平行（腳後跟不能離地），同時下蹲時手臂上抬（與地面平行），重複20次，並且在30秒內完成。

在受試者完成後休息階段，分別測量休息1分鐘後、2分鐘後、3分鐘後的心率和血壓，並且做記錄。順序應該為先採集休息後每分鐘前10秒的心率，以及後50秒的血壓，如下蹲後休息60秒後，即可採集前10秒的心率，然後採集血壓情況，在休息第2分鐘的時候即可採集前10秒的心率，然後採集血壓情況，在休息第3分鐘時，即可採集前10秒的心率，然後採集血壓情況。

• 15秒原地跑，用百米衝刺的步頻和速度，原地跑15秒，之後在休息的第1、2、3、4分鐘分別採集心率和血壓，方法同上。

• 3分鐘（或者2分鐘）原地高抬腿，步頻要求保持在每分鐘180次，之後在休息的第1、2、3、4、5分鐘分別測量心率和血壓，方法同上。

說明：整個測試的三個項目應該在休息時間結束後立即開始

下個項目，例如30秒20次蹲起完成後休息3分鐘，此時應該準確計時，休息時間結束後立即開始15秒原地跑，4分鐘休息時間結束後，立即開始3分鐘原地高抬腿。

測試結果解讀

• 正常反應：運動後，心率與收縮壓適度增加。心率增加5次／10秒，15秒原地跑和3分鐘原地高抬腿後即刻心率增加10次／10秒。30秒20次蹲起後收縮壓增加15～18.75mmHg，15秒原地跑後血壓即刻增加30～37.5mmHg，3分鐘原地高抬腿後血壓增加37.5～52.5mmHg，舒張壓稍下降3.75～9.75mmHg，脈壓差增加。

恢復時間：30秒20次蹲起恢復時間為2～3分鐘，15秒原地跑為3～4分鐘，3分鐘原地高抬腿為4～5分鐘。

• 緊張性增高反應：心率明顯增加，並且增加後恢復時間延長，同時運動後收縮壓明顯升高，可達180～202.5mmHg，舒張壓也升高，比安靜時增加9.75～20.25mmHg。通常這種反應表示周圍血管調節障礙。

• 無力反應：運動後脈搏明顯加快，血壓表現不規律，收縮壓升高不多，或者不升高甚至降低，舒張壓變化無規律（稍微下降或者升高），脈搏恢復時間延長。這種反應常見於運動疲勞或者生病（心臟收縮機能減退）。

• 緊張不全反應：運動後收縮壓、心率均明顯增加，舒張壓明顯下降，甚至降為0mmHg，持續時間2分鐘以上，這有可能是神經性疲勞反應或者血管調節障礙。

• 梯形反應：運動後收縮壓逐漸升高，2～3分鐘後才開始下降，心率增加，舒張壓變化無規律，恢復時間可延長。這種反應常見於心臟功能不良以及過度疲勞。

總結：通常進行機體聯合試驗時需要製作一個圖表，然後將血壓、心率的走向反映在圖表上進行分析。實際操作中需要抓緊時間記錄，並且儘量減少誤差，可以先記錄資料再生成圖表。整體來說在休息期間心率、血壓沒有出現明顯恢復的情況，一般都屬於機體疲勞反應。

20.45　水合狀態

水是生命之源，正常人體重的60%左右是水，水存儲在人體很多部位，例如脂肪、骨骼以及血漿等，我們不僅可以透過喝水來補充水，還可以透過攝入蛋白質、脂肪、碳水化合物經過吸收代謝後補充水，體內生成的水被稱為「代謝水」。我們也可以透過呼吸、出汗、排尿來流失水。

水攝入過量就是水合過度，指的是人體內水分的含量過多；正頭的水分過少則是水合不足（脫水）。正常情況下我們追求的是人體內合理的水合狀態，指的是身體中的水可以滿足正常的生理需求，也就是水合正常。

那麼如何知道自己的水合狀態？對於普通人來說比較方便的方式就是觀察尿液顏色。

對於健康人群來說，尿液顏色越深，表明之前的水合情況越差，換句話說就是你需要喝水了；如果尿液顏色近乎透明，或者微黃，表明身體的水合情況還不錯。但是這種觀察方法存在一定的誤差，因為一些食物成分也會導致尿液顏色加深，例如維生素B2就會影響尿液的顏色。

20.46　什麼是細胞內液、細胞外液

體液又分為兩個重要的部分，即細胞內液和細胞外液。細胞內液（ICF）占體液總量的65%，細胞外液（ECF）占體液總量的35%。水與人體的體液有著密不可分的關係，體液各個部分是彼此隔開的，但是水可以透過媒介進入細胞內液。

細胞內液和細胞外液的濃度不同，例如細胞內液鈉的濃度很低，而細胞外液鈉的濃度則相對較高。細胞內液和細胞外液為不同的濃度（離子組成成分不同）對於跨細胞膜的體液和電解質輸送十分重要。例如一個人在運動時出汗量增加，處於輕度脫水狀態，這時他的血漿容量就會產生變化，水分就會析出細胞外，同時細胞體積會縮小，以保持滲透壓（溶質的總濃度），從而維持

人體的體液平衡；如果細胞外液中的鈉濃度降低，身體中的水分
就會進入細胞內。

國家圖書館出版品預行編目(CIP)資料

超高效科學健身聖經：知識數據化×訓練精準化
／劍眉同學著. -- 初版. -- 臺北市：臺灣東販股
份有限公司, 2024.10
388面；17×23公分
ISBN 978-626-379-559-4（平裝）

1.CST：健身運動 2.CST：運動訓練 3.CST：
健康飲食

411.71   113012500

知識數據化×訓練精準化
超高效科學健身聖經

2024年10月01日初版第一刷發行

著　者	劍眉同學（王釗）	
主　編	陳其衍	
特約設計	Miles	
發 行 人	若森稔雄	
發 行 所	台灣東販股份有限公司	
	＜地址＞臺北市南京東路4段130號2F-1	
	＜電話＞（02）2577-8878	
	＜傳真＞（02）2577-8896	
	＜網址＞https://www.tohan.com.tw	
	1405049-4	
郵撥帳號	蕭雄淋律師	
法律顧問	聯合發行股份有限公司	
總 經 銷	＜電話＞（02）2917-8022